Dr.宮城の白熱カンファレンス

The REAL Conference with Dr. Miyagi

診断のセンスと臨床の哲学

著 岡田優基
Yuki Okada

編 徳田安春
Yasuharu Tokuda

監修 宮城征四郎
Seishiro Miyagi

羊土社
YODOSHA

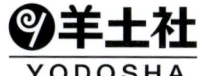

謹告

　本書に記載されている診断法・治療法に関しては，発行時点における最新の情報に基づき，正確を期するよう，著者ならびに出版社はそれぞれ最善の努力を払っております．しかし，医学，医療の進歩により，記載された内容が正確かつ完全ではなくなる場合もございます．

　したがって，実際の診断法・治療法で，熟知していない，あるいは汎用されていない新薬をはじめとする医薬品の使用，検査の実施および判読にあたっては，まず医薬品添付文書や機器および試薬の説明書で確認され，また診療技術に関しては十分考慮されたうえで，常に細心の注意を払われるようお願いいたします．

　本書記載の診断法・治療法・医薬品・検査法・疾患への適応などが，その後の医学研究ならびに医療の進歩により本書発行後に変更された場合，その診断法・治療法・医薬品・検査法・疾患への適応などによる不測の事故に対して，著者ならびに出版社はその責を負いかねますのでご了承ください．

監修の言葉

　羊土社から既刊「Dr宮城の教育回診実況中継」の第2弾とも言うべき「Dr.宮城の白熱カンファレンス：診断のセンスと臨床の哲学」が岡田優基先生の筆により発刊されることになった．

　このたびは，呼吸器疾患以外の症例を中心に私との教育回診の内容を記した記録集である．第1弾は中部徳洲会病院に勤務していた重森保人先生による記録集で，主に呼吸器疾患を取り上げた症例検討の内容が中心であった．

　この第2弾は群星沖縄の参加病院の一つである，おもと会：大浜第一病院において初期研修医として勉強に励んでおられた岡田優基先生が，研修中（2008～2010）の2年間に行われた7つの基幹型病院における教育回診のなかから11例を取り上げて，その内容を克明に収録し，いろいろな角度から必要に応じてこれを補填し，文献検索を加えて稿を起こしたものである．

　岡田優基先生は大阪市立大学出身であるが，徳田安春先生の勧めにより，日本最南端の沖縄に来島し，研修を受けることになったものである．

　監修するにあたって，その内容を読んでみると，徳田安春先生の直接の助言が功を奏したであろうことは論を俟たないが，岡田優基先生がこの稿を起こすにあたってのエネルギーの凄まじさには驚きを感ぜざるを得ない．

　私がカンファレンスで述べた一言，一言を丹念に記録しただけでなく，その文献的裏付けを探り，かつ，筆者の発言の不足部分を緻密に書き加えるという手法でこの本を完成させている．

　症例そのものは11例と少数に留まっているものの，その内容は岡田先生の精力・努力により，症例ごとに読み応えのある深い内容を蔵した記録集となっている．一研修医であった岡田先生が症例検討の対象症例の一例，一例をこのように深く掘り下げて見ていく臨床家としての姿勢は実に見事である．

　現在，臨床教育に携わっている指導医自身が，このような研修医達から多くの刺激を受け，啓発される姿がこの本を通じて垣間見えてくる．

　研修医達は絶えず「What to learn and how?」を追求し，指導医達は「what to teach and how?」を求めるなかから「啐啄同時」の真の教育哲学が生まれてくるのだと信じて疑わない．

　この本の出版に当たり，多大な労力を費やしてきた羊土社編集部の吉川竜文様，保坂早苗様には心から感謝の意を表したい．

2014年9月

群星沖縄臨床研修センター
宮城征四郎

序

　4年後に東京五輪を控えていた1960年，日本サッカー協会は西ドイツからDettmar Cramerを招聘します．ところが，その招聘された外国人コーチが当時の日本代表に課したのは，欧州の最新の技術でも，高度でトリッキーな技術でもない，"基礎的な技術"の愚直な程の反復修練でした．その結果が，かの有名なメキシコ五輪の銅メダルです．そして，Cramerコーチの教え子達は今なお，日本サッカーの指導の中枢にいます．

　"基礎"とは簡単なことではない，最も大事なことである．

　これはCramerコーチ自身の言葉ではありませんが，私が大切にしている言葉の一つです．

　群星沖縄は8つの基幹病院（2014年現在）とその協力病院群からなる臨床研修プロジェクトです．その目玉の一つが病院毎に月2回のプロジェクトリーダー宮城征四郎先生の教育回診です．そこに参加回数を重ねるうちに，宮城先生が重要なことは何度も仰っていることに気付きました．そこで初期研修を卒業する時分，2年間で学んだことを形にしようと思い，他病院の同期にも声をかけ，各病院の宮城先生の教育回診の記録を集め，それを私が編集・統合し，"卒業文集"なるものを制作しました．

　それから数年が経ち，気が付けば私も初期研修医を指導，また共に学んでいく立場になりました．いろんな経験や書物での勉強もしましたが，やはりふとしたときに頭に浮かぶのは沖縄時代に学んだことです．場所や科・年次を問わない，いわばユニバーサルとさえ表現してもいいような揺るぎない何かが自分の血肉となっていました．群星沖縄は，宮城先生は，"臨床の基礎"を私に叩き込んでくれたのです．

　あるとき，宮城先生から「"卒業文集"を出版してみてはどうか」，というお話をいただきました．正直，自分にできるのか，という思いでしたが，"人一倍多くの壁にぶつかった研修医"だったからこそ伝えられることもあるかもしれないと思い，思い切ってトライしてみることにしました．

　既に多くの医学書が世に溢れていますが，"臨床の基礎"について述べられている書物はそう多くないように思います．主に初期研修医を中心に，"基礎"を学びたい人，学び直したい人のための"優しい本"を目指しました．出版に際し，自分なりにテコ入れを行いました．一つは当時の記録をベースに再編集・再構築を行い，もう一つはできる限りウラを取りました．なかには，回診当時からここ数年で改訂を経たものもあり，それらも含めてできるだけ反映したつもりです．

　最後に，まだまだ教えるより教わることの多い，ヒヨコにやっと毛が一本生えたようなこの卒後7年目の元研修医をここまで導いてくださった宮城征四郎先生・徳田安春先生，そして，一手間も二手間もかかる研修医だった私を根気よく指導してくださった先生方や看護師，メディカルスタッフ，その他の方々，ここにこうして形になるまでの過程を一から手ほどきくださった羊土社保坂様・吉川様，編集部の皆様に心より感謝申し上げます．

2014年9月

実りの秋を迎え，黄金色に染まった福井にて

福井県立病院　岡田優基

群星沖縄式 症例プレゼンテーションの心得

　プレゼンを聞けばその人の臨床能力が推し量れる，と言われるくらい特に若手にとってプレゼンテーションは重要です．群星沖縄では下記の流れでプレゼンするよう徹底されています．群星沖縄式とありますが，常に世界標準を意識している群星沖縄ですから決して沖縄独自のものでなく，国際的なケースカンファレンスに沿ったものになっています．

　この順序でプレゼンすることで聞き手がわかりやすいのはもちろんのこと，プレゼンする本人自身もその過程で自分の頭の中を整理することができます．例え多くの問題点に対峙したときでも，日頃から訓練をしていることで思考過程を理路整然とすることができます．まずはこのプレゼンテーションの流れを修得することが世界基準のClinical Problem Solving・診断/治療戦略を志す医療者としてのスタートラインと言えるかもしれません．

　なお，本書も全体的にはほぼ同様の流れになっていると思いますが，各症例でところどころ過不足があるのはその当時の研修医の力を反映したご愛嬌と思ってご容赦くだされば幸いです．

　読み進めていくうちに，自然とこの流れが身に付いてくると思いますよ．

症例プレゼンテーションの順序

❶ 症例ID・性・年齢・身長/体重/BMI
❷ 主訴
❸ 現病歴
❹ 既往歴
❺ 家族歴
❻ 生活歴・個人歴
❼ ROS (Review of Systems)
❽ バイタルサイン
❾ 身体所見
❿ 問題点の整理 (Problem list)
⓫ 各問題点の鑑別診断
　各々，①most likely, ②likely, ③less likely, ④その他，を挙げる
⓬ 検査
　鑑別診断に沿って簡単な検査から順序よく挙げていく
⓭ 臨床診断 (overall clinical diagnosis)
⓮ 臨床計画
　診断学的・治療学的・患者教育

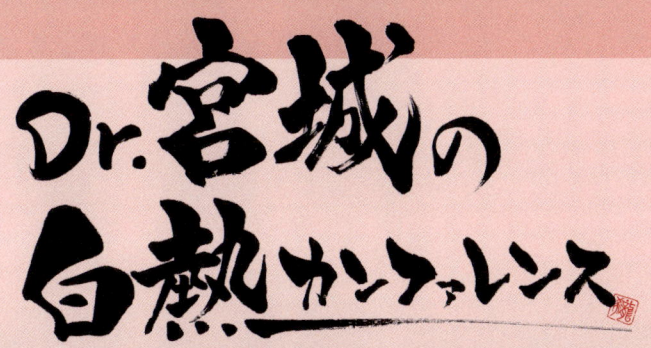
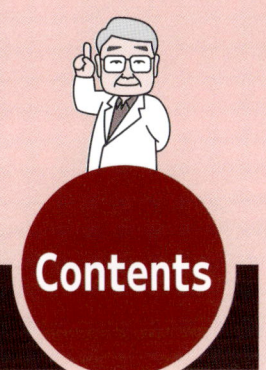

監修の言葉 ………………………………………………………………………宮城征四郎 …… 3	
序 ………………………………………………………………………………………岡田優基 …… 5	
群星沖縄式 症例プレゼンテーションの心得 ………………………………………………… 6	
本書の構成 ……………………………………………………………………………………… 12	

Case 1　ROSなくして，ジェネラルなし！ 〜ROSをマスターせよ！　14
失神（73歳，女性）

主訴の本態を見極める！ 〜失神？ 痙攣？ ………………………………………………… 14	
もう一歩先の現病歴へ ………………………………………………………………………… 16	
ROSで気になる点は？ ………………………………………………………………………… 17	
Problem listを作る 〜情報の吟味＆整理 …………………………………………………… 18	
一過性意識消失の原因は？ …………………………………………………………………… 19	
歩行障害にどうアプローチするか …………………………………………………………… 21	
体重減少を考える ……………………………………………………………………………… 23	
神経学的異常をどう捉えるか ………………………………………………………………… 24	
ROSの便秘と尿失禁が怪しい ………………………………………………………………… 27	
診断がゴールではない ………………………………………………………………………… 29	

知っ得レクチャー
PCP（*Pneumocystis pneumonia*：ニューモシスチス肺炎） …………………………… 28	
Review of ROS ……………………………………………………………………………… 32	
HAM 〜九州・沖縄だけじゃない ………………………………………………………… 33	

Case 2　必修！ バイタルサイン（VS）＆10カ条 〜versusショック　36
腹痛・嘔吐（56歳，男性）

主訴の本態を見極める 〜痛みは10カ条で整理 ……………………………………………… 36	
ROSなくしてジェネラルなし ………………………………………………………………… 39	
国民全体のための医療を心がける …………………………………………………………… 40	
嚥下困難へのアプローチ ……………………………………………………………………… 42	

バイタルサインがおかしい！ ... 43
このショックバイタルはショックなのか ... 45
less likely but danger を忘れない ... 48
異常値から考えること ... 50
その鎮静と呼吸管理は本当に必要？ ... 51

知っ得レクチャー
ICU のスコア ... 52
ショックと"S・H・O・C・K" ... 55
非外傷性の脾臓破裂 ... 56

Case 3　Poly & Broad is beautiful?　〜think outside the BOX！の巻　57
腹痛（55歳，女性）

身長・体重から何を読み取るか？ ... 57
予想しながら問診・診察を行う ... 59
既往歴にもう一歩踏み込む ... 61
今でもこわい喘息 ... 63
腹痛へのアプローチ ... 68
クスリはリスク ... 70
飲酒歴にさらに迫る！ ... 72
バイタルサインをよむ，そして気になる身体所見は？ ... 75
AST・ALT にもう一歩迫る ... 77

知っ得レクチャー
UpToDate ... 58
喘息死は今でもある ... 65
poly-pharmacy（ポリファーマシー） ... 70
酒とアルコール依存症 ... 73
直接ビリルビンによって血圧や脈が下がる？ ... 75
肥満度分類アップデート ... 83
酒・アルコール ... 84

Case 4　痛みに，そして数字に強くなれ！　〜VS胸痛4強の巻　85
胸痛（50歳，男性）

胸痛の"4 pain killer" ... 85
咳とタバコにもう一歩迫る ... 88
夜間尿に体重減少があって，口渇．ということは？ ... 89
飲酒歴・喫煙歴を踏まえて，次に何を考えるか？ ... 91
高血圧に強くなれ ... 93
バイタルサインをよむ ... 95
呼吸数30以上に気を付けろ！ ... 98
ばち指について ... 100
検査結果に振り回されない ... 102
画像検査でわかること，わからないこと ... 103

Contents

入院後経過でわかったこと ……………………………………………………………… 104

知っ得レクチャー
- sudden onset（突然発症）を見逃すな！ …………………………………………… 87
- 慢性咳嗽 ……………………………………………………………………………… 89
- ASO（閉塞性動脈硬化症）はもう古い？ …………………………………………… 91
- ばち指を改めて考える ……………………………………………………………… 107
- タバコとがん ………………………………………………………………………… 108

Case 5 戦慄のrigor！ ～必修！血液培養　　109
腰痛（62歳，男性）

定義をおさらい ……………………………………………………………………… 109
職歴，曝露歴も忘れずに …………………………………………………………… 112
尿関係のProblemに迫る …………………………………………………………… 114
バイタルサインをよむ ……………………………………………………………… 118
発熱・悪寒戦慄に迫る ……………………………………………………………… 119
鑑別疾患を思い浮かべながら問診や身体所見を ………………………………… 121
眼底も忘れずに ……………………………………………………………………… 123
血液培養いくつ採るか？ …………………………………………………………… 125

知っ得レクチャー
- 職歴も忘れずに ……………………………………………………………………… 113
- 尿が多い原因は？ …………………………………………………………………… 116
- 発熱するとカテコラミン↑→心拍数↑ …………………………………………… 120
- なぜmusicalに聞こえるのか ……………………………………………………… 122
- 悪性高血圧はもう古い？ …………………………………………………………… 124
- 熱（severe high fever）キケン徴候（sepsis signs） ……………………………… 126

Case 6 その熱，何の熱？ ～発熱＝感染症と思っていませんか？　　130
発熱・頭痛（37歳，男性）

運動しないと病気に!? ……………………………………………………………… 130
発熱にどう迫るか …………………………………………………………………… 133
バイタルサインをよむ ……………………………………………………………… 137
"関節痛"へのアプローチ …………………………………………………………… 137
cracklesをもう一度 ………………………………………………………………… 140
実は広範な鑑別疾患！顔面紅斑を考える ………………………………………… 143
浮腫はどこからくる？ ……………………………………………………………… 147
疫学情報に強くなろう ……………………………………………………………… 149

知っ得レクチャー
- 微熱？高熱？ ………………………………………………………………………… 134
- 関節リウマチの重症度評価 ………………………………………………………… 139
- 細菌性肺炎・異型肺炎のcrackles ………………………………………………… 143
- 全身浮腫をみたら何を考えるか …………………………………………………… 153

Case 7 知らないとイタいかも?! ～咽頭痛をもう一度始めから　　155
咽頭痛（18歳，女性）

- BMIもROSも練習あるのみ　　155
- 咽頭痛の鑑別を広く考えてみよう　　157
- バイタルサインをよむ　　161
- 溶連菌迅速キットは陽性だけど…　　163
- 咽頭痛に抗菌薬は必要？　　165

知っ得レクチャー
- インフルエンザの余談　　160
- ややこしいようでホントにややこしい，敗血症・重症敗血症・敗血症性ショック　　162
- Centorクライテリアの"解釈"古今東西　　166
- narrow is beautiful!　　169
- 溶連菌（GAS）性咽頭炎　　172
- 伝染性単核球症（IM）　　172
- "Centorクライテリア"のもう二歩，三歩先へ　　173

Case 8 オッカムとヒッカム ～This is the Geriatric Medicine　　176
ふらつき（77歳，男性）

- low-yield symptomを見極める　　176
- 呼吸困難にもう一歩迫る　　179
- 情報収集・集約から推論へ　　184
- バイタルサインをよむ　　187
- irregularly irregularというのは？　　190
- COPDの所見　　191
- 検査値をよむ！　　194
- "心不全"で思考停止しない　　196

知っ得レクチャー
- 夜間尿を考える　　182
- 夜間発作性呼吸困難（PND）の尋ね方　　183
- regular? irregular?　　190
- オッカムのかみそりとヒッカムの格言　　197
- 心不全で起こる再分布　　200
- 脱水でみられる身体所見，高齢者の場合は注意　　201
- PMI正常と異常所見　　201

Case 9 激アツ! その熱,何の熱?! ～40℃超で何を考えるか？　　203
意識障害（51歳，男性）

- 薬剤歴からもう一歩踏み込む　　203
- 意識障害へのアプローチ　　205
- 体温40℃超へ迫る　　206
- バイタルサインをよむ　　210

Contents

アシドーシスの評価は？ 212
最終診断，絞られたのは？ 213

知っ得レクチャー
- うつ病のスクリーニング 205
- 体温上昇・発熱・高体温 208
- 髄液の細胞増多症・pleocytosis とは 217
- セロトニン症候群って何？ 218

Case 10　The Deadly Quintet!　〜身体所見がない！？　222
発熱・咳（53歳，男性）

- バックグラウンドに要注意 222
- 背景を踏まえて，主訴（胸痛）へ迫る 227
- 発熱・胸痛への診断戦略 230
- バイタルサインをよむ 233
- 身体所見で気付くことは？ 234
- 画像所見で確認 234

知っ得レクチャー
- 死の四重奏（the deadly quartet）：肥満・糖尿病・高血圧・高脂血症 ... 224
- 独り暮らしはキケン!? 228
- crackles がない肺疾患 239
- 比較的徐脈の比較 240
- 粟粒結核で胸痛？ 241
- メタボリック症候群とその周辺 241
- メタボリック症候群の予防と治療 243
- 食事・運動の目標 244

Case 11　Stanfordからの挑戦状　〜臨床医の第六感，ゲシュタルトを修得せよ　247
発熱（89歳，女性）

- 現場で使える知識を身に付けよう 247
- 認知症，心房細動で思考停止しない！ 249
- バイタルサインをよむ 253
- 確定診断に必要な検査は？ 258

知っ得レクチャー
- 日本人の血は固まりにくい？ 255
- 肺塞栓の心電図所見 259
- 認知症の数字アレコレ 264
- 脳卒中 265

おまけ　沖縄研修医必読：沖縄 Tips 266
索　引 268

本書の構成

　本書は，症例プレゼンテーションする担当研修医を，宮城征四郎医師が指導している，という設定です．各症例の最終診断に至る過程で，考えかたやコツ，哲学まで，幅広いパールが散りばめられています．担当研修医と一緒に参加しているつもりで，宮城医師の指導を体験してみましょう．

本書の登場人物

 宮城征四郎 医師

 担当研修医

  カンファレンスに参加している研修医

Dr. Schoolnik（Case 11で登場）

 徳田安春 医師

 岡田優基 医師（本書著者）

紙面中の各要素

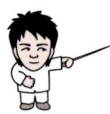
著者（岡田医師）によるワンポイント
エビデンスや背景，時には余談など，関連事項の補足をしています．

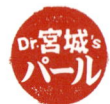
宮城医師のクリニカルパール
会話中の重要事項は色文字で示していますが，特に重要な事項は抜き出してここで示しています．パールに対する岡田医師による補足が，続いていることがあります．

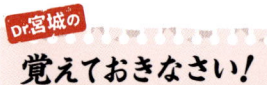 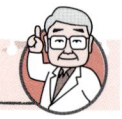
各Caseのまとめ
各症例での，是非とも覚えておきたいことが厳選されています．

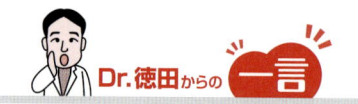
徳田医師から各症例についてのプラス・ワンポイント・アドバイスです．

カンファレンス中に登場したトピックについて，エビデンスや背景など，知って得する情報を解説しています．より掘り下げて解説しているものは，各Caseの最後にまとめています．

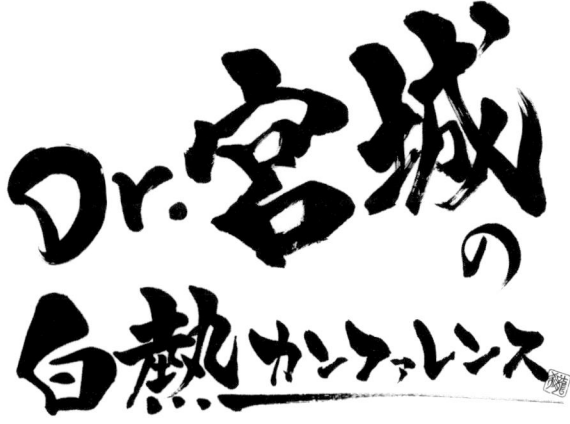

The REAL Conference with Dr. Miyagi

診断のセンスと臨床の哲学

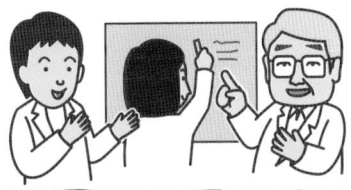

Case 1

Basic編

ROSなくして，ジェネラルなし！
ROSをマスターせよ！
失神（73歳，女性）

研修を始めた頃，宮城先生が『じきにBGMに聞こえるようになるよ』と仰った救急車のサイレンの音にも少しずつ慣れてきました．まだまだ上の先生や2年目・3年目の先輩方の動きについていくので精一杯な自分も感じつつ，初期研修1年目の年の瀬を迎えようとしていました．そんな時期の症例です．

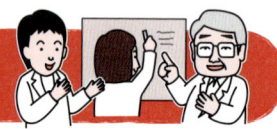

症例のプレゼン

主訴の本態を見極める！ ～失神？ 痙攣？

症例
ADL車椅子移動の73歳女性（145 cm，45 kg）
主 訴：意識消失

- 主訴の意識消失，というのは？
- はい，一過性に意識が消失したそうです．
- んー，もう少し詳しく教えてほしいところですね．なぜかわかりますか．
- え〜と，ホントに一過性に意識が消失していたときは"失神"や"痙攣"っぽくて，その後もずっと続いているようなら"意識障害"らしいから，でしょうか．
- うんその通り，さすが2年目ですね．どういったことが知りたいかな？
- えー…，起こった状況とか持続時間とか随伴症状…とか，でしょうか．
- うん．で，実際にどういうふうに聞くのかな？
- 「どれくらい意識失っていたかわかりますか？」とか「次に気が付いたときはどんな状況でしたか」とかですかね．
- だいたい，いいでしょう．では，**失神と痙攣について考えてみましょう**．失神というのはどういうものを言うのか，わかりますか？
- …．少しの間，意識を失うことです．
- う〜ん，それではよくわからんなあ．

表1　失神と痙攣について

	失神	痙攣
意識回復時間	早い	遅い
もうろう時間	なし	あり
舌を噛んだ痕	稀（舌先）	舌縁
失禁	なし	あり
前兆	なし	あり
（意識消失前の）冷や汗・めまい・疼痛・排尿	あり	なし

文献1より

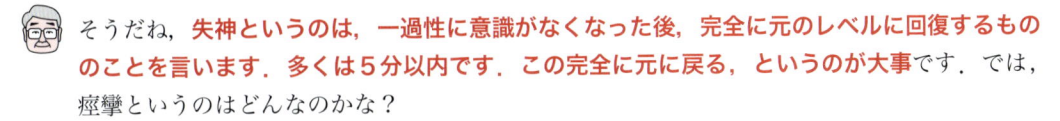

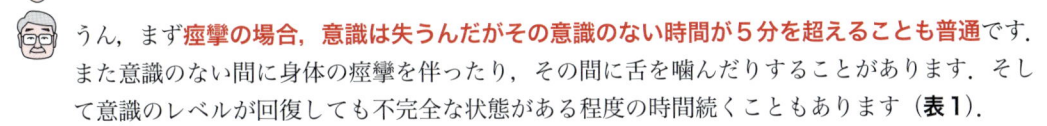

一過性に意識がなくなって，その後完全に元のレベルに回復するもののことです．

そうだね，**失神というのは，一過性に意識がなくなった後，完全に元のレベルに回復するもののことを言います．多くは5分以内です．この完全に元に戻る，というのが大事**です．では，痙攣というのはどんなのかな？

えー，周りの人にビクビク痙攣していなかったか聞いて…，それであれば痙攣，ですか？

うん，まず**痙攣の場合，意識は失うんだがその意識のない時間が5分を超えることも普通**です．また意識のない間に身体の痙攣を伴ったり，その間に舌を噛んだりすることがあります．そして意識のレベルが回復しても不完全な状態がある程度の時間続くこともあります（**表1**）．

はい．

> 失神について，比較的新しいものとして「レジデントノート」（羊土社）の連載 Step Beyond Resident（2013年2月〜7月号）に詳しく書かれています．そこから少し言葉を借りると，意識消失のうち，急性発症・短時間・完全復帰の3拍子揃ったとき，初めてその意識消失は失神と言えます．

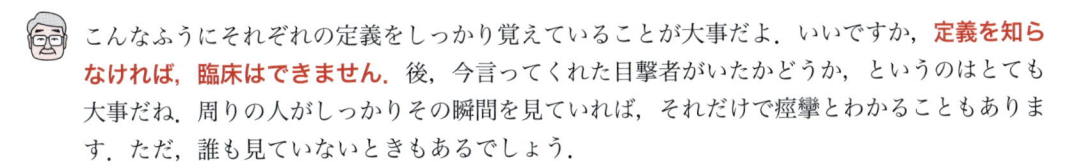

こんなふうにそれぞれの定義をしっかり覚えていることが大事だよ．いいですか，**定義を知らなければ，臨床はできません．** 後，今言ってくれた目撃者がいたかどうか，というのはとても大事だね．周りの人がしっかりその瞬間を見ていれば，それだけで痙攣とわかることもあります．ただ，誰も見ていないときもあるでしょう．

あります．結構，困ります．

誰も見ていなくても，身体にそのヒントがあることがあります．例えば，顔や手足を見れば受け身をとれたのかどうかそれなりにわかります．もう一つ，さっき言った舌を噛んだ痕があるか，です．**舌のサイド（縁）を噛んでいた場合は，てんかんや痙攣を考えます．**

Dr.宮城's パール　言葉の定義を知らなければ，臨床はできません

もう一歩先の現病歴へ

 はい，では現病歴を教えてください．

> **症例（続き）**
> **現病歴**：来院の前日，当日と2日続けて意識消失され，救急搬送されている．
> 来院前日，夕食時に意識消失（車椅子で座位80〜90度）．最初の1，2分間は開眼していたが，ウーと声が出て呂律がまわらない状態になり，救急要請となった．その後は目も閉じ声も出なくなった．痙攣はなく，垂涎が見られた．持続時間は家人の感覚では6，7分．要請から5分後に救急車が到着し，搬送時仰臥位になった際に意識はJCS Ⅱ-20まで改善した．病院到着後，レベルはJCS一桁まで改善した．頸動脈エコー・頭部MRI・心電図・心エコーなど検査されたが大きな異常を指摘されず，翌日退院となった．
> 退院同日，退院後帰宅し夕食後，歯磨き中に意識消失が再び出現（車椅子で座位80〜90度）．呼吸も弱く，顔面蒼白だったので，車椅子に座らせたまま家人が再び救急要請．この日も，救急車に搬送時仰臥位になった際に意識の回復がみられた．
> いつも食事には1時間半くらいかかる．2日とも1時間以上の座位の後に意識消失．

 なるほど，少し長いけど，状況はよくわかりますね．現病歴をプレゼンテーションするときは一人で来たのか，誰かの付添があったのか，とかまで言えるといいね．救急搬送されてきたのか，walk in（徒歩で来た）なのか，ということもとても大切です．**原則，患者さんというのはvital（バイタルサイン）が安定していたらwalk in，vitalがおかしいときは救急車で来るものです**．今言ってくれた以外に，他にみんなから聞いておきたいことはあるかな？

 前にも同じようなことがあったんでしょうか？

 はい，今から言います．少し長くなってしまったので．

 では，それも教えてもらおう．

> **症例（続き）**
> **現病歴（続き）**：2年前に2回程，歩行中に意識を消失し転倒したことがある．そのときの状況は家族も見ておらず，本人に聞くと意識がなくなり倒れたとのこと．その都度，病院を受診したが，陳旧性脳梗塞以外は指摘されなかった．その頃から恐怖心も手伝い一人で歩くことがなくなり，歩行に介助を必要とするようになった．1年前からは歩行ができなくなりほぼ寝たきり状態となった．その翌月，他病院に入院したが，特に精査されずリハビリ経過観察となり，退院後はデイケアへ通所している．今まで何カ所か神経内科なども受診したが，原因は不明であった．一カ月前までは自分で食事摂取可であったが，今月からは介助を必要とするようになっていた．

 なるほど，ありがとう．詳しく言ってくれたね．このように今回の主訴と関連の強そうな事柄まで現病歴に含めると，非常にわかりやすいですね．1回目の搬送・入院時の状況や翌日に退院OKとした，対応した医師のアセスメント・プランも聞きたいところですが，聞けましたか？

 すいません…，そこの情報はあまり入手できていません．

 ん〜じゃあ今日は仕方ないね．ただ同じ病院での話だったらこの後でもしっかり聞いておかな

いとだめだよ．他の施設での診療情報とかは手に入れるのが難しいこともあるからねえ．ところで，ROSはどうでしょうか．

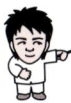 ROS：review of systemsの略．馴染みのない方は本症例最後の「知っ得レクチャー」をご参照ください

ROSで気になる点は？

ROS
General：体重減少（2，3年で57 kg→45 kg）
　倦怠感（＋），食欲低下，発熱（－），寝汗（－），全身虚弱（－）
皮膚：脱毛（もともと薄かったが2，3年で抜け毛が増えた），入れ墨（眉毛），褥瘡（＋）
頭部：頭痛（－），頭部外傷（－）
目：視力低下（＋），複視（－），発赤（－），目脂（－），痛み（－）
耳：耳鳴（－），難聴（－），耳漏（－），耳鳴（－）
鼻：鼻水（－），鼻閉（－），鼻出血（－）
咽頭：嗄声（＋），味覚変化（＋，匂いの強いもの，味の濃いものを食べなくなった），入れ歯（＋）
呼吸器：咳（－），痰（－），喘鳴（－），呼吸苦（－）
消化器：嘔気（－），黒色便（－），食事中のむせ（＋），下痢（－），便秘（＋），胸焼け（－），腹痛（－），下血（－），吐血（－）
循環器：胸痛（－），動悸（＋），下肢静脈瘤（－），浮腫（－），心雑音（－），浮腫（－），チアノーゼ（－）
泌尿生殖器：頻尿（－），多尿（－），夜間尿（－），排尿時痛（－），失禁（＋，3カ月くらい前からおむつにいつの間にか出ている）
筋骨格系：関節痛（＋，右股関節），関節腫脹（－）
神経：痙攣（－），麻痺（－），痺れ（－），感覚変化（－），振戦（＋），歩行変化（＋）
血液：出血傾向（－），貧血（－），輸血（？）
精神：記憶障害（＋，日にち・場所の見当識障害），性格変化（＋），抑うつ気分（＋），不眠（－），幻覚（－），妄想（－）

 素晴らしい，きちんとROSを採れていますね．常々言っていますが，僕たちは全人的医療を心がけなければいけません．重要なROS項目がそれほど多くない場合は，重要な項目だけ述べて，後は省略することもあるけどね．

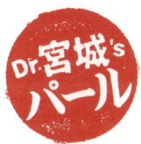 **ROSを採らずしてジェネラルに診たとは言えません**

 今回のケースは病歴も複雑で，ROSもいろいろ気になる点があるねえ．僕はこのROSでの情報

がキーになってくると思うよ．他の情報はどうですか．

> **症例（続き）**
>
> **既往歴**：高血圧（10年前から．最近はアムロジピンを2日に1度内服）・糖尿病なし・脂質代謝異常症なし．胆石（30年前に手術），陳旧性脳梗塞，右眼底出血（3年前，他院で手術したが失明），左眼視力障害（幼少時の外傷で，視力0.3程で，眼鏡などで矯正できない），廃用症候群
>
> **薬剤歴**：アムロジピン1回2.5 mg　2日に1回（前日は内服せず，来院当日は夜に内服），活性型ビタミンD3製剤1回0.1μg　1日1回，アスピリン1回100 mg　1日1回，酸化マグネシウム1回200 mg　1日3回
>
> **アレルギー**：なし
>
> **家族歴**：小学生時，両親死亡．結核・内臓疾患のため（それ以上の詳細は不明）．
>
> **社会歴**：
> 職業：2年前まで美容師．失明してから少しして辞職．32年前に離婚．次男と2人で同居．車で10分のところに三男家族が住んでいる．介護は，次男・三男が中心．デイケア通所：週5，飲酒歴なし・喫煙歴なし，海外渡航歴：20年前に台湾，動物飼育歴：飼い犬

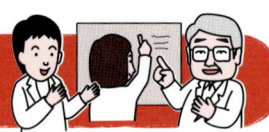

ここまでのProblem list

Problem listを作る 〜情報の吟味&整理

 では，今回は問題点が複数あり病歴も非常に複雑だが，やることはいつも同じです．まずはいつも通りProblem listを作って整理するところから始めよう．その前にまずこの患者さんのサマリーをしてみようか．誰か，**この患者さんの情報を30秒以内でまとめてください．**

 えー…2年前に意識消失の既往のある73歳女性が一過性意識消失のため，救急搬送されましたが，同日は大きな異常見つからず翌日に帰宅したところ，再び意識消失し2日連続で救急搬送されました．既往に高血圧・眼底出血があります．

 うん，少し混み入った病歴だったけど，よくまとめてくれたね．今みたいに主訴に関連しそうなバックグラウンドから説明すると非常にわかりやすいです．ただ，一つ気になるのは，この患者さんの既往歴にある廃用症候群は誰が言っていたのかな？

 あーと，歩かなくなって，歩けなくなったのかと思って…状況的にそうかなと思ったんですが．

 つまり自分たちでそういうふうに判断したわけだね．僕はそう思わないなあ．だって，この患者さんは神経内科に行ってもわからなかった歩行障害があって，外に出歩かなくなったわけだ．廃用症候群はあるかもしれないけど，それは結果です．僕たちが**Problem listに挙げなくてはならないのは，廃用症候群ではなく，2年前意識消失を起こした後から出てきた"原因不明の歩行困難"**，になるんじゃないかなあ．

 んー，確かに．

 既往歴と言っても，情報を鵜呑みにしていてはだめだよ．**情報には信頼性というものを考えな**

いといかん．同じ既往歴の病名でも，その患者さんのかかりつけ医からの手紙に書いてあるのと，家人がなんとなく知っているのとでは，信頼度が違います．

こういうのを，"Source and Reliablity"と言います．

 むしろ自分や家族の人の既往歴を完璧に理解している人の方が少ないくらいだよ．何でも常にニュートラルに，そして総合的にアセスメントすることが大事です．**カルテや記録の際は，そういったところまできちんと書いておかないといかんよ．**そうでないと，後から見た人がわかりません．

 はい．

これまでの情報から以下のProblem list①が作られた．

Problem list ①

#1 　一過性意識消失
#2 　歩行障害
#3 　体重減少
#4 　食欲低下
#5 　全身倦怠感
#6 　その他のROS陽性項目
#7 　既往歴
#　 　その他

一過性意識消失の原因は？

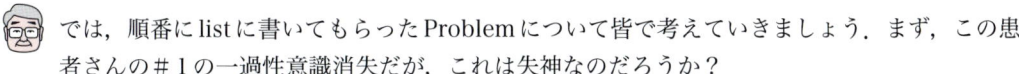
では，順番にlistに書いてもらったProblemについて皆で考えていきましょう．まず，この患者さんの#1の一過性意識消失だが，これは失神なのだろうか？

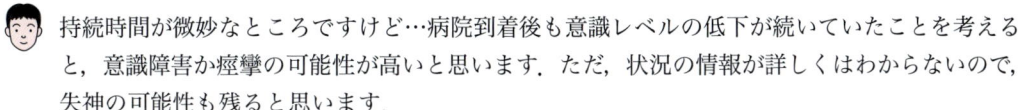
持続時間が微妙なところですけど…病院到着後も意識レベルの低下が続いていたことを考えると，意識障害か痙攣の可能性が高いと思います．ただ，状況の情報が詳しくはわからないので，失神の可能性も残ると思います．

そうだね，今の時点では広く考える必要があるね．まずは意識障害から考えていこう．**意識障害はいつもAIUEO TIPSだったね．**もう言えるかな？

 えー…

　A：alcohol（アルコール）
　I：insulin（低/高血糖）
　U：uremia（尿毒症）

> E：encephalopathy〔脳症（高血圧性脳症・肝性脳症）〕, electrolytes（電解質異常），
>   endocrine（内分泌疾患）
> O：overdose（薬物中毒）, oxygen（低酸素）
> T：trauma（外傷）, temperature（低/高体温）
> I：infection（感染症）
> P：psychosis（精神疾患）, porphyria（ポルフィリア）
> S：shock（ショック）, stroke（脳血管障害）, seizure（痙攣）

 いいですね，ちゃんと覚えているね．何か除外できそうなものはあるだろうか？

 身体の痙攣をしていない，ということで，seizure は否定的でしょうか？

 そう思いますよね．ところが，実は**痙攣のない seizure，"non-convulsive seizure（非痙攣性てんかん重積状態）"** というのもあるんですよ．反対にね，**失神から痙攣することもあります**（"syncopal seizure" と言う）．臨床というのは面白いねえ．

 ん〜…！そんなのもあるんですね．

 意識障害のとき，一番に考えないといけないのはやはり低血糖です．血糖はどれくらいになると症状が出てくるか，知っているかな？

 ん〜…50 mg/dL くらいですか？

 まあだいたい症状が出てくるのは，60 mg/dL 以下くらいだね．交感神経が刺激されて，動悸・発汗・不安・飢餓感が出てきたり，脈圧が高くなったりします．そこから下がるにつれてさまざまな症状が出てきて，20 mg/dL 以下までになると痙攣も起きるし，放っておけばそのまま死に至ります．**低血糖は疑ったら，治療を始めるのはそのときです！**

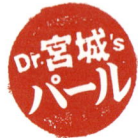 **低血糖：グルコース投与が必要になるのは 60 mg/dL 以下．なぜなら 60 mg/dL 以下で下記の症状が出現する．**

60 mg/dL 以下	血圧低下，脈圧↑，動悸，発汗，不安，飢餓感
55 mg/dL 以下	認知障害，記憶障害，運転できない
50 mg/dL 以下	傾眠傾向
30 mg/dL 以下	昏睡
20 mg/dL 以下	痙攣，まもなく死亡

 低血糖を繰り返していた，ということも考えられるでしょうか？

 今までの意識消失時に自然に戻ったのであれば，少し考えにくいけどね．ただ，元々の栄養状態にもよります．例えば，**大酒家の人なんかはひどい栄養障害をきたしていることも多くて，低血糖を起こしやすい状態にあるんだ．**

 うーん，食事は普通に食べていたようですが．

👴 ただ，繰り返す低血糖発作であれば，さっき言ったような交感神経症状を前兆として感じていることも考えられるけど，さっき言ってくれたROSではそういった症状はなかったね．

👦 はい．

👴 まあ，今回低血糖かどうかは後で血液検査のときに教えてもらいましょう．他はどうかな．電解質異常では具体的にどんなものを考えるかな？

👦 うーん，NaにK，Ca，Mg…，何でもあるような気はしますが…．

👴 まあ重度の意識障害であれば，何でもありと言えば何でもありだけどね．ただ，**電解質で意識消失といったとき，多いのは低Na血症や高Ca血症**とかだね．

👦 なるほど．

👴 では，次に失神はどうだろうか．原因としては何があるかな？

👦 **失神は，大きく心血管性のものと，"それ以外"に分けます．**

👴 そうです，**何でも始めは大きく考えること**です．きちんと整理できていますね．"心血管性以外"ではどんなものがあるかな？

👦 起立性低血圧や神経に由来するもの，があります．

👴 そうだね．後，薬剤性もあります．みんなは今まで何が一番多かったかな？

👧 ん〜…たぶん，迷走神経反射，だと思います．

👴 そうだね．心血管性を始めに考えるのは見逃して死に至る病気が含まれているからだったね．

歩行障害にどうアプローチするか

👴 それでは，#2の歩行障害はどうだろうか．

👦 ん〜メインは脳梗塞…．

👧 いや，本当に脳梗塞と決まったわけじゃない．そもそも脳梗塞という情報の信頼性についてもまだ確かめられていません．

👴 そうだね．さっきも言った通り，常にニュートラルに，常に原点に帰って問題を考えることが大事だよ．さっきの経過だと，何だか歩行障害が進行性のようにも思えるね．

👦 ではやはり，外で意識消失や転倒するのが怖くなってしまって，廃用症候群のようになって歩けなくなってしまったんでしょうか？

👴 まあ，その可能性もありますね．ただ，ここでは基本から考えてみましょう．歩行障害で見逃すと怖そうな病気にはどんなのがあるかな？

👦 脳出血や脳梗塞…．

👧 慢性硬膜下血腫や正常圧水頭症…．

👴 そうだね．後は大動脈解離なんかも忘れやすいので覚えておこうね．ただ，この人の場合は歩行障害に関しては，どっちかと言うと急性というよりは慢性に近い経過だねえ．こういう神経

表2 神経疾患とその鑑別疾患―発症様式のポイント

	経過	鑑別疾患
突然	1日以内	脳血管障害
急性	1日〜1週間	感染症・代謝内分泌疾患・免疫/膠原病
亜急性	1週間〜数カ月	慢性硬膜下血腫・免疫/膠原病・腫瘍
慢性	数カ月・1年以上	腫瘍・免疫/膠原病

内科的な徴候について考えるときは，いつも言っている**発症や経過様式を見極めること**が，より重要になってきます．どんな分類があったかな？

🧑 急性と慢性があります．その間に亜急性があります．

🧑 急性のなかには突然発症もあります．

👴 ちゃんと整理できていますね．突然発症型で一番注意しないといけないのはCVA（cerebral vascular attack/accident＝脳血管障害）だね．長くても24時間以内という時間単位だ．その他の経過と鑑別疾患は**表2**のようになるが，免疫・膠原病疾患は少し難しい．急性の経過をとるものもあれば慢性経過をとるものもあって，はっきりと分類し難いんだ．ただ，この患者さんについては，本当に全身状態が不良になってきたのならば，君らが言ってくれた廃用症候群も重なって歩けなくなってくるかもしれない．後は脊髄に病変があれば，歩行障害が出てきてもおかしくないね．他にはどんなのが考えられるかな？

🧑 ギラン・バレー，とかはどうですか？

👴 うん，それもあるかもしれません．でも，ギラン・バレーとかを考えるのだったら，病歴聴取のところでそれにかかわる病歴を聞いておかないといけないよ．何かギラン・バレーを思わせる病歴は聞いてみましたか？

🧑 経過のなかで腸炎など先行感染症の症状は特に訴えていませんでした．その他に詳しくは聞いていません．

👴 今は危険な病気として鑑別疾患を考えたけど，それ以外の鑑別疾患を考える方法としては，**歩行障害は解剖学的にアプローチするのがわかりやすいよ**．深部感覚に異常があるのか，錐体路がおかしいのか，錐体外路や小脳はどうか，とかね．どのような歩行障害か，だけでも病変をかなり絞り込むことができます．

🧑 はい．

👴 病歴についてはだいぶ詳しく教えてもらったから，その辺りはもう少し身体所見のときに詳しく教えてもらおうね．今のディスカッションでどんな身体所見が知りたいかな？

🧑 えー，やはり神経学的所見については詳しく知りたいところです．

👴 もう少し具体的に考えた方がいいかな．さっき言っていた脊髄の病変を考えるのだったら，最低限必要な所見は何だろう？

🧑 MMT（徒手筋力テスト）と反射と感覚，は知りたいです．

👴 そうだね．脊椎疾患を疑っているときは当然，運動・感覚・反射は最低限必要となるのはわか

るでしょう．診察の瞬間もこのように○○を疑っているから，▽▽のような所見があるかもしれない，と頭で思いながら診察をすることが大事だよ．そうでないと，ある所見もとれません．

 はい．

体重減少を考える

 それでは，まず体重減少をもう一度復習しておこうか．体重減少とはどういうことかな？

 …えー…と….

 6カ月以内に5 kg以上の体重減少，または体重の5％以上が減少することです．#4〜6は甲状腺機能低下症とかも考えられますけど….ただ，甲状腺だとすれば…体重減少は，甲状腺機能亢進症の方が考えやすいです….

 よろしい．まず，一般的な話として体重減少を聞いたときには，原因疾患として，①うつ（or精神疾患），②悪性腫瘍，③uncontrolled DM（コントロール不良の糖尿病），④その他，を考えるとよい．

体重減少

定義：1〜6カ月の間に5 kg，または5％以上の体重減少

原因：①うつ（or精神疾患），②悪性腫瘍，③uncontrolled DM，④その他

 まあでもこの人は全身倦怠感もあって食欲低下もあったということだから，単なる摂食不良の結果かもしれない．ただ，この人は筋力低下があったと言っていましたね．どちらかと言えば，僕はこの体重減少と筋力低下は大いに関係があると思うなあ．ちなみに甲状腺異常の話が出たのでついでにしておくと，洞不全症候群（SSS）の場合は歩かせても心拍数は増えません．

 甲状腺機能低下症からのSSS→失神，ということですね！

 まあそれも一つのアイデア，ということです．それでは，身体所見にいこう．まずバイタルサインから．

身体所見を踏まえての評価

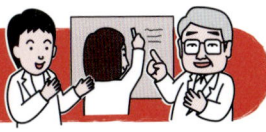

 身体所見
VS（バイタルサイン）：
前日 来院時：血圧153/85 mmHg，脈拍67/分，呼吸数24/分，SpO$_2$ 95％（RA），体温36.4℃

当日　来院時：血圧 120/70 mmHg，脈拍 74/分，呼吸数 24/分，SpO$_2$ 100％（3L nasal），体温 35.1℃

GA（general appearance：見た目・全般的評価）：tired（気怠そう）

皮膚：仙骨部褥瘡

頭頸部：右眼…眼底出血にてオペするも失明．左眼…幼少時より弱視 0.3 程度．対光反射
　　　　　右±，左＋
　　　　　項部硬直なし，髄膜刺激徴候なし
　　　　　他，耳・鼻・咽頭・頸部・頭頸部リンパ節…異常なし

胸部：呼吸音…両側清
　　　　心音…S1・S2（Ⅰ音Ⅱ音）正常，S3/4（Ⅲ音Ⅳ音）なし，心雑音なし

腹部：平坦・軟，腸蠕動音…正常，圧痛（－），反跳痛（－），筋性防御（－），肝脾腫なし

背部：CVA（肋骨脊椎角）叩打痛（－），脊柱叩打痛なし，傍脊柱筋萎縮あり

神経：
　MMT（徒手筋力テスト：右/左）：
　　上腕二頭筋 4/4，上腕三頭筋 4/4，手関節掌屈 4/4，背屈 4/4
　　大腿四頭筋 2〜3/2〜3，大腿二頭筋 2/2
　　上肢，下肢で筋萎縮（＋），母子球筋萎縮（＋），握力計 0/0
　深部腱反射：上肢軽度亢進，下肢膝蓋腱反射・アキレス腱反射亢進
　　（右/左）Babinski 反射 ＋/＋，Chaddock 反射 －/－，Hoffmann 反射 －/－
　筋トーヌス（筋緊張）：上肢で亢進
　温痛覚：正常範囲・外果部での振動覚低下？
　　Barre 徴候なし
　回内回外：左が遅い
　指鼻試験：左が鼻・指ともはずれ振戦あり

身体所見から Problem list に #8 が加わった．

Problem list ②

#8　神経学的異常（筋力低下・病的反射・振戦）

神経学的異常をどう捉えるか

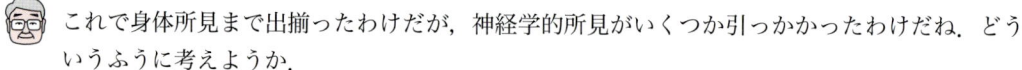これで身体所見まで出揃ったわけだが，神経学的所見がいくつか引っかかったわけだね．どういうふうに考えようか．

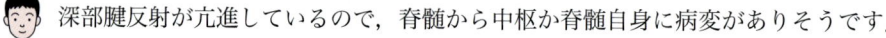深部腱反射が亢進しているので，脊髄から中枢か脊髄自身に病変がありそうです．

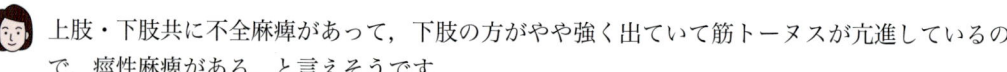上肢・下肢共に不全麻痺があって，下肢の方がやや強く出ていて筋トーヌスが亢進しているので，痙性麻痺がある，と言えそうです．

👨‍⚕️ ん〜ありがとう．さすが2年目だね．痙性麻痺ということは，皮質脊髄路と網様体脊髄路が同時に障害されていることになるね．

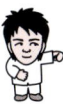 沖縄には"2年目は1年目の100倍できる"という伝統的な？ 言葉があります．この言葉をかけられた2年目の先輩の反応をみて，1年後にはこうなるのか，と思わされる言葉でもあります．

👨 Babinski 反射もあるようですし，少なくとも上位運動ニューロン障害とは言えそうです．

👨 ここまでの神経学的所見だと，ALS（筋萎縮性側索硬化症）とかも考えられるでしょうか．

👨 でも確か国家試験のときの記憶では，ALSの陰性所見に膀胱直腸障害や褥瘡があったような気がします．今回は病歴に便秘，失禁，褥瘡がありましたので可能性は低くなると思いますけど…．

👨‍⚕️ そうだね，だいぶわかってきましたね．ALSの周辺の疾患としては，MG（重症筋無力症）もあります．どちらも球麻痺症状や眼瞼下垂などが似る．ちなみに，**眼瞼下垂には完全下垂と半下垂の2種類があること**を知っとかないといけないよ．完全下垂の場合は動眼神経の障害，半開きの場合は交感神経の障害です．基本的には眼瞼下垂はMGの方によくみられます．またMGの他の特徴には日内変動があります．ただ，この患者さんに球麻痺症状はあったかな？

👨 あー，いえ．

👨‍⚕️ となると少し，ALSは考えにくいんじゃないかな．他の症状はどうかな？振戦もあったね．どんな振戦だったのかな？

👨 えー…，指鼻試験をしているときにありました．すいません，安静時にどうだったかははっきり覚えていません．

👨‍⚕️ そうですか．まあでも僕がどういうことを聞こうとしていたかはわかったみたいだね．そうです，振戦といっても安静時にあるのか，flapping tremor（羽ばたき振戦）のようなものなのか，小脳からくるような企図振戦なのか，のように細かく分けられます．**一般的に振戦の症状で多い病気**は何か知っているかな？

👨 アルコール依存症とかパーキンソン病，とかでしょうか．

👨‍⚕️ いいですね．多いのは，**アルコール依存症・パーキンソン病・甲状腺機能亢進症・β刺激薬，などです．**甲状腺はさっきも出てきたね．甲状腺の家族歴とかは聞いてみたかな？

👨 …聞いていません．

👨‍⚕️ そうですか．**甲状腺機能亢進症を疑うときは，家族歴も聞いておきましょう．**聞いてみると，甲状腺疾患を家族でもっている場合も結構あります．

👨 はい．

👨‍⚕️ 振戦の話に戻ると，flapping tremor も考えられるかな．どんな病気でなるか，知っていますか？

👨 肝性脳症でみられます．

👨‍⚕️ うん，肝臓もそうだけど，腎臓が悪くなってもみられます．尿毒症のときにもみられる．後，

表3 炭酸ガス貯留に伴う身体所見

PaCO₂ 40＋5〜10 mmHg	hot hand（CO₂の血管拡張作用により，掌が温かくなる）
PaCO₂ 40＋15〜　mmHg	下肢・四肢の浮腫・発汗・脈圧の増大を伴った血圧上昇・傾眠傾向・手指振戦
PaCO₂ 40＋25〜　mmHg	尿量低下・乏尿

文献2より

　もう一つ覚えていてほしいのがあります．

　…うーん…わかりません．

　CO₂ retention（CO₂貯留），高CO₂になったときです．**PaCO₂が急に10 mmHg以上上がると出現する**と言われているんだ．だいたいの場合，PaCO₂は50 mmHg台後半以上になっています．それくらいまでCO₂が貯まってくると，**四肢の浮腫や発汗，脈圧の増大を伴った血圧上昇，傾眠傾向が出てきます．** さらに貯まって65 mmHgを超えるくらいになってくると，尿量低下・乏尿になるんだったね．ところで，最初に現れる症状は何だったかな？

　えー…．

　hot handです．CO₂の血管拡張作用により掌が温かくなるんでしたね（**表3**）．血管拡張作用は**頭蓋内圧も亢進させて，だんだんと頭が重くなる感じが出てきます．眼底を診て，乳頭浮腫をチェックしないといけないよ．** 反対にPaCO₂が低くなると，頭は軽くなります．大事だからまた復習しておいてくださいね．

　はい．

　では，検査に行く前に他のROSを振り返ってみよう．

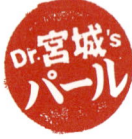

羽ばたき振戦（アステレキシス）の原因
①高CO₂，②肝性脳症，③尿毒症

上記3つ以外の鑑別診断については，「サパイラ身体診察のアートとサイエンス 原書第4版」やGokulaらの報告[3]などのなかで詳細に述べられています．

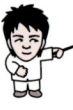　余談ですが，アステレキシスの歴史は実は意外と浅かったりします．発見は第2次世界大戦後の1949年です．1976年には"陰性ミオクローヌス"という呼称も提唱されています．日本では筆者が学生時代の2000年頃までは羽ばたき振戦やflapping tremorという呼称が一般的でしたが，最近では振戦というよりはミオクローヌスに近いものである，という説もあり，そのままアステレキシスという呼称を用いるのが一般的になってきているようです．国家試験の選択肢にもアステレキシスの言葉の登場がみられています．機序については脳の障害やてんかんのようなメカニズムが提唱されていますが，大脳の障害で起こったり，小脳の脳卒中でも起こったりすることがあるようで，2014年現在まだはっきりとしたものはありません．

ROSの便秘と尿失禁が怪しい

Case 1

 ここで#6のROS陽性項目について，何か気付くことはありませんか．

 ん〜….

 僕はね，便秘と尿失禁の排尿障害が気になるんだ．排尿中枢は脳にある部分と仙髄にある部分とがありましたね．

 確か，仙髄のS2〜4くらいだったと思います．

 便秘の排便中枢も同じようなレベルの仙髄でしたね．

 はい，たぶん….

 この患者さんの病歴には非常に神経学的アプローチが有効そうです．この#6のProblemについて，今言ったS2〜4の障害というのは一つ考えられるね．まあ，ただ便秘に関しては，僕は他の原因も考えているんだ．何だと思いますか？

 ？

 沖縄2年目の先生達は県外から来た人も沖縄特有の疾患には慣れてきたんじゃないのかな？

 あー！高カルシウム（Ca）血症です．高Ca血症で便秘になることがあります．

 ？

 はい．まだあんまり知らない人達もいるから，説明してあげてください．

 はい，沖縄に特徴的に多いものとして，糞線虫やHTLV-1（ヒトT細胞白血病ウイルス1型）があります．**HTLV-1感染によって高Ca血症になり，結果便秘になること**があります．

 そうです．どちらも施設によっては入院時のルーチン検査に含まれていますよね．高Ca血症を思わせる症状があれば必ずHTLV-1は調べましょう．ただし，他の土地でCa濃度の高いのをみたらもちろんHTLV-1以外も考えないといけません．**高Ca血症の鑑別として，骨転移やPTHとかPTH-rPが作られているような病態，後は多発性骨髄腫，などがあったね．**だけど，ここ沖縄ではCa濃度が19 mEq/Lを超えるようなときは絶対にHTLV-1は調べないといけません．

> この地域別有病率にもここ十数年変化がみられ，沖縄だけの問題ではなくなってきました．それについてはこの症例最後の「知っ得レクチャー」で説明します．

 糞線虫はそれ自身寄生虫感染症としても問題になるが，糞線虫が一緒に運んでくる大腸菌によってトラブルが起こることもあるよ．糞線虫がベクターになってしまうんだ．まだ知らない人は覚えておきなさい．それとこの**HTLV-1と糞線虫は無関係ではありません．**混合感染を起こすんだ．便秘で来た人が，実はATL（成人T細胞白血病）による高Ca血症だったというのは沖縄や九州ではよくある話です．反対に，ATLを疑ったら，それに関するROSを聞かないといけません．**高Ca血症は吐き気・便秘・夜間尿や多尿から口渇などを引き起こします．なので，嘔気・腹痛・便秘・夜間頻尿くらいは，ATLと聞いたらパッと浮かぶようにならないといけない**よ．他には，ATLの患者さんはPCP（*Pneumocystis pneumonia*：ニューモシスチス肺炎）を

合併することもあります．胸の音もしっかり聴かないといけないよ．この人は絶対HTLV-1を調べないといけません．なぜだと思う？

HTLV-1…錐体路徴候…HAM（HTLV-1-associated myelopathy：HTLV-1関連脊髄症）ですか？！ 国家試験であったような….

そうです．HTLV-1が陽性なら僕はこのケースはHAMだと思います．ただしHAMは，それがHAMであることを示すにはその鑑別疾患も考え，それらをきちんと除外する必要があります．さっき言ってくれた神経学的所見と便秘・排尿障害を一元的に説明するアイデアとして，ミエロパシー（脊髄障害）は有力だと思うよ．他の脊髄障害の原因としては，どんなものがあるかな？

脊髄炎や脊髄腫瘤などもあります．

そうだね．腰のMRIとかは撮ったのかな？ では，検査結果などを教えてください．

Dr.宮城's パール

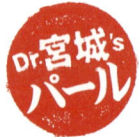

- **便秘気味→必ず夜間尿を合わせて聞く**
- **嘔気・腹痛・便秘・夜間頻尿→高Ca血症を疑う⇒ATLも疑う**

えー…すいません．まだMRIは撮れていません．

そうですか．まあ今のところ，僕はHAMだと思うけどなあ．**原因不明の下肢主体の筋力低下・上位ニューロン障害・排尿障害・便秘を診たら，HTLV-1—HAMの可能性を考える**んだ．ではまたわかったら教えてください．

はい．

Dr.岡田の知っ得レクチャー

PCP（*Pneumocystis pneumonia*：ニューモシスチス肺炎）

2008年以降の国家試験受験者の方には恐らくあまり関係のないことですが，それ以前の教科書で勉強された方にはカリニ肺炎の方が馴染みあるのではないでしょうか．これについて既にご存知の方は以下飛ばしてください．かつてヒトに肺炎を起こすニューモシスチスと考えられていた*Pneumocystis carinii*が実際は異種のものでありそれが*Pneumocystis jirovecii*に命名し直されたこと，遺伝子解析の結果真菌に分類されたこと，そしてこれによる肺炎はカリニ肺炎からニューモシスチス肺炎に名称変更されるも略称はPCPのまま変わらず，ということです．

最終診断へ

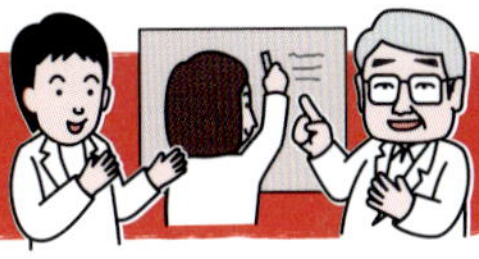

診断がゴールではない

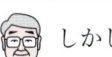 しかしHAMで歩行障害になったと考えても，確かに皆の言っていた通り，今はもう廃用症候群の要素も強いかもしれないねえ．君が担当しているのかね？

 あ，はい．今は私の患者です．

 うーん，その言い方はよくないな．**僕の患者とか私の患者とか言うものではないよ．患者さんは君達や医者のものじゃない．**あくまでも僕たちは担当して，患者さんが治っていくのに協力，お手伝いするだけだ．「私の担当」と言うようにしなさい．

 はい，すいません．

 まあこの患者さんの話に戻るけれども，今こうやってHAMじゃないかと皆でディスカッションしたわけだが，**診断して終わりじゃないよ．**仮に血液検査や画像検査でHAMと確定診断がついても，その後はどうなると思いますか？

 後…ですか．

 そう．特に慢性的な神経内科的疾患のときなんかで多いんだけど，診断してもそれに対するスパッと効く治療法があるとは限らない．HAMは早期に診断できてきちんと介入すれば，決してすぐに死んでしまうような予後の悪い疾患じゃない．ただ，この患者さんは眼のトラブルなどで視力をほぼ失っているうえに，歩けなくなってしまっているし，ましてや外に行く気力すら失っていることが考えられるね．周りで世話をしてくれている人の体力や気力の消耗も考えられます．

 確かに…．

 少しずつでも何とかリハビリをして本人や周りの人たちの気力が戻ってくれば，杖歩行くらいはできるかもしれません．ただもう少し早く診断をつけられたらよかったねえ．皆，覚えておきなさい．**リハビリというのは本来，動けなくなってから開始しても遅い**のです．機能不全になってしまう前から準備しなければいけません．今はもうリハビリをしているのかね？

 えー，いえ，今は中心静脈（CV）栄養で栄養状態を良くしようとしているところです．

 CV栄養ですか…．本人さんの気力はどんな感じですか？

 うーん，今のところ，確かに生きようとする気力はあまり感じられないかもしれません．

 不思議ではないねえ．CV栄養は悪いとは思わないが，もし今回のような背景と病歴を本人や家族の人から聞いたら僕だったらしません．もし仮にしたとしても数日の経腸栄養だ．

 それにしても社会歴に関して，同居しているのかどうかや，キーパーソンまでしっかり聞けていてとても素晴らしいです．**同居している家族の構成や既婚・未婚というのは非常に大切です．特に高齢の患者さんの場合は独居なのか，夫婦のみなのか，子供の有無，などは非常に重要になってきます．**患者さんが亡くなったときのサポートが異なるし，急変時誰を呼ぶべきか，も

異なってくる．それらをはっきりさせるためにも必ず聞くようにしましょうね．

 はい，ありがとうございます．

 僕が最近思っているのはね，私も含めて今までの日本での医学教育は"生の医学"を強調しすぎたと思っている．これからは，僕は皆に"死の医学"も教えていかないといかん，そう思っているんだ．診断がつかない・治療できない・死へと向かう患者さんと残される家族へのアプローチについても，普段から考えておかなければいけません．今のこの患者さんに重要なのは，ステロイドとかインターフェロンとかそういうものではありません．むしろ例えば，入院中は排尿障害へどのように対処するのか，例えばオムツを勧めるのか，導尿を勧めるのかとか，どのようにすれば褥瘡やこれ以上の筋肉の萎縮を防ぐことができるかとか，そういうことの方がよっぽど大事と思うよ．

 んーむ…，なるほど．

 こんな歌を知っているかな．在原業平が死ぬ間際に残した歌なんだけど，
つひにゆく　道とはかねて　聞きしかど　昨日今日とは　思はざりしを

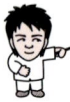　在原業平の辞世の句（古今和歌集，861）で突然訪れた死に対する驚きが素直に表現された歌とされています．他にも，せめてもう少し前に今日死ぬことがわかっていればもっとマシな辞世の歌が考えられたのに，など，いくつかのさまざまな解釈があります（歌の詳しい国語的な解釈については，そちら方面の書物を参考になさってください）．

 君たちはまだまだ若い．だけど，木の葉がその付け根にあらかじめ離層をつくるように，若いころから死生観や死への備えについても考えるようにしておきなさい．

 はい，ありがとうございました．

その後，入院後の検査でHTLV-1陽性が認められた．高Ca血症は認められなかった．他の画像検査なども合わせて，最終診断はHAMとなった．今回の主訴はHAMによる意識障害または自律神経障害による失神，と考えられた．MRIにて，他の脊髄障害を呈するものは否定された．

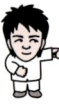　この症例では，最終診断まで至るにはここからさらにプロセスが一手間も二手間もかかるのですが，やや専門的になり，それはこの本の目的ではないのでこれ以上は触れません．ここでは，この症例を通じてROSの重要性を学んでもらえたら，と思います．
　話は変わりますが，かつての沖縄県立中部病院チューター陣の一人に，Dr. Lawrence Tierneyという方がいらっしゃいます．まだまだ自分のレベルではカンファレンスに出席するのもままならないのでは，と思いながらも恐る恐る1回だけ参加したことがあります．そこで仰っていたことは，「何か訳のわからないこと（Problem listが多数になったり，関係のなさそうなProblemが複数並行することになったり，など）になったら，NeurologyかEndocrineを考えよ」というものでした．このHAMの症例はまさにそれを表しているかもしれません．

最終診断 → ● HAMによる意識障害または自律神経障害による失神

Dr.宮城の 覚えておきなさい！

- ☐ 言葉の定義を知らなければ，臨床はできません
- ☐ ROSなくして，全人的医療なし
- ☐ 何でも始めは大きく考える（失神では心血管性のものと"それ以外"に分ける，など）
- ☐ 問診・診察の瞬間も鑑別診断を頭に思い浮かべながら！そうでないと，ある所見もとれない．

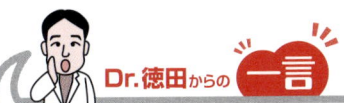
Dr.徳田からの一言

失神は一過性の全脳血流低下による一過性の意識消失発作．ということは，全脳血流低下が持続すれば失神ではなく，意識障害となる．このため，失神と意識障害は明瞭に区別できないケースがある．また，全脳血流低下を持続させる病態はショックと呼ぶべきであり，ショックを伴う意識障害ではショックに対する対応を優先させる．心静止・VT（ventricular tachycardia：心室頻脈）・VF（ventricular fibrillation：心室細動）を除いて，頸動脈が触れないショック＋意識障害は，PEA（pulseless electrical activity：無脈性電気活動）となる．意識障害の鑑別にはAIUEO TIPSがあり，PEAには5H5Tがある．一方，失神ではSVNCOPEがあり（YはVに似ているのでここではVとする），下記に示す．

S	situational syncope（状況性失神）→排尿・排便・咳など
V	vasovagal syncope（血管迷走神経性失神）
N	neurologic syncope（神経疾患性失神）→自律神経疾患など
C	cardiovascular syncope（心血管疾患性失神）→不整脈・弁膜症・大動脈解離・肺塞栓など
O	orthostatic syncope（起立性失神）→出血・脱水など
P	psychogenic syncope（精神疾患性失神）→パニック障害など
E	everything else（薬剤性失神）→降圧薬・β遮断薬・コリン作動薬など

文献

1) 林寛之：Step Beyond Resident 第126回 失神のEBMってどぉよ!? Part1．レジデントノート，14：3061-9, 2013
2) Tokuda Y & Miyagi S：Physical diagnosis of chronic obstructive pulmonary disease. Intern Med, 46：1885-91, 2007
3) Gokula RM, et al：Asterixis. J Postgrad Med, 49：272-5, 2003

※本稿は沖縄協同病院研修医 深沢真希先生（当時）による，同院の教育回診の記録が元になっています．この場をもって謝辞と代えさせていただきます．

Review of ROS

　ここで馴染みのない方のために，ROSについて簡単に述べておきます（そんなの知っているよ，という方はここの箇所は飛ばしてください）．ROSとは，review of systemsの略です．私が医学生だった2005年前後は日本でROSに関する教育はほとんどされていなかったように思います（実際私自身，岸本先生の本[1]を読んで知りました）．最近では総合診療に関する教育の重要性の認知とともにROSについてかつてほど「何それ？」と言われなくなった感じを覚えますが，念のためもう一度復習しておきましょう．

　review of systems（ROS）とは，**表**に示した質問事項を聞くことで，その人に潜んでいる臓器障害や疾患を見出そうとすることを言います．ご覧の

表　ROSで聞く項目

全身状態		体重減少または増加，発熱，倦怠感，全身虚弱，寝汗
皮膚		色変化，紅斑，痒み，痣，傷，痛，爪・毛髪の変化
頭・目・耳・鼻・口腔咽頭システム	頭部	頭痛，頭部外傷，めまい
	目	眼鏡およびコンタクトレンズ使用，視力・視野，複視，発赤，痛み，白内障や緑内障の有無
	耳	耳鳴り，聴力変化，痛み，排出物，副鼻腔の問題
	鼻	鼻水，鼻閉，鼻血，くしゃみ
	口腔咽頭	のど・口腔内痛み，嗄声，歯肉炎，歯肉出血，味覚変化，入れ歯
頸部		腺腫脹，リンパ節腫脹，痛み，塊・腫瘤，甲状腺腫大，頸部硬直
乳部		しこり，痛み，排出物，乳汁流出，自己診察有無：毎月
呼吸器		咳，痰：色および量，血痰，呼吸困難，ぜい鳴，喘息・結核などの既往
循環器		胸痛，動悸，夜間発作性呼吸困難，起坐呼吸，心雑音の既往
消化器		吐き気・嘔吐，嚥下困難，胸焼け，腹満感，食欲，吐血，下血，黒色便，下痢，便秘，腹痛，胆石などの胆嚢疾患，肝炎など肝臓病の既往，黄疸の有無
泌尿器		頻尿，多尿，夜間尿，排尿時痛，ぜん延性排尿，排尿困難，尿閉，失禁，尿線変化，血尿，膿尿，残尿感
生殖器	男性	ヘルニア，外尿道口排出物，痛み，勃起障害，睾丸痛や腫瘤，コンドーム使用など，HIV感染症を含めた性行為感染症の既往
	女性	男性＋生理，妊娠歴
末梢循環		間欠性跛行，足の痙攣痛，下肢静脈瘤，血栓症の有無，チアノーゼ，浮腫
骨格筋		関節痛み，こわばり感，可動域障害，腫脹，腰痛
神経		失神，痙攣，麻痺，しびれ感，感覚変化，振戦，歩行変化
血液		出血傾向，貧血の有無，輸血歴有無
内分泌		多尿，夜間尿，温・寒不耐症，眼球突出，多汗，口渇感，発汗，靴下・指輪サイズ変化
精神		記憶変化，不安感，うつ，不眠，幻覚，妄想

文献1より引用

ように質問事項は臓器別に整理されており，臓器障害や疾患を発見しやすいように設計されています．

このROSには，互いにリンクしていますが，敢えて分けると以下の2つの役割があります．
①現病歴の補足として（胸痛の人が，心臓の症状を持っているのか，肺の症状を持っているのか）
②何かのリスク群に分類されないか，など，すべての患者さんへのルーチンスクリーニングツールとして

文 献
1) 「米国式症例プレゼンテーションが劇的に上手くなる方法」（岸本暢将／編著），羊土社，2004

HAM～九州・沖縄だけじゃない

● HAMとは？

概要：HAMとはHTLV-1-associated myelopathy（HTLV-1関連脊髄症）の略で，HTLV-1（human T lymphotropic virus type 1）のキャリアに発症する慢性進行性の脊髄症で，その疾患概念は1986年に日本から提唱されました．一方，カリブ海諸国では熱帯性痙性麻痺（tropical spastic paraparesis：TSP）とも呼ばれています．ATL（成人T細胞白血病）やこのHAMの他にもHTLV-1関連疾患はいくつか知られていますが，HTLV-1キャリアの多くはその生涯においてATLやHAMなどを発症しないことも知られています．

いくつかの診断基準がありますが，ここでは今回の症状をWHOの診断基準と照らし合わせてみましょう．

主訴である失神or意識障害は，"稀"とはなっていますが，痙攣も意識レベル低下も双方ありうるようです．また過去の「外で出歩くのが怖くなった」というエピソードは歩行障害の進行やそれによる転倒・起立性低血圧であった可能性が考えられます．

起立性低血圧の方がコモンな症状のようですが，いずれも座位であったことを考えると主訴が起立性低血圧によるものというのは考えにくいように思います．Alamyらは，過去の報告は少数の症例報告に留まっていたことを指摘し，自律神経障害（dysautonomia）はHAM患者の9割にみられ，それまでに報告されていた割合よりも実際はもっと多いものであると報告しています[1]．その他の所見に関しては，本文中で登場した以外では，振戦や小脳症状も当てはまります．

病態モデルとしては，HTLV-1感染による活性化T細胞などの増加やそれらの脊髄への浸潤，そして脊髄内での異常免疫反応が原因と考えられています（**図1**）．2014年には，聖マリアンナ医科大のArayaらによって，HTLV-1が感染したCD4$^+$T細胞はウイルスのタンパク質により転写過程に変化が起きることで，発現するレセプターの変化やインターフェロンなどのサイトカインにより炎症を惹起，増幅するメカニズムが報告されました[2]．

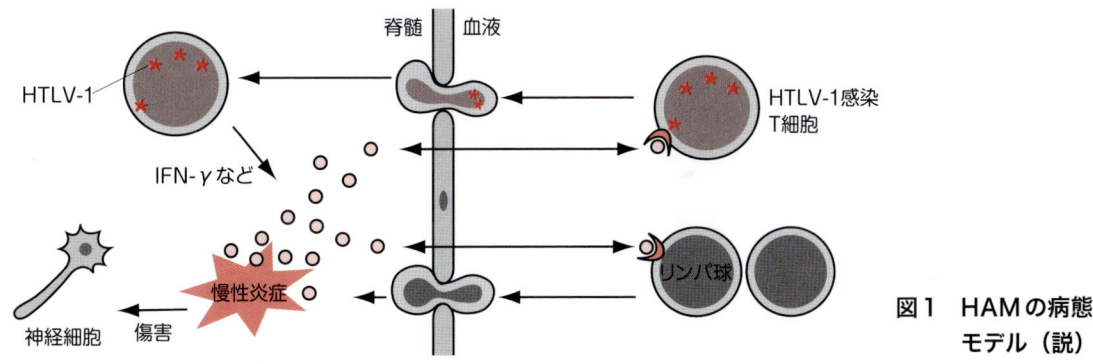

図1 HAMの病態モデル（説）

● 九州・沖縄だけじゃない？①
　～HTLV-1キャリアの地域特性

　宮城先生の談話では，沖縄のある病院の入院患者の30％がHTLV-1陽性であったこともあったそうです．

　HTLV-1キャリアの実態について，2010年に厚生労働省による調査が行われています．これによると全国のキャリア数は約108万人（1990年の調査では推定120万人前後）と推定され，日本にHTLV-1キャリアは今なお多数存在していること，既知の九州沖縄地方に多いという地域特性は残存しているものの以前より全国的に広がっていること（特に，近畿・関東圏の大都市圏での増加）が報告されています（図2）[3]．また，同様にHAMに関しても大都市圏での増加と新規発症し診断されるケースが増加傾向にあることが報告され，これらを受けて，2013年現在，全国的な母子感染対策・妊婦スクリーニングが提起，検討されています．

　この調査には，2000年以降のATLによる年間死亡者数が1,000人以上となり，以前に比べて増加していることが危惧されたという背景があったのですが，この実態調査では推測年間発症数を1,146例（1980年代の調査では年間700例[4]）と報告しています．加えて，同調査ではATLが今後も高齢化したキャリアを中心に増加していくことが想定され，これに注意していく必要があると考察されています．

　ちなみにこの地域特性を世界レベルで見ると図3のようになります．ご覧のように，このなかで先進国なのは日本だけなのです（全く嬉しくないことですが，このフレーズ，他の感染症でも耳にしますね…．○○とか□□とか…）．

● 九州・沖縄だけじゃない？②
　～糞線虫の地域特性

　1993年の安里らの調査では，沖縄県での感染率は40歳未満の年齢層では男性1.6％，女性0.8％と報告されています[6]．そのなかで，1930年前後の小学生の陽性率と，その同一地域に居住する70歳前後の陽性率に大きな差がみられなかったため，現在の糞線虫保有者の大部分は1950年代までに感染した人達がその後も自家感染を繰り返し持ち続けてきた結果ではないか，と考察されています．

　また，1993年の調査時点で糞線虫は九州以南に

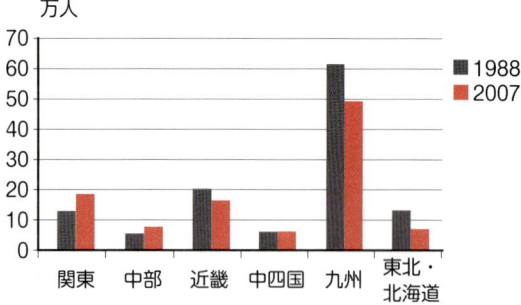

図2　地域別HTLV-1キャリア数の推移
1988年と2007年の比較 0〜99歳のキャリア数
文献3より引用

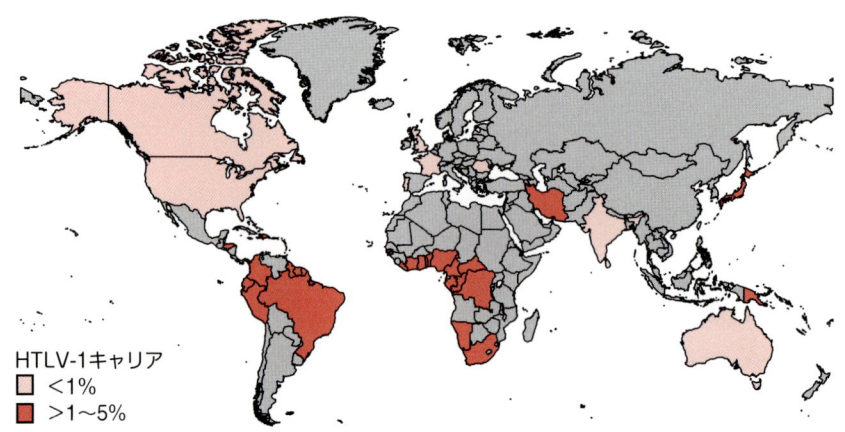

HTLV-1キャリア
□ <1%
■ >1〜5%

図3　各国のHTLV-1キャリアの地域分布
文献5より引用

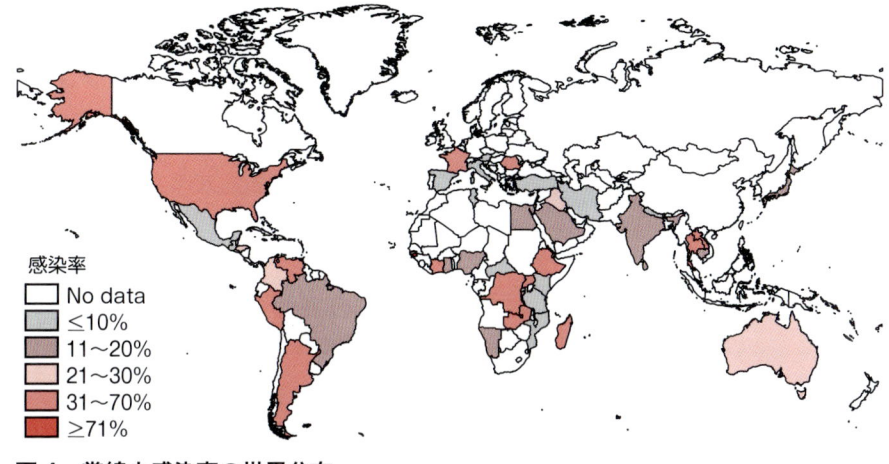

図4 糞線虫感染率の世界分布
文献9より引用

多いと認識されていましたが，1960年代以前には，北は北海道から本州・四国にも分布していたことが明らかにされており，それらの地域でも当時の陽性者は現在でも糞線虫を保持していると考えられています．

したがって，先に説明したHTLV-1に比べれば沖縄により限定的な疾患，と言えるかもしれませんが，時には九州以南以外の地域であっても糞線虫症に考えを及ばせる必要があると言えそうです．

加えて，糞線虫はHTLV-1と密接な関係があります．宮城先生の教えにもありましたが，これら2つは重複感染し，さらにそれが血液内科的な悪性疾患と関連することが知られています[7)8)]．

なお，糞線虫症には旅行者感染症としての側面もあります．Schärによる2013年の報告では，"南/東/中央ヨーロッパ・カリブ諸島・ラテンアメリカ・アフリカサハラ以南・東南アジアでendemic"と報告されていますし（図4）[9)]．他にも旅行医学の参考資料として有名なアメリカのCDCのYellow bookでは，"熱帯・亜熱帯：米国南東部・ヨーロッパ・オーストラリア・日本"と説明されています．ここ数年，日本の気候の亜熱帯化を指摘する声もあり，このまま温暖化が続けば有病率がますます高まることもあるのかもしれません．

比較的新しいものとしては，LimらのクリニカルレビュH[10)]がよくまとまっている印象です．この虫自体は，どうも気候と土壌に関係するようです．

文献

1) Alamy AH, et al : Dysautonomia in human T-cell lymphotrophic virus type I-associated myelopathy/tropical spastic paraparesis. Ann Neurol, 50 : 681-5, 2001
2) Araya N, et al : HLVL-1 induces a Th1-like state in CD4+CCR4+ T cells. J Clin Invest, 124 : 3431-42, 2014
3) 厚生労働科学研究・新型インフルエンザ等新興・再興感染症事業「本邦におけるHTLV-1感染及び関連疾患の実態調査と総合対策　平成22年度総括研究報告書」
4) 厚生労働科学特別研究事業「ヒトT細胞白血病ウイルス-1型（HTLV-1）母子感染予防のための保健指導の標準化に関する研究」，2001
5) Proietti FA, Carneiro-Proietti AB, Catalan-Soares BC, et al : Global epidemiology of HTLV-I infection and associated diseases. Oncogene, 24 : 6058-68, 2005
6) 沖縄県公害衛生研究所　安里ら：沖縄県における地域特殊感染症（糞線虫）対策事業実績．IASR, 14 : 158, 1993
7) Nucci M, et al : Strongyloidiasis in patients with hematologic malignancies. Clin Infect Dis, 21 : 675-677, 1995
8) Dixon AC, et al : Strongyloidiasis associated with human T-cell lymphotropic virus type I infection in a nonendemic area. West J Med, 151 : 410-413, 1989
9) Schär F, et al : Strongyloides stercoralis : Global Distribution and Risk Factors. PLoS Negl Trop Dis, 7 : e2288, 2013
10) Lim S, et al : Complicated and fatal Strongyloides infection in Canadians : risk factors, diagnosis and management. CMAJ, 171 : 479-84, 2004

Case 2 Basic編

必修！バイタルサイン（VS）&10カ条
versus ショック

腹痛・嘔吐（56歳，男性）

　既にご存知の方も多いかもしれませんが，ここ群星沖縄では常にバイタルサイン（VS）の解釈を求められます．医療者をやっていくうえでVS is inevitable！ということを叩き込まれ（？）るわけです．バイタルサインとは日本語で生命徴候となるわけですが，ここでその生命徴候について大々的に書くつもりはさらさらありません．私個人としては，

第0のVS：意識レベル・GA（general appearance＝全体的な見た印象）
第1・2・3・4のVS：血圧・脈拍/心拍・呼吸数/SpO$_2$・体温
第5のVS：頸静脈（SpO$_2$を第5としているものもあり，頸静脈を第7にすることもあります）
第6のVS：尿量

と整理しています（VSとして一般的なものに何を加えるか，や各々の序数については諸説あります）．
　では，この症例を通じて，群星沖縄の必修項目—VS＆痛みの10カ条を学んでいきましょう！

症例のプレゼン

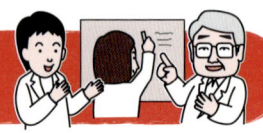

主訴の本態を見極める　〜痛みは10カ条で整理

症例

56歳男性（168 cm，53.0 kg，BMI：18.8）
主　訴：腹痛・嘔吐
現病歴：来院約2カ月前より食べたり飲んだりすると胸がつかえるような感じが出現し，食事摂取が困難になってきた．症状は進行し，水を飲もうとしても嘔吐してしまう．また，その頃から徐々に両側頸部および鼠径部の腫脹を自覚．寝汗や体重減少などの症状もあったが，気分不良のため動けず，さらに無保険のため病院は受診していなかった．その後，パンをちぎって食べたり，水を少しずつ摂ったりしてはいたものの，来院当日になっていよいよ動けなくなり，さらに左側腹部痛も出現してきたため，救急車を要請して当院ERに救急搬送された．

 なるほど，主訴は腹痛・嘔吐ですか．では，腹痛について痛みの10カ条（**表1**）をまとめてみてください．

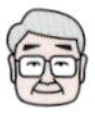

 痛みの10カ条は…

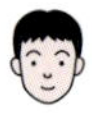

① Onset：来院当日の朝から徐々に
② Location：左脇腹
③ Duration/Time course：徐々に増悪（来院後，生食2本目を負荷した頃から急速に悪化）
④ Character/Quality：引き裂かれるような痛み．骨折のときのような痛み
⑤ Association factor：胸部不快感．嘔吐
⑥ Alleviating factor：右側臥位で落ち着く．動かなければ痛くない
⑦ Exacerbating factor：体動時に疼痛増悪
⑧ Radiation：放散痛は特になし．痛みの移動もなし
⑨ Intensity，⑩ Severity：疼痛のため体動困難

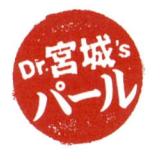

Dr.宮城's パール　痛みは，"痛みの10カ条"で整理！

ちなみに私が研修医の頃，群星沖縄では毎年**表1**の参考図書である文献1の著者の岸本先生による初期臨床研修オリエンテーションが行われていました．

表1　痛みの10カ条

①	Onset（発症の仕方）	「その痛みはどのように起こりましたか？」 突然（sudden）or 急に（acute）or 緩徐に（gradual）
②	Location（場所）	「どこが痛いのですか？ その痛みはどこであるか指してください」 例：腹痛でも右下腹部だけが痛いのか，下腹部全体が痛いのか，で鑑別疾患は大きく変わる
③	Duration/Time course（持続時間/経過）	「その痛みはいつから始まりましたか？ その痛みはどのくらい続いていますか？」 例：間欠的→消化管・蠕動している臓器 持続痛→実質臓器 を考える 腫瘍の例：『5/10程度の痛みだったものがだんだんと増悪してきました』 脳血管障害の例：『突然痛くなり，始まりの頃はどんどん痛くなっていきましたが，時間が経つと次第にましになってきました』
④	Character/Quality（特徴/性状）	「どのような痛みですか？ 例えば，鋭いですか鈍いですか？ 圧迫されるようですか，刺されるような感じですか？」
⑤	Associating factor（関連因子）	「痛みと共に何か症状はありますか？」 例：「吐き気/嘔吐・呼吸苦，などはありますか？」
⑥	Alleviating factor（寛解因子）	「何かその痛みを軽減させることはありますか？」
⑦	Exacerbating factor（増悪因子）	「何かその痛みを増悪させることはありますか？」
⑧	Radiation（放散）	「その痛みはどこかに拡がりますか？」
⑨	Intensity（強さ）	「痛みの強さはどれくらいですか？ 今まで人生で最も痛かったのを10点満点として何点ですか？」
⑩	Severity（重さ）	「その痛みで眠れましたか？ 歩けましたか？」 眠ろうと思えば眠れる→2〜3/10 眠れないほど苦痛→5以上/10 お産・くも膜下出血→10/10　に匹敵する程度

文献1を参考に作成

🧑‍⚕️ ありがとう，このようにまとめてくれると非常にわかりやすいし，鑑別診断を考えるうえで非常に有用です．いつも問診と身体所見で8割は診断できる，と言っているね．ER（救急外来）のような状況で腹痛の患者さんを診るとき**まず考えないといけないのは，surgical abdomen（いわゆる急性腹症）かどうか**だね．どういう情報が大事かな？

🧑 腹膜刺激徴候があるか，とかですか．

🧑‍⚕️ そうだね．反跳痛や板状硬は，腹膜炎や穿孔を思わせます．**だから，板状硬・反跳痛は最低限チェックしないといけません．**ただ注意しないといけないのはイレウスだ．なぜかわかるかな？

🧑 …いえ．

🧑‍⚕️ イレウスのうち，緊急に介入しないといけないのは絞扼性イレウスだけれども，この**絞扼性イレウスというのは時にお腹が硬くならないこともあるんだ**．だから，例えお腹が硬くなくてもそのことは頭のどこかに置いておかないといけない．**イレウスの"HAT"**，というのは知っているかな？

🧑 …？ いえ．

🧑‍⚕️ "HAT"というのは，H：hernia（ヘルニア），A：adhesion（癒着），T：tumor（腫瘍）―**閉塞起点を生じうるものの覚え方（メモニクス）です．"ERで外科医を呼ぶタイミング"というものはこれから君たちがどこに行くにしても身に付けておかないといけないよ．**当然，外科に行く人は逆もしかりだ．

🧑 はい．

🧑‍⚕️ 腹痛の他に気分不良があったようですが，この気分不良についても10カ条が知りたいね．**病気というものは病態が何であれ，病院に来ている人は皆ダルいものなんだ．**だから，気分不良と聞いてもいつからどんなふうにと，はっきりさせる必要があります．次からは，具体的にどのような症状が出てきたのか，どのようなことができなくなったのか，などを聞いておくとなおよいよ．

🧑 はい，次から気を付けます．

🧑‍⚕️ 気分不良を全身倦怠感のような意味で使う人もいます．**全身倦怠感は，①急性（1週間以内，ほとんどウイルス感染），②持続性（1週間以上），③慢性（1カ月以上）に分けて考えるんだ．この考え方は症状全般に使えます．**

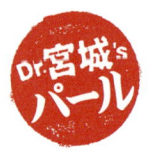

Dr.宮城'sパール　経過様式を見極める

これについてはCase 1でも出てきましたね．ただし，厳密な話をすると各症状・リソースにより定義が多少異なります．以下はあくまでも目安となる区切りです．
- 急性（acute）：およそ1週間以内の出来事
- 亜急性（subacute）：急性と慢性の間，1週間〜1カ月症状が続く
- 慢性（chronic）：およそ1カ月以上続く症状（上記のようにかなりバラつきはありますが，1カ月以上その症状が続いていれば大抵は"慢性―"と考えてよいと思います）
- 急性増悪（acute on chronic）：慢性疾患の急性増悪（例：腎不全・呼吸器疾患・心不全，等）

🧑‍⚕️ 後は主訴と現病歴に関してだけど，今回のケースは**2カ月前からの症状と当日救急搬送されることになった症状が異なっています．**この時点では，慢性的な主訴と急性な症状の2つに関連

があるのかないのか，よくわかりません．どちらの可能性も考えて診察を進めていく必要があるねえ．では，ROSはどうかな？

ROSなくしてジェネラルなし

症例（続き）

ROS
体重減少（＋）→来院3カ月前から2，3 kgほど
食欲低下（＋）→胸がつかえていて食べられない．食べても戻してしまう
盗汗（＋）
腹痛（＋）→左側腹部が縦に引き裂かれるような痛み
嘔気・嘔吐（＋）→来院後も茶褐色の液体の嘔吐数回
尿量低下（＋），夜尿不明，腹部膨満感（－），下血（－）

🧑‍⚕️ ほお，体重減少があったんですね．これもいつも言っているが体重減少の定義はみんな覚えたかな？

👨 **1～6カ月の間に5 kgまたは5％以上の体重減少**です．

🧑‍⚕️ その通り，原因としては，
①うつ（精神病），②悪性腫瘍（消化器系？），③uncontrolled DM，④その他，があったね．

👨 はい．

🧑‍⚕️ 基本的に**ROSは聞ける人には必ず聞かないといかんよ**．前，教育回診のときにROSの頭痛で脳動脈瘤が見つかったのはここの病院じゃなかったかな？

👨 はい，そうです．あのときは，結局3 cm大の前大脳動脈瘤が見つかったそうです．

🧑‍⚕️ 見つかってよかったねえ．**ROSなくしてその人を全人的に診たとは言えません！特に高齢者には体重変化・夜眠れているか，は必ず聞かないといけない．高齢になってからの体重減少は予後不良の恐れもあるから，注意しましょうね**．まあ，この人の場合は高齢者という程の年齢ではないけどね．こういう中年の場合，食べても食べてもやせる，という症状のときは何を考えますか？

👨 甲状腺機能亢進症です！

🧑‍⚕️ そうだね，他に糖尿病もあります．この患者さんの場合，食欲は低下していたようだけどね．内分泌疾患を疑うときは，髪の毛の様子までしっかり診ましょうね．例えば，**髪の毛がパサパサというのは内分泌疾患に多いんだ**．他にも甲状腺機能低下症で脱毛があるのは有名ですね．後，この患者さんは，体重減少の他に盗汗があったんだね．とすると，体重減少＋盗汗，というわけだ．このようなときは，消耗性疾患も考えましょう．具体的には①**TB（結核），②cancer（がん），③lymphoma（リンパ腫），**などだ．

・ROSこれだけは

　私は個人的に"ROSこれだけは"として，次の9＋1つだけはすべての患者さんに必ず聞くようにしています．それは，"A・W・Fe・Fa・U・S・n/v・B・PとOB/GYN"の9＋1つです．

A	appetite（食欲）	S	sleep（睡眠）
W	weight（体重変化）	n/v	nausea/vomit（悪心・嘔吐）
Fe	fever（熱・寒気/夜汗）	B	bowel movement（便秘・下痢，等）
Fa	fatigue（倦怠感）	P	pain（どこか痛いところはないか） →痛みがある場合，10カ条をチェック！
U	urination（尿に関する症状）		
OB/GYN：（産婦人科的症状）			

国民全体のための医療を心がける

🧑‍⚕️ では，既往歴以下教えてください．

🧑 すいません．この方，無保険で病院にかかっていないということで，ほとんどわかりませんでした．

🧑‍⚕️ ん〜無保険かあ．過去の健康状態についてはよくわからないねえ．会社に勤めている人であれば，健診を受けているハズなんだけどね．**健診をきちんと受けているかどうか，そこで何か指摘されていないかどうか，は非常に有用な情報になるから気にするようにしようね．私達は国民全体のための医療を心がけないといけません．**

🧑‍⚕️ 集団検診未受診の人を見つけたら，きちんとカウンセリング・教育しないといけない．過食の人を見つけたら指導しないといけません．いいかい，病院というのは，**症例の多さを自慢するものではありません．再発例が多いのは患者を教育できていない証拠で，むしろ恥ずべきことです！　僕たちは病人を減らすためにいるんだからね．**

🧑 こないだ健診を受けていない人がいたので，受診を勧めましたけど，あまり意に介していない様子でした．

🧑‍⚕️ まあ，そういうのもいくつかコツがあるからね．みんなの先輩で，そういうことがうまい先生のやり方を真似していくといいよ．君たちはまだ若い．50年も60年も自分なりに生きてきた人が若い君達にいきなり指導されたからといって，そうそう簡単にすべてを変えられないでしょう．むしろそんな人の方が珍しいと思うくらいでないとね．それでも上手なやり方というものは必ずあります．そうして自分の技術を磨いているうちに君たちも経験を積み，年をとって，だんだんと君たちの説明の説得力というものが増していくんだ．

　これを表すのに"説明力"という表現を習い，筆者は好んでよく使います．"説明力"のある先生のお話は若手にはとても勉強になります．

🧑‍⚕️ それでもなお，患者さんが自分たちのお勧めする方に動かなければ，そのときはそれで仕方ありません．そもそも**医療というものはやったからといってすべて上手くいくとは限らない**ものなんです．患者さんは病気より普段の生活の方が大切なことが多い．しかし，それでも**健康なと**

きから予防するのは私達医療者の仕事です．機能不全になってからリハビリしても遅いのです．

🧑 なるほど．

👴 いいですか，僕はこうやって教育回診をしているけどね．**これは君達のためでもあるけど，国民の皆さんのためでもあると思ってやっているんだよ**．この群星沖縄での初期研修の2年間が終わったら，沖縄に残る人もいれば，海外に行く人，あるいは郷土に帰る人もいるでしょう．でもね，僕はみんなにどこに行っても国民全体のための医療を心がけることを覚えていてほしいんだ．皆はいずれ各地でその医療地域のコアとなる人になるでしょう．そしてこの群星沖縄で学んだことを実践してほしい．

👴 僕は，このプロジェクト群星沖縄を立ち上げるときにね，そういう良い指導医を10年で最低100人作る，そんなつもりで始めたんだよ．良い医療というのは，一部の勉強の成績が良い人がその人にしかできないような細かいことをやるだけではダメです．**誰がやっても同じようにできるのが医療です．素人でも行えるようにするのが私達の役割なんです**．

🧑 う〜ん，勉強になります．ただ先輩方の話では，毎年県外から群星沖縄に来た人達の6割くらいは沖縄に残っているみたいですね（笑）．

👴 みんな沖縄を気に入ってくれるみたいだね（笑）．よし，では症例に戻りましょう．

症例（続き）
- **既往歴**：病院未受診のため，不明
- **薬剤歴**：なし
- **アレルギー**：不明
- **家族歴**：不明
- **社会歴**：無保険，独居

👴 この人は結婚していないね？

🧑 はい，独身です．

👴 Problemです！**中年以上の独身は何か背景にあることが多い**．なぜ独身なのか考えてみたかい？

🧑 あ，いえ，あんまり深くは…．

👴 いいかい，**主治医や担当医というのは他の誰よりも患者のことを知っていなくてはいけません**．この患者さんの場合，無保険はある程度仕方ないとしても，なぜそうなったのかとか，職歴についてはもっと詳しく聞いてもよかったんじゃないかなあ．病気というのは生活背景によって起こります．バックグラウンドをしっかり知るようにしましょう．それには**病気でなくまず患者さん自身に興味をもつこと．病気だけをみるのではありません，患者さんをみるのです**，いいね．

🧑 はい！

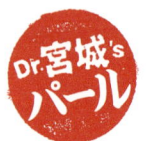

> **Dr.宮城's パール**
> **中年以上（40〜50代）の独身は，何か背景にあることも少なくない**
>
> 例えば未治療の疾患（性感染症・AIDS・統合失調症等の精神科的疾患，等）が背景にある場合があります．また，独身（特に男性）の場合は渡航歴も必ず聞くこと！→性感染症やHIV感染症などのriskもチェック　そして「誰と住んでいるの？」も聞く．結婚していなくても同棲していることもあります．

　語弊のないように付記しておくと，これは宮城先生が独身というライフスタイルを否定しているわけではなく，急性期病院に救急搬送されてくるような状況で，中年以上の独身者はしばしば複雑な社会的背景を伴っていることが少なくなく，ひいてはそれが病態に関連していることや，診断に結びつくこともあるという意味で仰っているのだと思います．

ここまでのProblem list

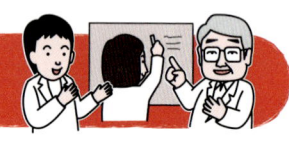

ではいつも通りProblem listを作るところから始めるとしよう．

これまでの情報から以下のProblem list①が作られた．

Problem list ①

# 1	dysphagia（嚥下困難）・嘔吐
# 2	腹痛
# 3	2カ月間の気分不良
# 4	体重減少・盗汗
# 5	社会歴（独居・無保険・医療機関未受診）
#	その他

　dysphagia（嚥下困難）はdys + phagiaで，文字通りdysは"困難"，phagiaは"食べる"という意味です．

嚥下困難へのアプローチ

まずdysphagiaについてだが，嚥下困難の訴えを患者さんから聞いたとき，確かめておくことがあります．それは，固形物 or 液体のどちらがのどを通らないのか，です．この違いが重要なのは鑑別疾患が異なってくるからです．具体的には，

> 液体・固形物，共に嚥下困難→神経筋肉疾患
> 最初は固形物だったが，だんだんと液体も困難になってきた→物理的閉塞

をそれぞれについて考えます．

- この場合は，食べるのも飲むのもきつい，というふうに仰っていました．
- もちろん先ほどの分け方もあくまで原則なので，重症になれば区別はつきにくくなります．でも大抵の場合，病歴を詳しく聞くと差があります．いつも言っていますね，その人の病歴はすべてを物語っている．君達はそこを知っていないといけません．後は，体重減少もあるし悪性疾患は考えないといけません．特に悪性腫瘍による消化管閉塞には注意が必要です．他に，コモンなものとして，GERD（胃食道逆流症）でもよく嚥下困難を訴えますね．

> **#1の鑑別診断**：①悪性腫瘍による消化管閉塞，②GERD，③その他

- 悪性腫瘍と言ったけど，癌の3徴というのもあります．体重減少・貧血・食欲不振です．腹痛や気分不良については，ここで考えても教科書が書ける分くらいの鑑別診断の量になってしまうから，先に身体所見にいきましょう．

> こういうのを "low-yield symptom" と言います．

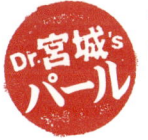

Dr.宮城's パール

嚥下困難（dysphagia）
→固形物 or 液体どちらがのどを通らないのかをチェック

これはその原因が神経筋疾患によるものなのか，物理的な閉塞によるものなのかを区別するために重要です．
液体・固形物，共に嚥下困難→神経筋肉疾患
最初は固形物だったが，だんだんと液体も困難になってきた→物理的閉塞，をそれぞれについて考えます．

身体所見を踏まえての評価

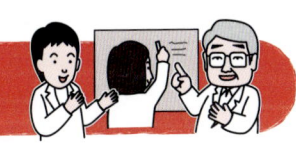

バイタルサインがおかしい！

症例（続き）
身体所見：意識やや不穏気味だが受け答えは可．GCS（Glasgow Coma Scale）：full
GA（general appearance）：sick
バイタルサイン：体温 37.4℃，血圧 52/43 mmHg，脈拍 142/分，呼吸数 30/分，SpO₂ 98％（reserver mask 10L）

- ん，ちょっと待って!! この血圧は本当ですか？
- 血圧計ではこの数字でした．
- おかしいです！ この血圧だとしたら，まず頭に血が行かず意識レベル低下があるはずです．それに脈は触知できないはずだ．どうやって測ったか覚えていますか？
- ナースに自動血圧計で測ってもらったと思います．

ん〜…．この数値が本当だとすると，脈圧が9 mmHgしかないことになる．通常，**脈圧が20 mmHg以上ないと脈は触れません．**つまり，血圧がニセモノか，実際には脈を触知していなかったかだ．やや不穏ということだが，受け答えはできたんだね．意識障害があったかどうかは，はっきりしないなあ．もしかすると，救急車内での酸素投与で低酸素血症が改善されて意識状態が清明に戻りつつあったのかもしれないねえ．

後はみんな，そもそも**血圧計がなくても血圧がわかるようにならないといけないよ．血圧というのはその人に触ればわかるものなんです．**やり方を詳しく言うと，正中肘動脈を圧迫して橈骨動脈を触診し正中圧迫をゆっくり解除していったとき橈骨動脈を触知したところが収縮期血圧，というわけです．自身の感覚になってしまうんだが，これについては慣れるしかありません．

はい．

脈拍も速い．これだけ速いと心臓が心配です．**心拍数が130/分を超えるときは心臓の障害または心血管系イベントを考えます．**例えば，呼吸器系のトラブルだけでは心拍数120〜130/分以上になることは少ないんです．呼吸数も速いねえ．**痛みだけでは呼吸数はあまり増えないが，痛みへの不安感というのは呼吸数を増やすんだ．**また痛いと血圧も心拍数も上昇するが，また痛いだけで心拍数120/分以上にはならない．このバイタルはただの痛みや不安だけではありません．ショックの可能性が高いです．では，続き，教えてください．

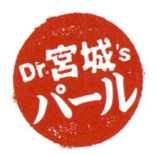

Dr.宮城's パール 血圧計がなくても，血圧はわかる

血圧計がないときの血圧予測：正中肘動脈を圧迫して橈骨動脈を触診
→正中圧迫をゆっくり解除していき，橈骨動脈を触知したところが収縮期血圧．
何度もやってみて，どのくらいの硬さがどのくらいの値かは体で覚えるしかありません！ 血圧は血圧計の数字だけを見るもんじゃない，手で感じるんだ！ といったところでしょうか．

　最近の自動血圧計は精度が非常にいいため，実際は触知できないような血圧でも測定値を出してしまうことがあります．しかし，これでショックの対応や心肺蘇生（CPR）が遅れるようなことはあってはなりません．特に，ショックを疑っているときなどのemergencyの状況においてはより注意が必要で，手動血圧計などで確認する必要があります．

　血圧計の数字を見たとき，その血圧計の数字がおかしいと思えるかは日頃の積み重ねです．普段から血圧計の数字が出る前に自分で脈を触れてだいたいこれくらいかなあと推測してから数値を見る．血圧計がなくでも血圧がある程度所見で推測ができる，こういったところにも古くから離島医療をゴールとしてきた沖縄の医療教育の真髄を垣間見ることができます．なお，

橈骨動脈で触れたら＞80 mmHg
大腿動脈で触れたら＞70 mmHg
頸動脈　で触れたら＞60 mmHg

と言われてきました．今ではこれらは必ずしも当てにならない，との報告も存在するのも事実です．しかし，血圧計も聴診器もないとき，頼れるのは自らの手でとる身体所見しかありません．

　また，ある確率で自分の示指の拍動を"患者の脈"として感じてしまうことがあります．緊張した場面においてはその率はさらに上がります．これについてはAHAのACLSガイドラインリソースで詳しく述べられていますが，心肺蘇生の開始にあたり，特に非医療従事者については頸動脈触知を推奨しなくなった理由の一つでもあります．

症例（続き）

身体所見（続き）

頭頸部：瞳孔径正常範囲，左右差なし．対光反射正常

　　　　眼瞼結膜貧血なし・眼球結膜軽度黄染なし

　　　　両側頸部〜鎖骨上窩に複数個の腫大したリンパ節を触れる．最大で直径約4〜5 cm，圧痛（-），弾性 軟，可動性（+）

　　　　項部硬直なし，髄膜刺激徴候なし

胸部：呼吸音→両側清，crackles/wheeze なし

　　　心音→リズム整，S1・S2正常，S3/4なし，心雑音なし

腹部：肋骨の介達痛（-）

　　　平坦・軟，左季肋部に圧痛（+），腫大した脾臓を触れる

　　　反跳痛（-），筋性防御（-），McBurney 圧痛点（-），Murphy 徴候（-），CVA 叩打痛（-）

四肢・皮膚：頸部に皮疹あり．発赤（-），腫脹（-），湿疹（-），皮下出血（-），紫斑（-）チアノーゼ（-），ばち指（-），浮腫（-）

　　　　　　末梢はやや湿潤

鼠径部：両側鼠径部にも頸部と同様のリンパ節を触れる

直腸診：明らかな腫瘤触れず．痔核（-），便潜血陰性

身体所見から Problem list の#2に「左季肋部痛」および「肝脾腫」が加わり，#6，7も加わった．

Problem list ②

#2 腹痛・左季肋部痛・肝脾腫
#6 リンパ節腫脹
#7 バイタルサイン異常

このショックバイタルはショックなのか

🧑‍⚕️ 身体所見が出そろったところでもう一度バイタルサインについてよく考えてみましょうね．この人はショックだと思いますか？

👨 え〜っと…．

🧑‍⚕️ では，いつも言っていることを思い出してみよう．ショックとは何だった？

👨 尿量低下を伴う血圧低下です．

🧑‍⚕️ そうです．**ショックとは尿量低下を伴う血圧低下です**．まず，さっきの血圧の数値が本当なら，明らかにこのバイタルサインはショックバイタルです！注意しないといけないのは，**ショックバイタルだからといってショックとは限りません**．あくまでもショックバイタルのときはショックが多い，という位置づけです．

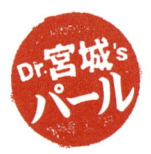

Dr.宮城's パール　「尿量低下を伴う血圧低下」それは，ショックである

ショックの厳密な定義は「臓器不全を伴う末梢循環不全」です．上の「尿量低下を伴う血圧低下」をみたとき，それはショックと考えてもよいのですが，ショック＝「尿量低下を伴う血圧低下である」ではありません．「尿量低下を伴う血圧低下」というのは「臓器不全を伴う末梢循環不全」状態の一表現形で，多くは気分不良から始まります．つまり厳密に言えば，血圧低下のないショックや尿量低下のないショックも存在するわけです．ショックがショックバイタルになる前に介入する！　あくまでも，"先手必勝"の概念に基づいたマネジメントが重要ということです．

ROSで尿量低下があると言ったね．いいですか，尿量も一つのバイタルサインです．**時間尿量30 mL以下のようなときは乏尿を疑わないといけません**．つまり，この人はショックバイタルでもあり，ショックでもあるわけだ！　血圧というのは腎臓で尿を作るためにある，と言ってもいいくらいのものです．血圧が68 mmHg以下になると糸球体での濾過が起こらなくなり（ボウマン嚢40 mmHg＋膠質浸透圧28 mmHg＝68 mmHg），尿量が低下するわけです．

> 詳細は生理学の教科書の圧利尿曲線を見直してみてください．

Dr.宮城's パール　尿が出る最低限の血圧は収縮期血圧≧68 mmHg 時間尿量≦30 mL/時→乏尿を疑う！

もちろん教科書的な定義は
・oliguria（乏尿）：＜400 mL（24時間尿量）
・anuria（無尿）：＜100 mL（24時間尿量）
です[2]．ただ，特にショックのようなクリティカルな事態の折には，乏尿を伴わない腎障害の形態があることが指摘されるようになり，最近では，AKI（acute kidney injury）という概念が提唱されています．RIFLE定義やAKIN定義があります．既にいろんなところで特集されているので，ご存知の方には今さらと思われたかもしれませんが，馴染みのない方にはガイドライン[3]の一読をお勧めします．

では，ショックの原因は何だろうか？

敗血症性ショック（septic shock）にしては体温が低いでしょうか．

ん〜僕はそうは思わないなあ．**熱がないからといって，感染症は否定できない**．同じように，熱がないからといって敗血症性ショックは否定できません．あるいは，"熱がない"のではなく，"熱を上げる力もない"のかもしれないからね．昔，教育回診に出た症例で，34℃の敗血症性ショックもあったよ．

34℃…！？

そうです．敗血症（sepsis）が常にhigh feverでくるとは限りません．低体温でくることだってあるんだ．

へえ〜．

ところで，低体温にも定義や重症度分類があるんだが，知っているかな？

…わかりません．

まず，**低体温の定義というのは，深部体温（core temperature）が35℃以下のときだ**．[32]

表2 症状や所見から推測される循環血漿量の低下

症状や所見	失われた循環血漿量の目安
立位で眩暈／立ちくらみ／起立性低血圧	750 mL～1,000 mL
直腸診でタール便	時に1,000 mLに至る
臥位から少し起き上がっただけで脈拍が30回/分上昇	1,250～1,500 mL以上
直腸診でタール便＋鮮血便	1,500 mL以上の恐れ

～35℃ならmild，26～32℃ならmoderate，26℃以下ならsevere，です．後，低体温のときは，**"OsbornのJ wave"という心電図変化**がみられるときもあります．

"OsbornのJ wave"！何かで読んだことあります．

うん．まあでも，一番大事なのは，**原因不明の低体温をみたときに敗血症を鑑別に挙げないといかん**ということです．

> この後，この本のなかにも随所に登場する"悪寒戦慄をみたら，自らが悪寒戦慄しなければならない"に習えば，"原因不明の低体温をみたら，己こそ冷んやりしなさい"，といったところでしょうか．

敗血症性ショックのときは，ノロノロと輸液をしていてはいけません．輸液を4～5 L入れないと反応しないこともあるんだよ．

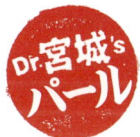

Dr.宮城's パール　敗血症性ショックのときは，輸液を十分量入れないといけない．輸液を4～5 L入れないと反応しないこともある

実は何Lまで輸液を入れたらいいのかについては2014年現時点でも明確なevidenceはありません．敗血症性ショックの患者さんがよくならないとき，その輸液量不足が原因であることが圧倒的です．かといってガンガン輸液すればいい！というものでもないらしく，大量輸液が重症患者の長期死亡率を悪化させるという指摘は既に数多くされています．では結局実際に合計何Lまで入れるべきなのか，ということについては結論が出ていないのが現状です．2008年から4年ぶりに更新された敗血症の国際ガイドライン＝SSCG2012[4]では初期輸液量として，30 mL/kgは最低必要ということが明記されています．

一方で同じショックでも低容量性ショック（hypovolemic shock）は，純粋な脱水だけなら輸液への反応は比較的良好なんだ．まあもちろん，失われた量にはよるけどね．

> JATEC（ちなみに正しい発音はジェーエーテックです）の表にもよくまとまっているので，見たことない人は一度見てみてください．

低容量性ショックの原因にはどんなのがありましたか？

脱水，出血，などです．

そうです．失われた量もある程度症状や所見で推測できることを覚えておきましょう（**表2**）．消化管出血で急性貧血をきたしていたら，すぐに輸血の在庫確認とオーダーをし，輸血の必要

表3 輸血の適応と目標

輸血の適応（目安）	50歳以上：Hct＜30％ or Hb＜10 g/dL 20代以下：Hct＜20％ or Hb＜7 g/dL	急性：Hb≦7 g/dL 慢性：Hb≦6 g/dL
どのくらいまで輸血する？	急性：Hb≧9 g/dL・慢性：Hb≧8 g/dL	

日本での指針は，厚生労働省や日本赤十字社の指針を参照してください．なお，米国血液バンク協会では輸血の適応はHbを7 g/dL以下で，また術後は8 g/dLが推奨されています[5]．

性を調べてクロスマッチまで段取りしないといけないよ．年齢や経過様式によって輸血の適応や目標は変わってきます（**表3**）．一般的な目安として，RCC（赤血球濃厚液）2単位入れるとHbが1.5 g/dL増えます．上がりが悪いときはまだ出血しているとか希釈とかいろんな可能性を考えるヒントになります．ただし，出血してからの時間経過が重要です．24〜48時間以後であればHctやHbはかなり参考になるが，それ以前ではほとんど参考になりません．**頼れるのは，自分の五感とバイタルサインのみです**．ところで，言わなくても直腸診はやってくれていましたね，素晴らしい．念のため，**直腸診の適応**を復習しておきましょう．どんなときに考慮するんだったかな？

腹痛や貧血と，消化管出血を疑うとき，前立腺の問題を疑うときや排尿障害があるときです．

いいですね，しっかり覚えていますね．

> 　直腸診の重要性については長らく言われてきましたが，近年は超音波・CTなど各種画像検査の発展に伴い，セッティングによってはその重要性はかつて「直腸診をしないとき—それは患者の尻の穴がないか，己の指がないときである」と言われた程には診断に寄与しないのではないか，という報告が出てきています．例えば，「診断のつかない腹痛に漠然と直腸診をしても診断に寄与しない」「虫垂炎と診断された症例への直腸診は手術適応の是非に関連がない」などと指摘している報告があります[6)〜8)]．昨今の画像検査の精度の高まりもあり，状況によっての直腸診の適応については今後再考が必要かもしれません．だからといって，直腸診という診察法を忘れてよいもの，とするわけではないことも付け加えておきますね．

ではもう一度，ショックの話に戻ろう．他にショックと言えば，どんな種類がありましたか？

心原性ショックと閉塞性ショックです．

そうだね．閉塞性ショックの原因としては？

緊張性気胸や心タンポナーデとかがあったと思います．

そうだね，後は肺塞栓も忘れてはいけないよ．まあこの人の場合，心原性はちょっと考えにくいね．

> 閉塞性ショックの原因として他には，右心系の梗塞や収縮性心膜炎もあります．

less likely but danger を忘れない

次に腹痛についてだけど，所見で肝脾腫があったんだね．

表4　リンパ節腫脹の硬さと大きさ

硬さで鑑別する	石様→癌，ゴム様→悪性リンパ腫，感染性
大きさで鑑別する	1 cm未満→無視，1〜3 cm→血液学的悪性腫瘍，3 cm以上→癌

はい．

とすると，脾腫による圧迫がメインだったのかもしれないなあ．ただ圧迫だけではショックにはならない．脾臓破裂があるかもしれんよ．あるいは肝脾腫の他にも何か消化管を圧迫するような要素があって，腸閉塞が起こっている可能性は高くはないが考えておく必要はありますね．いつも言っている "less likely but danger" だ．腸閉塞から敗血症性ショックを起こしているかもしれないなあ．

#2の鑑別診断：①脾臓破裂，②脾腫による圧迫，③消化管圧迫による腸閉塞

Dr.宮城's パール　各々のProblemに鑑別診断を

①most likely，②likely，③less likely but danger!，④others，の順に整理していくとよい．

肝脾腫について触れたので，リンパ節腫脹について考えてみましょう．確かにこの人は自覚症状でも両側頸部と鼠径部の腫脹を言っていましたね．もちろん本人の訴えだけではそれがリンパ節腫脹かどうかはわからない．が，**リンパ節だとしたら2カ所の離れたリンパ節が腫れているわけで，リンパ節の分布から考えて全身のリンパ節が腫れているはず！　そう思って他のリンパ節も腫れていないかどうか，しっかり診察しないといかんよ．**腫脹部位について言っておくと，下顎のリンパ節腫脹は耳鼻科的な疾患であることがほとんどです．頸部では内科的疾患であることが多い．一方で，頸部から下（特に鎖骨上窩）のリンパ節腫脹（submandibular LNS）では，悪性リンパ腫，悪性腫瘍の転移などの内科的疾患を考えないといけません．

なるほど

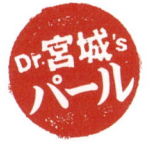

Dr.宮城's パール　頸部では内科的疾患であることが多い

日常診療では，前頸部だと感冒や咽頭炎，後頸部だと全身のウイルス性感染症が多いのではないでしょうか．

じゃあいい機会だから，リンパ節の所見についても復習しておこう．まず気にしないといけないのは，硬さと大きさだ（**表4**）．後は可動性で，**癌の場合は硬く，可動性がないリンパ節腫脹になる．一方で，軟らかく，可動性があるリンパ節腫脹は少なくとも上皮性悪性腫瘍ではない**，と言えます．ではそろそろ検査データにいきましょう．

検査結果も踏まえて最終診断へ

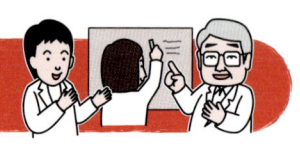

症例（続き）

検査データ

動脈血液ガス：pH 7.26, PCO$_2$ 23 Torr, PO$_2$ 82 Torr, HCO$_3$ 10.3 mEq/L, Lac 13.0 mg/dL

血算・生化学

WBC 29,400/μL（Neu 67%, Lym 14%, 異型Lym 3%）
RBC 491万/μL, Hb 16.2 g/dL, Hct 47.9%, Plt 10.3万/μL
T-Bil 4.6 mg/dL（D-bil 3.3）, AST 64 IU/L, ALT 63 IU/L, ALP 378 IU/L
BUN 19.4 mg/dL, Cre 1.51 mg/dL, LDH 610 IU/L, CRP 0.3 mg/dL
Na 141 mEq/L, K 4.8 mEq/L, Cl 101 mEq/L

尿検査：なし

胸部X線写真：特記すべき異常所見なし

検査結果からProblem listに#8〜9が加わった．

Problem list ③

#8　アシドーシス
#9　WBC 29,400/μL（Neu 67%, Lym 14%, 異型Lym 3%）
#10　Plt 10.3万/μL

異常値から考えること

- 動脈血液ガス（ABG）はどうですか？
- 代謝性アシドーシスになっています．
- そうだね．1年目の先生方はみんなもうすぐ1年経つけど，これまでどんな代謝性アシドーシスに合ったかな？
- 敗血症性ショックとかです．
- ふむ．まあ細かく言うともう少しあるんだけど，日常でよく合う代謝性アシドーシスとしては，乳酸アシドーシス・糖尿病性ケトアシドーシス・腎不全による尿毒症，を覚えておけばよいです．

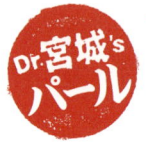

Dr.宮城'sパール

日常でよく合う代謝性アシドーシス：乳酸アシドーシス・糖尿病性ケトアシドーシス・腎不全による尿毒症

筆者は"とうにゅうにょう（豆乳尿）"と覚えています

🧑‍⚕️ それにしても，血小板は少ないですね．**血小板が10万以下のとき，血小板減少症がある**と言います，覚えておきなさい．

🧑 はい．

> 血小板減少症（thrombocytopenia）：Plt＜10万/μL．→だからといって，必ず症状があるというものではない（重篤副作用疾患別対応マニュアル―血小板減少症　厚生労働省）．

🧑‍⚕️ 後は血算（CBC）でいえば，白血球も多いね．血液培養は敗血症を疑った以上当然必要になりますね．

🧑 はい．

🧑‍⚕️ ところでこの患者さん，お酒はどうだったんだろうねえ．**AST/ALTの値からだと病態はアルコールが原因とは考えにくい印象だねえ**．さて，そろそろ最終診断にいきましょう．僕はこの人は悪性リンパ腫でほとんどは説明できると思っているんだが，まだショックの原因がはっきりしていないね．画像検査は何かやりましたか？

🧑 造影CTで脾破裂の所見がありました．

🧑‍⚕️ そうですか，造影CTを撮ってくれていたんだね．先のところで言ってくれてもよかったんだよ（笑）．まあ，それは冗談です．ということは，この人のショックの原因は脾臓破裂による出血性ショックというわけだ．後は，異型リンパ球があった，と言っていたがスメア（塗抹）とかは見たのかね？

🧑 末梢の血液像で，Burkittリンパ腫を思わせる悪性リンパ腫細胞は見つかりました．

🧑‍⚕️ そうですか，そうすると悪性リンパ腫で肝脾腫があるところに脾臓破裂が起こったという話で合いますね．まあ少し，血液培養の結果は気になりますがね．

その鎮静と呼吸管理は本当に必要？

🧑‍⚕️ ところで，今この人はどうしているんだい？化学療法をしているのかな？

🧑 いえ，苦痛が強かったのと低酸素があったので，ICU内でプロポフォール鎮静下・CPAPにて治療しています．

🧑‍⚕️ ん～そうか．ICUで集中治療を施すときはICUスコアというのがあるんだ．見ておくといいよ．後，本当にその患者さんがICUに入ることが必要かどうかもしっかり吟味しないといけないよ．そして一たび集中治療を開始したとしても，挿管やルート類，薬剤，**その鎮静や呼吸管理は本当に必要なのかは常に考えないといけないよ**．挿管をすると決めるのは簡単だが，挿管している間は常にVAP（ventilator-associated pneumonia：人工呼吸器関連肺炎）のリスクを考えないといけないよ．VAPの頻度は，最初の1週間：1日3％，次の1週間：1日2％，3週以降：1日1％，ずつ上がると覚えておきなさい．

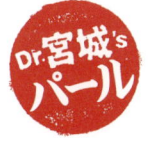

Dr.宮城'sパール
VAPの頻度
最初の1週間：1日3％

次の1週間　：1日2％
3週以降　　：1日1％　　ずつ上がると覚えよ！

5日間以内を比較対象としたとき，それぞれにおけるリスクは，5〜7日間（17.55, 4.01-76.85），7〜15日間（53.01, 12.74-220.56），15日間以上（225.6, 54.3-936.7），というデータもあります[9]．またその比較対象となっている5日間以内ですら，48時間を超えて人工呼吸器を装着している場合，10〜20％の頻度で起こるという報告もあります[10]．しかもこのVAP，計算上はICUの2部屋に1つ以上は起こっている，というのです．

その他のVAPに関するリスク[9]
- 男性
- SOFAスコアが高ければ高いほど
- ICU入室後48時間以内に栄養が開始されていない
- 広域抗菌薬の投与なし
- 人工呼吸器装着期間

いつ抜管時期を考えるか？ それは挿管を決めたときです！ 抜管は，PEEP 0 cm H_2O で $FIO_2<$ 40％および平均気道内圧が20 cm H_2O を切れば，可能です．

　何でもそうですが，始めるときにそれをいつまで続けるかを想起して使い始めないといけません．抗菌薬を開始したらいつ止めるのか，を常に考えなければならないのと同様に，挿管を施行した日に抜管をいつするのか，日々虎視眈々と狙う姿勢が治療のクオリティを上げると思います．そうです，あの"何かを始めるより，終わらせるときの方がよっぽど難しい"，という誰か？の格言？です．
　なお，上記は抜管のための一つの基準にはなりえますが，ご存知のように実際にはSBT（自発呼吸トライアル）などを経て，いくつかのパラメーターを評価しながらの手順を踏むことになります[11]．

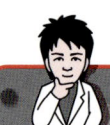

Dr. 岡田の知っ得レクチャー

ICUのスコア

　いくつかのスコアがあります．いくつかあるということはそれぞれに特性があるわけですが，ここでは一番広く使えて有用性も高いと思われるAPACHEスコアについてのみ触れることにしましょう．

● APACHE (acute physiology and chronic health evaluation) II score

　1981年Knausらによって提唱されたICU入室患者の重症度評価の指標が1985年に改良されたもの．2014年現在の最新版としてAPACHE IIIもあるのですが，やや煩雑なためICUではAPACHE IIが用いられていることが多い印象です．呼吸・循環・血液検査値・GCSの12指標について，ICU入室後24時間以内の最悪値をAPS (acute physiology score) として，年齢・慢性疾患のスコアを加えAPACHE II scoreを求め，さらに原因疾患の重み付けを行って予測死亡率が推定されます．

　他には，
- (modified) SOFA (sequential organ failure assessment score) スコア
- MOD (multiple organ dysfunction) スコア

などもあります．

後は，**不要な鎮痛や鎮静はその患者さんの害にしかならないことも覚えておきなさい**．例えば苦痛が強いときに必要なのは鎮痛であって，鎮静ではないはずだ．**鎮痛と鎮静は区別**して考えないといかん．プロポフォールで鎮静をかけていると言ったが，**鎮静剤の長期使用はニューロパシー（neuropathy）を起こす可能性があります．呼吸筋麻痺を起こす可能性もある**ため，できるだけ早く鎮静を中止すべきだと思うよ．CPAPについても同じだ．確かこの人はABGではCO_2貯留は認められず，逆に過換気の状態だったはずだ．つまり，もともと自分でしっかり呼吸ができていたはずだ．もう人工呼吸器から離脱してもいいんじゃないかな．不要なものはなくして，リンパ腫に対して早急に化学療法を開始すべきだと思うよ．

2013年に出た集中治療に関するガイドラインなど[12)13)]では，特に鎮静や鎮痛の考え方は劇的に変わったと言っても過言ではないかもしれません．常にそういう視点でやってこられた方々には今さらというものかもしれませんが，先輩医師がやっていたから…研修医時代にそれでも問題なかったから…，と鎮静や鎮痛への考え方が"何となく"になってしまっている方には必読の情報です．

また，鎮静剤のなかで他に比べせん妄を起こしにくいとされたデクスメデトミジンですが[12)13)]，ニューロパシーが添付文書に記載されています．細かいことはともかく，不要な鎮静や鎮痛はないか常時吟味する．そういった視点が大事と思います．

最終診断
- 悪性リンパ腫
- 脾臓破裂

その後，血液培養で陽性結果は報告されませんでした．またこのカンファレンス時は末梢の血液像のデータのみでしたが，その後生検にて確定となりました．

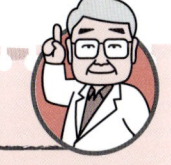

Dr.宮城の 覚えておきなさい！

- □ 痛みは10カ条で整理！
- □ 症状の経過様式を見極める
- □ その人の病歴はすべてを物語っている
- □ バイタルサインとショックをマスターしなさい
- □ 各々のproblemに鑑別診断を
  ①most likely, ②likely, ③less likely but danger!, ④others, の順に整理していくとよい．

Dr.徳田からの一言

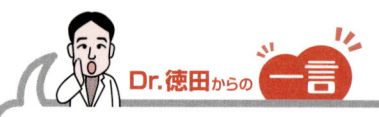

ショックの鑑別診断では，静脈圧を利用すると便利．静脈圧は，内頸静脈，外頸静脈，手背静脈のいずれを用いてもよいが，内頸静脈が最も正確なのでできるだけ内頸静脈を利用する．静脈圧が低下したショックは低静脈圧型ショックであり，頻度も多く，低容量性ショック（出血や脱水）と分布異常性ショック（敗血症やアナフィラキシー，神経原性）が含まれる．静脈圧が上昇したショックは高静脈圧型ショックであり，頻度は少ないが，診断が遅れると致死的となることがあるので迅速診断が重要である．このタイプには，心原性ショック（心筋梗塞や急性弁不全）と閉塞性ショック（緊張性気胸や心タンポナーデ，重症肺塞栓）が含まれる．

文献

1) 「米国式症例プレゼンテーションが劇的に上手くなる方法」（岸本暢将/編著），羊土社，2004
2) 「Harrison's Principles of Internal Medicine, 18th ed」（Don Longo, et al），McGraw-Hill Professional, 2011
3) Kidney Disease：Improving Global Outcomes (KDIGO) Acute Kidney Injury Work Group：KDIGO Clinical Practice Guideline for Acute Kidney Injury. Kidney Inter, Suppl 2：1-138, 2012
4) Dellinger RP, et al：Surviving sepsis campaign：international guidelines for management of severe sepsis and septic shock：2012. Crit Care Med, 41：580-637, 2013
5) Carson JL, et al：Red blood cell transfusion：a clinical practice suideline from the AABB. Ann Intern Med, 157：49-58, 2012
6) Kessler C：Utility of the digital rectal examination in the emergency department：a review. J Emerg Med, 43：1196-204, 2012
7) Wagner OJ, et al：Digital rectal examination and its value for decision making. Am J Emerg Med, 27：246, 2009
8) Quaas J, et al：Utility of the digital rectal examination in the evaluation of undifferentiated abdominal pain. Am J Emerg Med, 27：1125-1129, 2009
9) Zahar JR, et al：Predicting the risk of documented ventilator-associated pneumonia for benchmarking：construction and validation of a score. Crit Care Med, 37：2545-51, 2009
10) Safdar N, et al：Clinical and economic consequences of ventilator-associated pneumonia：a systematic review. Crit Care Med, 33：2184-93, 2005
11) Boles JM, et al：Weaning from mechanical ventilation. Eur Respir J, 29：1033-56, 2007
12) Barr J, et al：American College of Critical Care Medicine: Clinical practice guidelines for the management of pain, agitation, and delirium in adult patients in the intensive care unit. Crit Care Med, 41：263-306, 2013
13) Peitz GJ, et al：Top 10 myths regarding sedation and delirium in the ICU. Crit Care Med, 41：S46-56, 2013

※本稿は浦添総合病院研修医 山内素直先生（当時）による，同院の教育回診の記録が元になっています．この場をもって謝辞と代えさせていただきます．

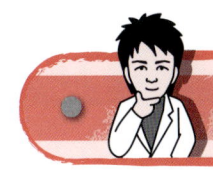

Dr.岡田の知っ得レクチャー

ショックと "S・H・O・C・K"

● Dr.宮城のショックを起こす6つの病態

S：shinkei・septic
H：hypovolemic
O：obstructive
C：cardiogenic
K：anaphylactic・endocrine

最後の"K"は"ク"と発音する部分で対応させるようです〔endoC（K）rine〕．あくまでもこれはメモニクス（ごろ合わせ）．初学者はショックについて病態別にきちんと把握しておくことをお勧めします．ショックは基本的に以下の4つに分類されます．

① cardiogenic（心原性）
② hypovolemic（低容量性）
③ obstructive（閉塞性）
④ distributive（分布性）

詳細は他書にお任せしますが，それぞれのカテゴリーを理解して，普段自分が出合う各々のショックがどれに分類されるのか理解しておきましょうね．

● ショック＋徐脈

なお，応用として，以下のようにショック＋徐脈のメモニクスとしても利用できます．

S：shinkei（neurogenic）：神経原性ショック・血管迷走神経反射
H：hypoendocrine：甲状腺機能低下・副腎不全・下垂体機能不全
O：osborn wave：低体温
C：cardiogenic/cardiotoxic：心原性（下壁梗塞・ブロック）・心毒性（βブロッカー・CCB・ジギタリス）
K：hyper K：高K血症

神経原性ショックとは，「副交感神経が優位になることにより，引き起こされるショック」です．よく混同されているspinal shockは，カジュアルにいうと，「脊髄ビックリ症状」とでも言いましょうか．横断性の脊髄損傷に伴う神経症状のことで，傷害レベル以下の筋トーヌスの低下する弛緩性麻痺・感覚脱失・尿閉からなります．脊髄反射である深部腱反射・表在反射は共に一過性に消失しますが，消失した脊髄反射は数週間後から徐々に回復して筋トーヌスも亢進し，痙性麻痺に移行します．先に説明したショックの概念を理解していれば，spinal shockはショックという名前はついていますが，"ショック"でないことがわかるのではないでしょうか．

● 心拍数を下げる薬物＝ABCD

徐脈に関して心拍数を下げる薬物＝ABCD，というのもあります．

A：anti-arrhythmia（抗不整脈薬）・anti-depression（抗うつ薬の一部）
B：βブロッカー
C：Caブロッカー
D：ジギタリス

非外傷性の脾臓破裂

脾臓破裂の多くは外傷性であり，非外傷性脾破裂は非常に稀な疾患です．以下に要点をまとめてみました．

- 1946年にLittlefieldが，悪性リンパ腫を基礎疾患に脾破裂が併発した症例を報告したのが最初．
- 2008年3月の段階で日本国内では15例の報告しかないが，実際にはもっと高頻度で起こっていると考えられている．
- 15例のうち，脾破裂前に悪性リンパ腫と診断されていたのはわずか4例．心停止で発見された症例もある．
- 急性腹症として発症し，腹腔内出血を生じるため緊急止血術を要することが多い．
- 後腹膜の出血になるので，Cullen's signやTurner's sign，が見られるかもしれない．
- 特発性脾破裂は稀な疾患であるが，基礎疾患が潜在していることが多い．
- 基礎疾患として以前は，**伝染性単核球症，マラリア，風疹，サイトメガロウイルス感染症**などの報告が多かった．
- 現在では**悪性腫瘍やその転移**などの報告が増えてきた．
- 治療としては，循環動態が安定していればIVRによる**選択的脾動脈塞栓術**を行う．
- IVRが適応にならない場合は**脾臓摘出**となる．
- 脾縫合術や部分切除を行うこともある．

次のようなデータが報告されています[1]．

非外傷性-特発性脾臓破裂	7%
非外傷性-病的 脾臓破裂	93%
新生物	30.3%
感染症	27.3%
炎症性疾患	20%
薬剤・治療に関するもの	9.2%
物理的要因	6.8%

文 献

1) Renzulli P, et al：Systematic review of atraumatic splenic rupture. Br J Surg, 96：1114-21, 2009

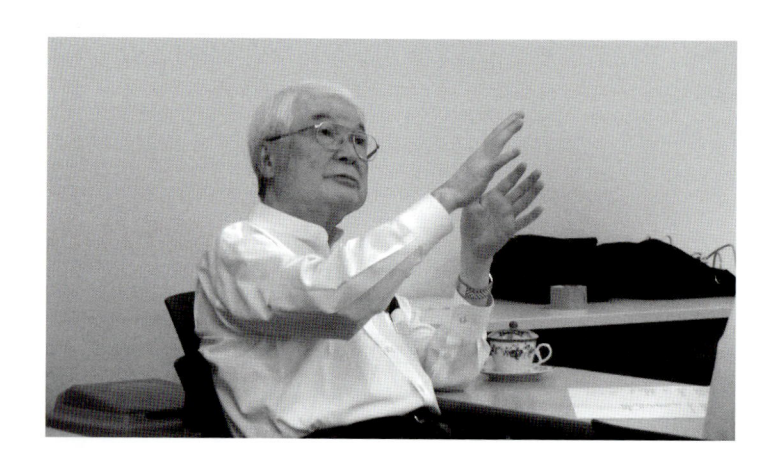

Case 3 　Basic編

Poly & Broad is beautiful？
think outside the BOX！の巻
腹痛（55歳，女性）

初期研修医になって初めての新年を迎えました．新年になって２，３週もすると，沖縄では早くも桜が咲き始めます．沖縄の高校生は咲いている桜と共にセンター試験を受けるのです（本州の桜とは種類が異なります．ついでに言えば桜前線の動きも北から南へと逆向きです）．２年目の先輩方は初期研修卒業まで後３カ月！　自分も来年は無事卒業して，おいしいお酒を飲むことはできるのでしょうか？！

症例のプレゼン

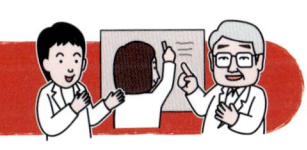

身長・体重から何を読み取るか？

> **症例**
>
> 糖尿病にて近医通院中の55歳女性（157 cm，84 kg，BMI：34）
> **主　訴**：腹痛
> **現病歴**：20XX年12月X日（来院２週間前）に腹痛が出現．心窩部に限局しており，間欠的で10分毎に増悪寛解を繰り返し，発症は徐々に出現した．痛みはあるが，歩行は可能であった．強さは8/10．鈍痛．放散痛なし．関連因子ははっきりしない．嘔吐・下痢なし．食欲不振が同時に出現した．痛みは腹痛の出現した日がピーク．横になると楽になる．食事とは関連のない痛み．看護師に皮膚が黄色いことを指摘されて，当院来院．
> **ROS**：体重減少（半年で５kg），寝汗（−），黄疸（＋：眼球結膜，舌裏），かゆみ（＋），視野が曇った感じがする，味覚の変化あり（入院前より），ここ数日発汗上昇．

今回は患者さんの年齢は55歳と比較的若いですね．それにしてもこの体格はみんな聞いてどう思いますか？

群星沖縄では症例プレゼンの際，必ず，身長・体重のデータを添えるように教わります．

肥満ですか？

そうです，これは肥満です！　肥満とはどういう状態を言うのだったのかな？

BMI 25以上です．

👨‍⚕️ よろしい．では，西洋では肥満はBMIいくつ以上からだと思う？

🧑 え？一緒じゃないんですか？

👨‍⚕️ 西洋ではね，BMI 30以上を肥満と言います．

🧑 ん〜！確かに，向こうだとBMIの平均も日本より高そうですもんね．

👨‍⚕️ そうなんだ．いいかい，**常に世界水準というのを意識しておかないといけないよ**．僕たちは沖縄という海に囲まれたところにいるけども，せっかく学んでもそれがここ沖縄でしか通用しないようなものを学んでもダメだよ．沖縄ではこうだが，内地（※主に日本の本州のこと）ではどうなのか，とかそんな狭い視野じゃダメだ．アジアではどうなのか？北米ではどうなのか？ヨーロッパではどうなのか？常に，国際水準の医療を意識して目指さないといかんよ！そのためにも**英語に慣れ世界の情報に触れなさい**．

> 👨‍⚕️ 国際的にはWHOのBMIによる分類があります．一方，日本では2011年改訂の日本肥満学会による分類があります．本症例最後の「知っ得レクチャー」をご参照ください．

👨‍⚕️ 今でも僕はUpToDateを毎日3時間読んでいます．君たちもわからないことがあったらそういうので調べないといかん．教科書より新しい情報が載っています．僕はもう長いことやってきたから3時間くらいで丁度だけどね，君達はもっとかかるハズです，最初は大変だけどね．だけど僕らは君たちに世界水準のものを学んでほしい，いつもそう思っているんだ．その手助けのために僕らがいるんです．

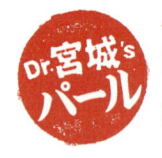

Dr.宮城's パール

国際水準の医療を意識して目指しなさい！
UpToDateを読みなさい！　教科書より新しい情報を載せている

👨‍⚕️ それじゃあ，この人の肥満はいつからなのかねえ？

🧑 あ…そこまで聞いていませんでした．

👨‍⚕️ ん〜そうですか．ただBMIが大きい，と思うだけではダメだよ．肥満だとしたら一体いつから

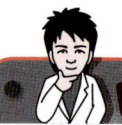

Dr.岡田の 知っ得レクチャー

UpToDate

UpToDate, Incによって提供されている医学情報．オンラインでもオフラインでも使用可能で，約4カ月毎に更新されており，複数の著者が執筆しています．組織単位で入っている研修病院は少なくありません．そのような環境になくても，ホームページからオンラインで購読することができます．日本事務所も存在．ちなみに，研修医割引があります（証明書提出が必要）．

2014年現在，この稿を書いていた頃に比べ，UpToDate以外にもさまざまな2次資料が登場してきています[1]．

肥満なのか？ただの単純性肥満でいいのか？というところまで考えないといかんよ．例えば，Cushing症候群の可能性だってあるわけだからね．

🧑 はい．

👨‍⚕️ まあ，でも多くは単純性肥満であることが多い．そこで気にしないといけないのは耐糖能異常だ．この患者さんは糖尿病を言われているんだね．糖尿病を言われていて肥満があるということはインスリン抵抗性を想像させます．何年前から糖尿病と言われているのかな？コントロール状況はどうかな？皆も普段からそういうところまで気にしないとダメだよ．

🧑 え〜，糖尿病は2年前から，だそうです．すいません，コントロール状況は聞いていませんでした．

👨‍⚕️ なるほど．次からは「○年来の糖尿病にて通院中」とか，コントロール状況についても「コントロールは良好 or 不良」，あるいは具体的にHbA1cの値を言ってもいい．そんなふうにプレゼンテーションした方がわかりやすいよ．

🧑 はい．

👨‍⚕️ わかりやすくなるだけでなく，だいたい**その人が何年くらい糖尿病を患っているのか，どんなコントロール状況なのかで考えることが変わってくるんだ**．わかるね？

🧑 合併症ですか？

👨‍⚕️ そうです．糖尿病の合併症には何があったかな？

🧑 え〜，網膜症・腎症・ニューロパシーです．

👨‍⚕️ そうだね．ただ今君たちが言ってくれたのはすべて微小血管障害（microangiopathy）です．糖尿病の合併症を考えるときは，大血管障害（macroangiopathy）と微小血管障害に分けて考えるんだ．

🧑 なるほど，後はCVA（脳血管障害）とか心血管イベントですね．

👨‍⚕️ そうだね，後はASO（閉塞性動脈硬化症）もあります．

> 脳卒中（stroke）をしばしばCVA（cerebral vascular attack/accident）とも表現します．なお，糖尿病の合併症についてはCase 4で詳しく扱います．

予想しながら問診・診察を行う

👨‍⚕️ よし，ではそろそろ本題に移ろう．まず黄疸を指摘されたということだけど，ビリルビンの値はどれくらいだと思いますか？

🧑 え〜…．

👨‍⚕️ **遠くから他人が見ても黄色いとわかるのは10 mg/dL以上のときだ**．いいですか，黄疸の所見をとってから採血の結果をただ何となく待っているだけではダメだよ．皮膚を見ればその人のビリルビン，眼を見ればヘモグロビン値はおよそわかるんだ．もし**検査を出すとしても，そ**

のときは自分の予想と照らし合わせながら見る．そうしないといつまで経っても身体所見は上手にならないよ． 10 mg/dL 以上ということは皮膚のかゆみも出てくるんじゃないかなあ．

あ，はい．かゆみはありました！

ROS（review of systems）で言ってくれていたね．問診をとるときも同じだ．こんなふうに次に何がありそう，と頭で予想しながら問診をとったり，診察をしたりしないといかんよ．

はい！

では，ビリルビン値によって体のどの部分に色調変化がみられるか，復習しておきましょう．だいたい表1のような関係があります．ちなみに黒人でも 13 mg/dL を超えてくると，舌の裏は真っ黄色になるんだよ．

表1　黄疸の所見とビリルビン値

ビリルビン	所見
3 mg/dL～：	眼球結膜やや黄色
5 mg/dL～：	眼球結膜一目見て黄色
7 mg/dL～：	土気色　舌の裏も
10 mg/dL～：	皮膚・顔黄色

へえ～．

黄疸があったら腹水の有無もチェックすること！他にも女性化乳房・vascular spider（クモ状血管腫）もしっかりみないといけないよ．黄疸＋倦怠感の場合は，肝前性か肝性の黄疸です．

さて，みんなから他に聞いておきたい質問はありませんか？

…．

黄疸をみたら，輸血歴は聞いておきたいねえ． 尿の色が変わっていないかも聞いておきたいところです．皮膚瘙痒感は直接ビリルビンからくるし，尿の色が変わるビリルビン尿というのも直接ビリルビンが原因でしたね．もう一つ，気にしてほしいのは刺青の有無です．なぜかわかるかな？

あ，肝炎ウイルスですか．

そうだね．**刺青をみたときは，肝炎ウイルス HBV や HCV は考えないといけません．その他，HIV・HTLV-1 などまで考慮しないといけないよ．** この刺青というのは診察するこちら側は意識しないと見過ごしてしまうこともある．というのは，刺青は見せたがる人もいれば，隠したがる人もいるからね．

うーん，確かに．

> 離島経験のある先輩医師からは，「昔，島では採血はどんなに早くても結果が返ってくるのは翌日だった」というお話を聞きました．きっとそういったことも手伝って"古き良き身体所見"の文化が育まれたのではないでしょうか．

はい．では，既往歴以下教えてください．

既往歴にもう一歩踏み込む

症例（続き）

既往歴：
冠動脈造影施行歴あり　　網膜色素変性症：29歳
両眼白内障の手術：35歳　　アキレス腱断裂：40歳
腰椎ヘルニア：45歳　　膵炎入院歴あり　　糖尿病：53歳
サルメテロール/フルチカゾンにて咳改善
閉経：50歳

薬剤歴：
循環器　・ベニジピン（Ca拮抗薬）　・ニコランジル
　　　　　・ピオグリタゾン　　　　　・フルバスタチン
　　　　　・サルメテロール/フルチカゾン
整形外科・メロキシカム（NSAIDs）　・ミソプロストール
・防風通聖散→やせ薬，数カ月前より内服

アレルギー：なし

家族歴：
父親：死去，肝機能異常あり，咽頭癌，網膜色素変性症
母親：糖尿病
5人兄妹（兄・姉3人，兄・姉2人が網膜色素変性症）
子供3人（網膜色素変性症なし）

社会歴：30歳で離婚1回
職業：47歳よりデイケア施設で勤務．以前は医療関係
喫煙：1年前に禁煙．10本/日　30年間
飲酒：2週間に1度飲む．飲む日は，泡盛2合くらい（膵炎で入院したときはビール多飲）
渡航歴：海外旅行なし．国内は大阪のみ
動物接触歴：特になし．ペット飼育なし

🧑‍⚕️ ありがとう．ん～む，白内障の手術が35歳というのはかなり若いねえ．

🧑 確かに．

🧑‍⚕️ 60歳でも白内障の手術歴の年齢としては早いくらいです．この患者さんの**35歳で両眼白内障手術歴は早いです！** こういうときはなりやすい素因を考えましょう．例えば，糖尿病とか放射線曝露職とかね．先ほど糖尿病の合併症の話をしたが，糖尿病もちの人の白内障は通常の約2倍多いとされている．緑内障も通常の約2倍多いと言われているんだ．

Dr.宮城'sパール

糖尿病もちの白内障は通常の約2～3倍多い
糖尿病もちの緑内障は通常の約2倍多い

アメリカのCDCのデータ[2]では白内障のリスクは約2倍ですが，Hennisらはアフリカ系アメリカ人のそれは約3倍であったと報告しており，人種差がありそうです[3]．

Case3　Poly & Broad is beautiful ?　　61

👨‍⚕️ そういえば，ROSのところで「視野が曇った感じ」があると言っていたね．何を考えるかな？

🧑 んー…すいません，あんまり気にしていませんでした．

👨‍⚕️ **通常，ROSで「眼のかすみ」と言われたときは，白内障が圧倒的に多い**．ただ，この患者さんのように糖尿病がある場合はそちらについても考えないといけない．**急性高血糖のときはレンズ（水晶体）が曇るんです**．血糖 300 mg/dL くらいまで高くなると，水晶体の曇り具合で時に昼が夜のように見えると訴えることもあります．これは一過性で，血糖が下がれば曇りはなくなります．ただ，そういうことを繰り返すうちに慢性の白内障になるんだ．ただ，この人が白内障の手術をしたのは35歳と若い．こういう若い人の場合は白内障になった原因として，加齢や糖尿病の他に，外傷や筋緊張性ジストロフィーも考えないといけません．

🧑 筋強直性ジストロフィー…国家試験でありました．

👨‍⚕️ そういえば，あんまり聞かない病気を言ってくれていたね．網膜色素変性症とは何ですか？ 国家試験が終わったばっかりの君たちなら僕よりよく知っているんじゃないかね（笑）．

🧑 …すいません．あったことしか覚えていません．

👨‍⚕️ まあいいでしょう．それよりも，ここで網膜色素変性症とはなんだろう？ 調べてみよう！ と思うことが大事なんです．**医者は常に好奇心をもたなきゃダメだよ．そうでないと何歳になっても成長しません**．これは，家に帰ったら僕も調べてみます．

🧑 はい！

👩 後はもしかしたら，アトピー素因があるかもしれませんね．

👨‍⚕️ うん，確かに，それも白内障のリスクだ．

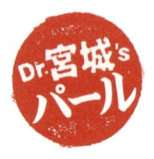

🔴 Dr.宮城's パール 35歳で両眼白内障手術は早い！ なりやすい素因を考える

今回挙がったのは糖尿病・アトピー性皮膚炎・外傷・筋緊張性ジストロフィー（若い人の白内障）ですが，一般の外来レベルで考えられる白内障のリスクとして，以下のようなものがあります．

糖尿病・ガラクトース血症・先天性風疹症候群・遺伝性・代謝異常や染色体異常（青年期）
なお，2次的なものとしては以下のようなものがあります．
外傷性・物理的ダメージ・放射線 / 電離線
眼窩内：ブドウ膜炎・網膜色素変性・網膜剥離・腫瘍
全身疾患：糖尿病・副甲状腺機能低下症・ダウン症
中毒性：ステロイド・眼内への鉄や銅の沈着
病態生理については遺伝子によるものが半分以上を占めるようです[4]．

今でもこわい喘息

🧑‍⚕️ アトピー素因に関して言うと，サルメテロール/フルチカゾンでよくなった咳がある，と言っていたしね．そう考えると，もしかしたら喘息による咳，あるいは咳喘息だったのかもしれないねえ．**アトピー素因というのは場所を選ぶだけなんだ．春季カタル・皮膚炎・喘息など皆同じだよ．全部同じ病気と言っていいです．**

👨 なるほど，喘息の可能性についてはあんまり考えていませんでした．

🧑‍⚕️ **咳喘息というのは喘鳴（wheeze）のない，咳だけの喘息だ．このうち約30％がwheezeのある気管支喘息へ移行する**と言われている．うん，では喘息についていくつか復習しておこう．まず，**喘息の本態は炎症**なんだ．つまり，喘息の悪化とは炎症の悪化だ．だから，**治療は抗炎症＋苦しさを除く，の２本軸で考えないといけないよ．**

🧑‍⚕️ 慢性期の管理では当然，コントローラーとリリーバーを中心に扱っていくことになるが，急性期の発作時にはやはりSABA（short acting β2 agonist：短時間作用性吸入β2刺激薬）だ．確定診断までに鑑別診断はもちろん重要だけど，一たび喘息と診断したのなら，**SABAに対する医師としての信頼感をもたないといけません．SABAを肺内に十分に拡散させる工夫が必要だ．**

🧑‍⚕️ ただ，SABAだけでなく，抗炎症薬であるステロイドも忘れてはいけない．SABAに比べれば遅効性だけどね．気管支攣縮（bronchospasm）というのは抗原に対する生体防御だから，ステロイドを使わないでβ刺激だけ使っているのは，無理やり気管支を広げてアレルゲンをドンドン入れてしまうようなものです．しっかり効かせることが大事だから量も大事だよ．メチルプレドニゾロンは10 mgより20 mg，20 mgより30 mgの方が効果は大きい．ただ，**40 mg以上使っても発作の寛解に差はありません．**ところで，wheezeの分類は覚えているかな？

👨 はい．**表2**のようになります．

🧑‍⚕️ しっかり覚えているね．ついでだから，wheezeを聴取するときの注意点をいくつか言っておきましょう．まず，**wheezeというのはその音色を聴き分けるんだ．**具体的には**表3**のように考えることができます．要は**多音性か単音性か，また背後にcracklesが隠れていないか注意**

表2　wheezeの強度分類

Grade 0	聴取しない
Grade I	強制呼気時でのみ聴取
Grade II	平静呼気下で呼気時にのみ聴取
Grade III	平静呼吸下で吸気・呼気共に聴取
Grade IV	呼吸音そのものが弱い．"silent chest"

文献5より

表3　wheezeの聴き分け

多音性（polyphonic） 肺野全体で聴取することが多い	holo crackles	心不全
	cracklesなし	喘息
単音性（monophonic） 部位に限局して聴取	聴こえた部位の狭窄（腫瘤・異物）	

しないといけないよ．wheezeが聞こえたとき，咳をさせてみて，咳でwheezeが消えたら痰のせいだったと考える．

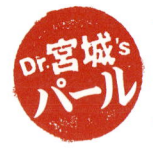

Dr.宮城'sパール wheezeはその音色を聴き分ける

― ん〜，wheezeと簡単にいっても気を付けることがたくさんあるんですね．

― うん．後，**ピークフロー（PEF）は聴診器代わりになる**ことも覚えておくとよいよ．沖縄県立中部病院でのデータだが，**表4**のようなおよその相関があります．このPEFはその患者さんの転帰にも直結します．すなわち，**PEFがその人のベストの50％以下なら最初からステロイドの点滴が必要です．一方PEFがその人のベストの75％以上ならERから帰宅可**としていい．ただし，発作時用の"rescue steroid"プレドニゾロン（PSL）約30 mgは忘れてはいけない．

― 覚えることがたくさんありますね．

― いい薬がたくさん出て昔よりは減ったけれども，その重要性は変わらないからね．知っているかい？**喘息で死んでしまう人は今でもいる**んだよ．

― え！そうなんですか？！

― 残念ながら，そうなんだ．**僕がこないだ調べた数字だと2,000人近くは今でも亡くなっている．**ビックリするでしょ？

― はい！

― ただでさえ，喘息には合併症が存在します．何か知っていますか？

― ん〜…喘息の合併症ですか…，あんまり考えたことなかったです．気胸とか感染の合併とかでしょうか？

― なかなかいい線いってるね．ただ**実は最も多いのは"薬のエラー"なんだ．**

― なるほど〜，確かに多いかもしれませんね．

― 薬のエラーの他は，**感染症や気胸，縦隔気腫，その次に痰詰まり（sputum block）や無気肺**だ（**表5**）．Hamman's crunchというのは聞いたことはあるかな？

― いえ…．

表4 wheezeのgradeとピークフローの相関

wheezeのgrade	ピークフロー
Ⅰ度	その人のベストの70％
Ⅱ度	その人のベストの50％
Ⅲ度	その人のベストの30％
Ⅳ度	その人のベストの20％

表5 喘息の合併症7

①薬のエラー（種類・量・投薬経路）
②感染症
③気胸
④痰詰まり（sputum block）
⑤無気肺
⑥縦隔気腫（気管支喘息の人が「首が痛い」という訴えできたら，始めに考える）※
⑦声帯機能不全

※頸部痛があるか？ 聴診器で頸部を押すと，プチプチという．
普通，まず縦隔気腫がまずできてそこにある空気が首の皮下にも漏れてその後全身の皮下に広がっていく．首の皮下に空気が漏れた段階で頸部痛を訴える

Dr.岡田の知っ得レクチャー

喘息死は今でもある

喘息の全年齢の死亡数は，1995年の7,253人をピークに減少傾向にあり，2000年には5,000人を，2012年には2,000人を切っています（**図1**）．また，その内訳はというと，2008年の2,348人のうち小児はわずか9人に過ぎず，成人の90％近くが高齢者です（**図2**）．喘息は小児というイメージがありますが，成人にも喘息死があること，特に高齢者には注意が必要であることを頭に留めておかなければなりません．

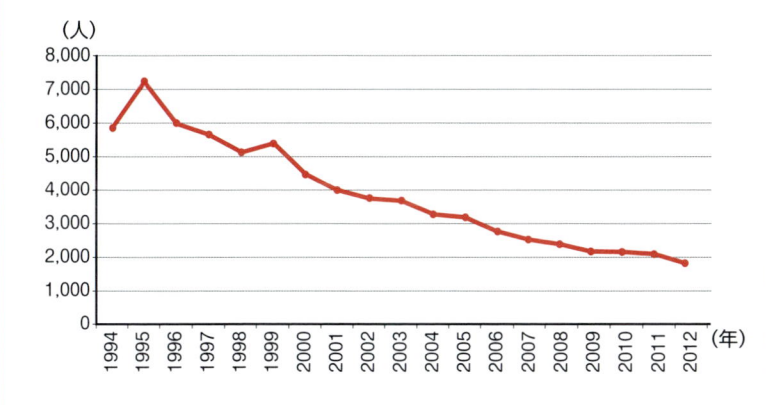

図1　わが国の喘息の死亡者実数の経年変動
厚生労働省「人口動態調査」などを参考に作成

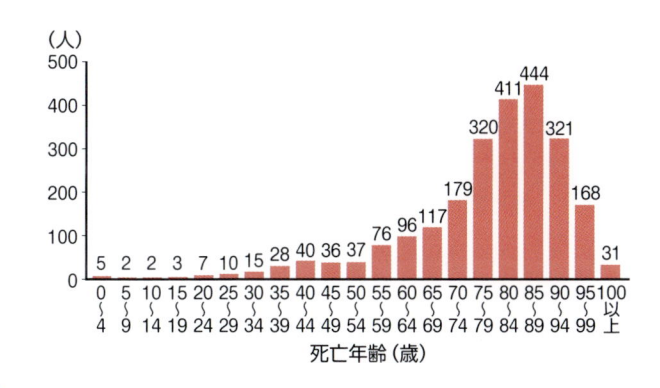

図2　年齢層別の喘息死者数
2008年厚生労働省「人口動態調査」より

🧑‍⚕️ **胸部の聴診のときに，心音に連動して聴こえるクチクチ・クチクチという音（crunch）**のことを言うんだ．これは縦隔気腫の徴候として覚えておくとよいよ．

> 👨‍⚕️ Hamman's crunch は Hamman's sign とも言われます．後者の方がメジャーです．心収縮中期（心音のⅠ音・Ⅱ音の間）に聴取され，縦隔気腫の他，左気胸でも聴取されるようです[6]．

🧑‍⚕️ 後，喘息の合併症としては**声帯機能不全**というのもあります．これは，吸気時に甲状軟骨と胸骨上のくぼみがボコっと大きく凹み，wheeze より stridor が聴こえます．喘息の約 10 ％にあり，声帯機能不全をもっている人の 40 ％が喘息をもっている，と言われています．

👦 ん〜…，喘息って怖い病気なんですね．

🧑‍⚕️ そうだよ．まあでも今はいい薬がたくさん出ているけどね．**普通は最大・最強の加療をしたとき，合併症がなければ 24 時間以内に発作消失します．ただ，最大・最強の治療を行っても喘息発作が治まらない喘息もあります．そういうのは refractory asthma** と言います．遺伝的にステロイド受容体をもっていないことが多く，喀痰好酸球が陰性で，喀痰好中球が陽性になっていることが多いんだ．

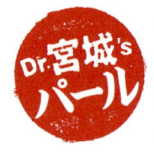

Dr.宮城's パール　喘息は通常，最大・最強の加療をしたとき，合併症がなければ 24 時間以内に発作消失する

👦 何か，この人が仮に喘息だとしたら，と思うと少し怖くなってきました．

🧑‍⚕️ それだけ大事な病気だ，ということがわかってくれればよいです．ときどき喘息は小児の病気だと思っている人がいるけど，**喘息は何歳で発症してもいいんです．60 歳・70 歳を超えてから言われても全然不思議じゃないよ．私は 100 歳超えて初めて診断されたという喘息をみたことがあります．**

👦 100 歳…！　年齢だけでは何もわからないんですね．

🧑‍⚕️ そうだよ．後，**成人の場合はアスピリン喘息も忘れてはいけない．** アスピリン喘息は全喘息の 10 ％を占めると言われている．その半分に鼻炎や鼻茸がみられる．でもこの人は NSAIDs を飲んでいて問題はなかったんだろう？

👦 そうですね．ひとまずアスピリン喘息については大丈夫そうですかね（汗）f(･･;)．

🧑‍⚕️ さて，ではこの患者さんの他の情報に戻ろう．アキレス腱断裂や腰椎ヘルニアも気になるなあ．思うんだけど，この頃にはもう肥満があったんじゃないかなあ．つまり肥満は 10 年以上前からあったということです．肥満と言えば，他に聞いておきたい質問はないかな？

👦 いびきですか？

🧑‍⚕️ そう，いびきだ！　**肥満の人をみたら常に SAS（睡眠時無呼吸症候群）の可能性を考えないといけません．いびきの他にも昼間の眠気はないか，なども聞いておかないといけないよ．** では

そろそろ身体所見にいこう．さっき，Cushing症候群の可能性もあるかもしれないというふうに言ったけれども，もしあるとするとどんな所見に気を付けようか？

バッファローハンプ，とかですか？

そうだね．一目見てわかりやすい所見としては，りんごのようなほっぺた，moon face（満月様顔貌），アクネ（にきび），中心性肥満（おなかが出て胴体は太いが手足は細い），バッファローハンプ（バッファローのように背中の首に近いところが脂肪で盛り上がる），伸展性皮膚線条・多毛（ひげ，手足のうぶ毛が濃くなる），などがあるね．皮膚線条は妊娠後の女の人にもみられるんだが，区別の仕方を知っているかな？

え～…．

妊娠の後に出てくるものは白いんだ．一方，Cushing症候群の方は赤みがある．お腹以外にも胸・太ももなどにできるんだ． では，こういうことを頭に置いて後で身体所見を聞いてみましょうね．その前にまずはProblem listを作ることから始めよう．

> 妊婦さんはどんどんお腹が大きくなっていくので，とてもカジュアルに表現すると生のピザの生地を急にサイズだけ大きーくした感じになります．そうすると，当然生地と生地の間を埋めるべく，新しい生地を作ろうと組織が頑張る（つまり組織新生因子の産生）過程で新生血管が作られます．つまり赤い皮膚線条となるわけです．これが後に線維組織に置き換えられて白色線条となります．一方Cushing症候群の方はステロイドの作用で妊娠時と似た組織新生に血管拡張作用も加わり赤く（厳密には紫がかった赤紫）透見できる，というふうに理解しています．
>
> なお，皮膚線条について詳しくは，「身体所見からの臨床診断」（羊土社）にも写真入りで記されています．

ここまでのProblem list

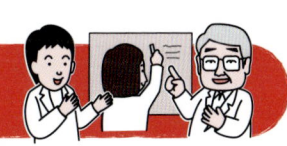

これまでの情報から以下のProblem list①が作られた．

Problem list ①

- #1　腹痛（心窩部痛）
- #2　黄疸
- #3　肥満
- #4　既往歴（網膜色素変性症・糖尿病・高血圧・咳喘息？）
- #5　薬歴
- #6　社会歴（飲酒歴，等）
- #　　その他

腹痛へのアプローチ

👨‍⚕️ じゃあ，主訴の腹痛から考えていこう．痛みの10カ条で整理してみましょう．

🧑 はい．痛みの10カ条でまとめると
①発症様式：緩徐発症
②部位：心窩部に限局
③持続・経過：来院2週間前に発症，10分毎に増悪寛解繰り返す
④性状：鈍い痛み．間欠的．
⑤関連：はっきりしない
⑥⑦増悪寛解：横になると楽になる，食事と関連なし
⑧放散：なし
⑨⑩程度：8/10，歩行は可能

👨‍⚕️ ありがとう．では鑑別疾患を考えていきましょう．どんなのがあるかな？

🧑 黄疸のことを考えると，肝・胆・膵臓，辺りの異常が考えられると思います．

👨‍⚕️ うん，そうだね．ただみんなのために一般的な考え方を言っておくと，**腹痛の患者さんはまず腹部以外の疾患から考えましょう．何事も始めは大きく考えないといかんよ．**

> この考え方は非常に重要で，ニューヨークの勉強会に行ったとき，"Think outside the BOX"と，全く同じことを講師の先生が言っていました．主訴が腹痛だからといって，お腹というBOXに捉われるな，ということでしょう．皆さんも右上腹部痛でくる肺炎などはしばしば経験したことはあるのではないでしょうか．この考え方は他にも応用ができます．例えば胸部X線写真を撮影するときには肩の関節や鎖骨などの胸部というBOX以外から読んでいくというふうに，です．

👨‍⚕️ そして，特に腹痛の患者さんを診るとき注意しておかないといけないんだが，腹部がいくつに分かれるか知っていますか？

🧑 4か9ですか？

👨‍⚕️ 実はそうじゃないんだ．**上下左右で3つに分けて9，そして"腹部全体"を足して全部で10**です．

🧑 ああ〜．

👨‍⚕️ 腹痛というのは，その主訴だけだと鑑別診断を考えるのに本1冊書けるくらいの話になってしまう．ところが，そのなかで腹部全体が痛くなる病態というのは数えるほどしかないんだよ．何を知っているかな？

🧑 腹膜炎…えー，DKA（糖尿病性ケトアシドーシス）とかですか？

👨‍⚕️ はい，腹部以外から挙げてくれたわけだね．他に，内科的なものとしては副腎クリーゼなんかも腹部全体の痛みでくることがあります．後は，HSP（Henoch-Schoenlein purpura：ヘノッホ・シェーンライン紫斑病）や昔は鉛やヒ素中毒なんかもときどきみたけどね．AAA（腹部大動脈瘤）破裂なんかは急ぐだろう？緊急性が高いものは他にどんなのが浮かぶかな？

- え〜…やっぱり腹膜炎や消化管穿孔，腸間膜動脈閉塞とか絞扼性イレウスとか，でしょうか．
- よろしい．お酒飲みの場合は膵炎も考えないといけないね．この人は男の人だからいいけど，女の人の場合，なかでも妊娠可能な若い女の人の場合は産婦人科的なものも忘れてはいけないよ．
- 外妊（子宮外妊娠）ですか！
- まあ他にも胎盤剥離とかもありますが，妊娠中通院している人なら大抵は産婦人科に行くからね．やっぱり，みんなが救急室で出合うお腹が痛い産婦人科の病気は外妊が多いんじゃないかなあ．
- こないだ，うちの病院にも運ばれてきたって誰かが言ってました．
- そうでしょう．でもみんなと僕が今言ったくらいだよ．ね，全部で数える程しかなかったでしょ．まあ，もちろん腹痛の患者さんが結局は胃腸炎だった，ということもあるけどね．ただ，研修医のみんなには**安易に胃腸炎という診断名を使わない癖をつけてほしいんだ**．いろいろ考えて結局は急性胃腸炎しか残らなかった場合でも，胃が悪いのか？ 腸が悪いのか？ 腸だとしたら，空腸なのか回腸なのか大腸なのか？ 大腸だとしたら大腸のどこなのか？ そしてどんな菌がそこでどんな悪さをしているのか，まで考える癖がついてくるといいですよ．
- 発熱のときの感染症の考え方と同じようにやるわけですね！
- そういうことです．**胃腸炎といっても，感染症を考えている以上，原則通り「focus（熱源）はどこか？」「organism（微生物）は何か？」を考える**ということです．はい，ではこの人の心窩部痛に戻りましょう．心窩部痛だと，どんなのがあるかな？
- ACS（急性冠症候群）とかですか．
- そうだね．まあこの人は痛みの性状からして可能性はかなり低いけどね．ただし，冠動脈造影をしたことがあるようだし，見逃しはできないね．心窩部痛では後，さっき言った**DKAや，アルコール性ケトアシドーシス**もcritical（致命的）だから注意するようにしましょうね．DKAは腹痛・Kussmaul呼吸がみられたとき，特に糖尿病既往があるときには必ず鑑別に挙げないといけません．原因は**「4つのI」と覚えましょう，①Insulin，②Infection，③Infarction，④Infant（妊娠）**，です．Infection＝感染症が含まれていることからわかるように，血培が必要になることも多いです．敗血症は忘れてはいけません．このとき，脾腫も一緒にチェックするようにしましょうね．ところで，DKAは1型，2型のどちらに多いか覚えていますか？
- 1型です．
- その通りです．救急外来で1型糖尿病とわかっている人を診るときはKussmaul呼吸・腹痛・悪心嘔吐がないかをみて，血と尿のケトン体・pHを確認して，DKAでないかしっかり見極めましょう．後，このKussmaul呼吸は2型糖尿病のDKAのときにはみられません．

> これに関して，"みられない"と明記した文献はありません．ただ，はっきりしているのは，2型糖尿病でもDKAに至ることがあること．また1型糖尿病によるDKAの群に比べ2型糖尿病による群は年齢層が高く，より重症であった，という記載は複数の文献にみられます．これらはDKAや糖尿病の治療が昨今ここまでアルゴリズム化されたのにもかかわらず，日米でDKAの総入院数が減らない，あるいは増加にすらなっている，原因です．またKussmaul呼

Case3 Poly & Broad is beautiful ?

> 吸に関して，Newtonらの報告[7]では，2型糖尿病の群の方がアシドーシスは有意に軽度であったとしています．とすれば理論的には2型糖尿病にKussmaul呼吸がみられることは少ない，あるいはみられないのかもしれません．

クスリはリスク

薬は〜多いねえ．こういうのを何というか知っていますか？

？…いえ．

"poly-pharmacy（ポリファーマシー）" と言います．**欧米では5種類以上内服していたら "poly-pharmacy" と言います．**最近の日本はpoly-pharmacyの人が多すぎます．僕はねえ，この poly-pharmacy をなくすだけで病院に来る患者さんは半分くらいになると思っているんだ．

へえ〜．

"**クスリはリスク**" と言うでしょ．**効かない薬に副作用なし，効く薬は副作用あり**，なんだ．薬というのは常にリスクを伴うものなんだよ．君たちも今は上の先生と一緒にやっていると思うけど，もうすぐしたら自分自身の判断で薬を出さないといけなくなります．でも何年目になろうが，薬を使うときは常に薬剤アレルギーが新しく「起こるかもしれない」ということを忘れてはいけません．初めての抗菌薬，などでは常に心の準備をしておかないといけないよ．局麻（局所麻酔薬）だって一緒だ．局麻のなかは防腐剤が入っている．それがアナフィラキシーを起

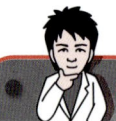

Dr.岡田の知っ得レクチャー

poly-pharmacy（ポリファーマシー）

文献によりやや異なりますが，海外では3〜5種類以上の内服をpoly-pharmacyと定義しており，最近は5種類以上をpoly-pharmacyとするものが多いようです[8]．

アメリカ老年医療学会によると，医療機関受診者のうちpoly-pharmacyに起因するものはプライマリケア領域では27％に上るとされており，またそのうち42％が予防可能であった，となっています[9]．また，入院患者のうち，約半数がpoly-pharmacyに該当した，と米・英・豪のデータがあります[10]．しかも，ある報告では高齢者の薬剤の有害事象による入院のうち，88％は予防可能であった，としています[11]．

薬が増えれば，薬の副作用の確率は掛け算で上がります．副作用の他にも，薬剤の相互作用・アドヒアランスの低下などもあり，さらにこれらにprescribing cascades※・機能低下・転倒なども加わると，"広い意味での薬剤による有害事象" と言うべきものは，指数関数的に増加します．

では，実際どのように減らしていけばいいのかということですが，極端な話，よくわからないものは全部止めてしまえ！となります．まあこれでも当たらずとも遠からずといったところなのですが，Beersクライテリアには，具体的にどのような薬は簡単に出すべきでないとか，実際poly-pharmacyの患者さんに遭遇したときにどのような薬から削っていくべきか，が述べられています．この他にも，いくつかの方法が提案されています．

なお，日本のpoly-pharmacyの状況については徳田先生らの提言[13]にも詳しく述べられています．

※prescribing cascades：直訳すると "処方カスケード" ですが，泥沼地獄ならぬ薬沼地獄とでも訳した方が伝わるでしょうか．例えば，向精神薬を処方→錐体外路症状（副作用）出る→抗パーキンソン病薬を処方する，という感じです．詳細は文献[12]をご参照ください．

こすこともあります．

はい．

でも大抵の人はね，だんだん薬を出すことに抵抗がなくなっていくんだ．不思議なのは，薬を出すのに抵抗はなくなっていくのに，薬を切るのはためらうようになるんだ．その結果，こういう poly-pharmacy の人が増えるというわけです．いいですか，**前医からの引継ぎといって，漫然と理由がわからない薬を続けて出すようなことは決してしてはいけないよ．**

はい．

例えば，さっきの咳喘息かもしれない，と言っていた咳だけどね．咳喘息という鑑別診断名を全く考えずに診療していれば，鎮咳剤だけ出して終わりの人もいるかもしれません．でももし咳喘息による咳なら，それに対する治療をしない限り咳は収まりません．つまり無駄なクスリを一つ増やすだけだ．咳止めなんてのは dry cough（乾性咳嗽）や間質性肺炎にしか使わない，くらいで思っておきなさい．productive cough（湿性咳嗽）の人で咳を抑えこむと，無気肺になることさえあるんだ．こういうのを"**more harm than better**（良かれと思って逆効果）"と言います．いいですか，一つ一つ本当にそれが必要なのか自身でアセスメントしなさい．そのためには自分の専門分野だけ学んでいてはダメです．**何科にいくにしても，医師になって最初の 5 年間はジェネラルに診て学ぶように心がけなさい．** ここ群星沖縄は，それには最高の環境が整っていると思うよ．僕たちは君たちがそういうふうに学んでいくのをお手伝いするためにいるんだ．

はい．

ところで，防風通聖散というのは何ですか？

やせ薬として数カ月前から自分で買って飲み始めたようです．

なるほど．医者から処方されたものとは違うわけだね．他のサプリメントとかも飲んでいませんでしたか？

あ，サプリも言っていました．ビタミン B 群がメインのビタミン剤を服用しているみたいです．

なるほどねえ．処方薬の他にもサプリや自分でも漢方を飲み始めたわけだね．他の薬についてもそれぞれいつごろから，どれくらい飲んでいるのか聞いたのかな？

あ〜…，そこまでは聞いていませんでした．

ん〜そうか．せっかく，サプリメントなどの情報まで聞けているんだから，次回からそういうところまで聞けるようになるとさらによいですよ．他にも，**慢性疾患の場合は，コントロール状況や薬のコンプライアンスまで聞いているともっとよいよ．**

はい．

処方されている方の薬も少しみてみよう．ピオグリタゾンに，降圧薬には Ca ブロッカー（Ca 拮抗薬）を飲んでいるんだね．肥満もあるし，足はむくんでいるかもしれないなあ．**Ca ブロッカーや NSAIDs は下腿浮腫を引き起こしうる**からね．その他にも薬剤性に浮腫をきたすものはたくさんあります．浮腫の患者さんを診たときに何となく利尿薬を出す人がいるが，そんなのは医療とは言いません．薬剤性の浮腫のことだってあるのに，さらに薬を増やしているわけだ．

🧑‍⚕️ さっきも言ったけどね，こういうのが今の日本の poly-pharmacy の原因なんだ．薬が増えるだけでない，それが害になります．例えば，**閉経後の女性によっぽどのことがない限りフロセミドやプレドニゾロンは処方してはいけません**．ループ利尿薬は尿中 Ca 排泄を増やし，骨脱灰をさらに進めます．ステロイドは閉経後女性の場合隔日投与にしても骨粗鬆症を促進します．それだけじゃない，**ステロイドを常用しているというだけで，マネジメントも変えなければなりません**．ステロイド常用者に侵襲があるときのステロイド用法は，negative feedback により副腎皮質ホルモン分泌が抑制されているわけだから，ステロイドはストレスドーズで使用しないといけなくなってしまいます．

Dr. 宮城's パール　薬剤は，処方薬の他に OTC や経口避妊薬・サプリメントや時には違法薬物まで聞く

海外では，医療機関へのアクセスの良い日本に比べ，アクセスが悪かったり，予約以外では待ち時間が数時間単位になったりするため自分で薬局に行って薬を買うことがよくあるようです．そのような薬を"over the counter" drug（OTC 薬）と言います．そのなかにはこの症例のように，やせ薬やサプリメントもありますが，風邪薬や痛み止めに至るまで軽症であれば自分で OTC 薬を買って済ませることが圧倒的に多いようです．

飲酒歴にさらに迫る！

🧑‍⚕️ 社会歴は非常によく聞けています．タバコは止めたようだけどお酒はまだ飲んでいるんだね．

👦 はい，そうみたいです．まあ依存症ほどではないと思うんですが…．

🧑‍⚕️ ん〜そうかなあ，どうしてそう言えるんだい？

👦 いえ，すいません，何となくです．多くても 2 合と言ってらしたので…．

🧑‍⚕️ アルコール依存症かどうかを判断する方法は何か知っていますか？

👦 えー，CAGE クエスチョンです．

🧑‍⚕️ うん，そうだね．それで，アルコール依存症の定義は？

👦 定義…．CAGE で 2 項目以上当てはまった場合でしょうか？

🧑‍⚕️ ん〜そうじゃない．CAGE は確かに有用だが，あくまでもスクリーニングツールだ．**アルコール依存症というのは，朝から飲酒などで社会生活がままならない状態のことを言います．飲酒量という言葉はどこにも出てきていないでしょ**．長期間の飲酒歴がある場合でも，社会生活がおくれている（働いている）なら依存症とは言いません．いいかい，**臨床というのはこうして一つ一つの定義を理解していないとできないよ**．

👦 はい．

🧑‍⚕️ でも，膵炎の既往をしっかり聞けていたのはとてもよかったよ．酒飲みの人は経過で膵炎を発症したりするので，必ず**問診で膵炎の既往を確認**しないといけません．

👦 ありがとうございます．

🧑‍⚕️ この人は痛風の薬は飲んでいなかったね．メインは泡盛かもしれないねえ．泡盛やウイスキー

はプリン体を含んでないので，痛風にはなりにくいと言われているんだ．後，**酒飲みの人は，食事すると酒がまずくなると言って食べない人も多いので栄養失調になりやすい**．ビタミンB1が不足して，脚気やWernicke脳症になるのはみんな知っているね．脚気の場合頻脈になるので，患者さん本人は動悸を訴えてくることもあります．収縮期雑音は必ずチェックしないといけない．wet beriberiという言葉を知っているかな．

🧑 高拍出性心不全のことでしょうか．

👨‍⚕️ そうです．Ⅲ音は必ずチェックしなきゃいかんよ．後，**アルコール飲みは低血糖も起こしやすい**．大酒家の低血糖には，血糖・B1両方投与しましょう．投与する順番が大事だったね．ビタミン以外にもミネラルバランスもめちゃくちゃになっていることがあります．CaやKなどのバランスが崩れてくると，こむらがえりを訴えてくることもあります．こむらがえりというのは筋肉の痙攣だからね．鑑別としてはfocal epilepsy（部分てんかん）もあるね．後，**アルコール多飲者で多尿の人をみたら低Kがあるかもチェックするように**しましょう．アルコール自身にも利尿作用はあるけど，Kは尿量に関連するミネラルの一つだからね．

🧑 はい．

👨‍⚕️ **アルコール多飲者の患者さんというのは診療が一筋縄でいかないことも多い**．本人が「記憶にない」と言っている頭部外傷に気を付けましょう．ただの転倒として運ばれてきても，よくよく調べたら意識障害や失神のこともあるし，末梢神経障害が原因のこともある．他にも，いつからかわからないような性格変化などが，外傷の記憶のない慢性硬膜下血腫だった！ということもあります．瞳孔左右差があるようなときは必ず頭部CTを検査しないといけません．難しいのは，泥酔状態や多飲後で意識が朦朧としている状況で診療を開始しなければならないこともあることだけど，みんなもう何回か経験したんじゃないかな？

Dr.岡田の 知っ得レクチャー

酒とアルコール依存症

● アルコール依存症の問診でのスクリーニング

アルコール依存症に関するCAGE質問法は有名ですが，臨床現場で私は次のように使っています．それはCAGEのE（eye-opener）から質問し，
YES→終了（後は聞かず，アルコール依存症としてマネジメント）
NO→CAGEすべて聞く
という具合です．

USPSTFの報告では上のCAGEの他，AUDIT（alcohol use disorders identification test）なども含めた各スクリーニングやカウンセリングに関して詳しく述べられています[14]．また，そのなかでより正確とされたAUDITに関しては，厚生労働省のホームページ[15]に解説があります．

● 社会問題としてのアルコール依存症

WHOによると，世界の死亡者数のうち約6％の約330万人がアルコールに起因する死亡と報告されています[16]．また，女性の4％に対し男性は7.6％と性差が顕著です．

米国では，1年間でアルコール依存症または乱用と言われる人は8.5％．生涯では30％にそのリスクがあるとされており，そのうち治療を受けたことがあるのは24％に過ぎないと報告されています[17]．

一昔前，キッチンドリンカーという言葉が登場しましたが，近年アメリカでは妊娠可能年齢女性の多量飲酒者の多さが社会的な問題となっています[18]．

※USPSTF：the U. S. Preventive Services Task Force

Case3 Poly & Broad is beautiful ? 73

😀 はい…．アルコール泥酔の女子大生に靴を投げつけられました…．

👨‍⚕️ はっはっは，まあそれくらい元気なら病態的にはそんなに心配いらないけどね（笑）．後はみんなも知っていると思うが，アルコールはさまざまな臓器障害を起こします．なかでもアルコール性肝硬変は大事だね．アルコールの量とアルコール性肝硬変との関係は覚えているかな？

😀 えー…ビール大瓶3本…だった，でしょうか…．

👨‍⚕️ **"1日80 g × 10年間で肝障害"** です．80 gというのは，日本酒なら約4～5合だ．他だと，泡盛：2合，ウイスキー：250 mL，ビール：1.5～2 L，ワイン：750 mLになります．だからビール大瓶3本というのは合っているよ．でももう少し具体的に覚えておかないと現場では使えないよ．

😀 はい．

👨‍⚕️ 多い日は2合というけど，かつては膵炎になるほど飲んでいたようだし，はっきりとした量はわからないねえ．ただ，さっきのpoly-pharmacyと合わせて考えると，この人の肝臓には相当の負担がかかっていると思うよ．実際に肝硬変があるかどうかは，後で身体所見のときに教えてもらいましょう．それでは身体所見を教えてください．

Dr.宮城's パール　1日80 gのアルコールを10～20年飲用 → アルコール性肝障害

個人差はあるが，大酒家の10～30％に肝硬変が発生すると言われています．
このお酒と肝障害については，非常に大切と思いますので，この症例最後の「知っ得レクチャー」にまとめますね．

身体所見と検査を踏まえての評価

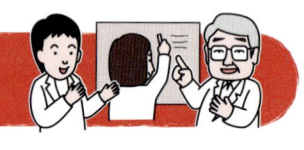

症例（続き）

身体所見：JCS 0，意識clear
バイタルサイン：血圧 108 /70 mmHg，脈拍 70/分，体温 37.1 ℃，SpO_2 98 ％
GA：ややsick
皮膚：黄染
頭頸部：
眼瞼結膜：充血・貧血なし
　眼球結膜：黄染あり
　視野異常あり・飛蚊症なし
　咽頭：発赤（－），腫脹（－），白苔（－）口内炎（－）
　咽頭発赤：np
　頸部リンパ節：腫脹（－），圧痛（－）
　項部硬直（－），頸静脈怒張（－）
　ショートトラキアなし・副呼吸筋の発達なし，Hoover徴候なし
胸部：
　心音：S1（→）S2（→）S3（－）S4（－），murmur（－）
　呼吸音：crackle（－），wheeze（－），rhonchus（－）

腹部：腹部膨隆あり・腸蠕動音（→〜↑），軟，圧痛（−），反跳痛（−），筋性防御（−），Murphy徴候（−），McBurney圧痛点（−），CVA叩打痛（−）
四肢：下腿浮腫あり，ばち指／チアノーゼなし

身体所見を終えた時点でProblem listに#7〜9が加わった．

Problem list ②

#7　バイタルサイン
#8　視野障害
#9　下腿浮腫

バイタルサインをよむ，そして気になる身体所見は？

腸の音は評価が難しかったのかい？ 定義をはっきりさせておきましょう．hyperactive（亢進）：30秒以内に2回以上聴こえる，normal（正常）：30秒〜3分以内に1回聴こえる，hypoactive（低下）：3分たっても聴こえない，だ．後，**腹部の聴診の際は，血管雑音も一緒に聴くようにしておきましょう．**大動脈・腎動脈・腸骨動脈・大腿動脈くらいは聴いておきましょうね．

はい．

> 血管雑音（bruit）は正中の大動脈に加えて，側腹部の腎動脈・腸骨動脈・大腿動脈の3レベルで聴取する必要があります．これらの腹部の身体所見については，「身体所見からの臨床診断」（羊土社）にもイラスト入りで記されているので，そちらもご参照ください．

この人のバイタルサインについてはどう思いますか？

え〜すべて正常範囲ですかねえ．

Dr.岡田の知っ得レクチャー

直接ビリルビンによって血圧や脈が下がる？

私が調べた限りでは，この関連についてはっきりとした結論は出ていません．有名なのは"黄疸は洞性除脈を引き起こす"ということです．Songらの報告[19]では徐脈と黄疸の関連はない，と結んでいます．ただし50人対象の比較的小規模なスタディです．

一方，Akhtarらによるパキスタンでの論文[20]には，劇症肝炎で徐脈を呈した症例の紹介と，これまでの歴史的経緯や考えられる機序，などがまとまっています．

in vitroでは日本の鳥取大学からも報告[21]が存在しています．古典的には，胆汁酸塩が洞房結節などの伝導系に沈着する，などの説が考えられていたようです．他には，ジゴキシンと胆汁酸は構造式が似ており胆汁酸がジギタリス様作用をもたらすという説もあるようです．

Case3　Poly & Broad is beautiful ?

👨‍🦳 ん〜そうかなあ．少し微妙なところではあるけど，体温は37℃台で，sickな見た目だったということだけど，それにしては脈や血圧が低いような気がするよ．血圧は降圧剤を飲んでいるくらいだったしねえ．普段の血圧は聞いてみましたか．

🧑 すいません，聞いていません．

👨‍🦳 そうか．普段の血圧があればそれと比べてどうかもっとわかりますね．わかりそうなときは必ず，普段の血圧と比べるようにしないとダメだよ．まあ，とは言っても"いつもの血圧"がいつもあるとは限らないからね．この患者さんのバイタルサインで，僕が脈や血圧が低いかなあ，と言っているのはね，実は**直接ビリルビンによって血圧や脈が下げられることがあるんだ**．どうもそれのような気がするなあ．後で，みんなで血液検査の結果を聞いてみましょう．

👨‍🦳 Cushing症候群の話を最初の方にしたけど，視野障害というのは気になりますねえ．どんな視野障害だったのかな？

🧑 …すいません，あんまり詳しく所見をとりませんでした．

👨‍🦳 うーん，もし下垂体からのCushing病だったら，両耳側半盲になるはずだね．後，腹部所見に関して，膨満以外はあまり所見がなかったんだね．お腹が大きくてその原因が肥満のときは，"distended due to simple obesity"というふうに書くとよいよ．

🧑 はい．

👨‍🦳 皮膚には刺青などはなかったんだね．

🧑 はい，なかったと思います．

👨‍🦳 手はどうだったかな？

🧑 黄染以外は特に問題はありませんでした．

👨‍🦳 問題がないというのではよくわからないなあ．何の所見が重要かな？

🧑 …んー．

👨‍🦳 肝疾患を疑っているんだから，手掌紅斑を見ないといけません．まあ，手まで黄色くなっていたら見にくかったかもしれないが．ついでに言っておくと，手掌紅斑は肝疾患以外でも見られます．何か知っているかな？

🧑 …いえ．

👨‍🦳 甲状腺疾患でhyperの場合（甲状腺機能亢進症）でも見られることがあります．後，妊娠でも見られます．だから手掌紅斑を見ただけで，肝硬変というふうに早まってはいけないよ．

🧑 はい．

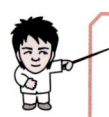

> 手掌紅斑の原因として以下のような鑑別疾患があります．
> ・肝疾患：肝硬変・肝癌・薬剤（アミオダロン・コレスチラミン）による肝障害時
> ・妊娠
> ・自己免疫性疾患：関節リウマチ・全身性エリテマトーデス・抗リン脂質抗体症候群
> ・代謝性疾患：甲状腺機能亢進症・痛風・糖尿病

・感染症：結核・梅毒
・皮膚科疾患：毛孔性紅色粃糠疹・アトピー性皮膚炎・乾癬
また，稀に健常人でも見られることもあるそうです〔「新しい皮膚科 第2版」（中山書店）〕．

👨‍🦳 では，そろそろ検査にいってみよう．どんな検査が必要そうかな．

🧑 肝胆道系酵素に腹部エコーはみておきたいです．

👨‍🦳 そうだね．腹部エコーで何をみようか？

🧑 胆嚢炎がないか胆石がないか，とか膵炎とかですかね．

👨‍🦳 う〜ん．**胆嚢炎だけでは黄疸はきたさないよ**．一番みたいのは急性閉塞性化膿性胆管炎になっていないかどうか，だ．もしそうだとしたら来院時はそんなに重症にみえなくても，あっという間に sepsis（敗血症）になってしまいます．

> ここで重要なのは，胆管炎と胆嚢炎をしっかり区別することです．すなわち胆嚢内に胆石があって，胆嚢炎があってもそれだけでは閉塞性黄疸にはなりません．閉塞性黄疸は，総胆管以下の部位で閉塞がある胆管炎（閉塞の場所によっては膵炎も合併してくるかもしれません）で起こってきます．ざっくり言ってしまえば，胆嚢炎は外科で"ラパ胆（腹腔鏡下胆嚢切除術）"，胆管炎は内科で"ERCP（内視鏡的逆行性胆管膵管造影）"というわけです．

👨‍🦳 胆管炎のときは，どんな菌を考えないといけないかな？

🧑 大腸菌ですか．

👨‍🦳 そうだね，基本的には *E.coli* が圧倒的に多い．もう一つ，*Klebsiella* もあります．始めに黄疸の話をしたけどね，培養も同じだよ．培養を出すとき採るときにはどんな菌がいそうか考えながら採るようにしなさい．**何も考えずに何となく採って出した培養は後で迷いを生むだけです．**

🧑 はい．

AST・ALTにもう一歩迫る

👨‍🦳 では，検査結果を教えてください．まずはCBC（血算）から．

症例（続き）

検査データ

血算・生化学

WBC 5,900/μL，Hct 40.4，Hb 13.5 g/dL，Plt 24.8万/μL
AST 3,000台 IU/L，ALT 3,000台 IU/L，γ-GTP 589 IU/L，ALP 802 IU/L
T-Bil 10.6 mg/dL，D-Bil 7.6 mg/dL，BUN 7.8 mg/dL，Cre 0.43 mg/dL
Na 140 mEq/L，K 3.4 mEq/L，Cl 104 mEq/L

画像検査

心電図：心拍数 70/分，洞性リズム，正常範囲
腹部エコー：胆嚢腫大なし・胆石なし．肝内胆管・総胆管拡張なし．膵炎所見もなし．
　エコーMurphy徴候陰性

Problem list の #2 黄疸に検査結果が加えられた．

Problem list ③

#2　黄疸：AST 3,000 台 IU/L，ALT 3,000 台 IU/L，γ-GTP 589 IU/L，ALP 802 IU/L，T-Bil 10.6 mg/dL（D-Bil 7.6 mg/dL）

👨‍⚕️ total ビリルビンはやっぱり 10 を超えていたね．

🧑 はい！

👨‍⚕️ それにしても AST・ALT は高いねえ．何を考えますか？

🧑 肝炎とかは考えないといけませんかね．アルコール性の肝障害も考えます．

👨‍⚕️ うん，そうだね．アルコール性肝障害の場合は AST・ALT はどんな値になるか知っているかな？

🧑 …いえ．

👨‍⚕️ アルコール性肝障害のときは，3 つを覚えておきなさい．
① AST/ALT 比＞2，② AST・ALT は 500 IU/L 以下，③ 大量飲酒歴，です．
アルコール性肝炎（alcoholic hepatitis）になると，これに発熱が加わる．LDH や γ-GTP も当然上昇します．AST/ALT 比＜2 ならアルコール性肝障害の可能性は低いと考えましょう．

🧑 はい．

> アルコール性肝障害に対する AST/ALT 比について，実際に感度に言及しているものもあります[22]．
>
> AST/ALT 比＞2　感度　90％
> AST/ALT 比＞3　感度　95％
>
> また，アルコール性肝炎では AST・ALT 共に 300 IU/L を超えることは稀，と報告されています[23]．

👨‍⚕️ そもそも，AST・ALT というのはそう簡単に 500 IU/L 以上になるものじゃない．**AST・ALT 共に 500 IU/L 以上をみたときは shock liver・アセトアミノフェン中毒・ウイルス性肝炎とかの可能性を考えましょう．**今言った 3 つは AST/ALT 比はアルコール性肝障害とは違って，1 以下になります（**表6**）．また，アルコール性の場合，肝硬変にまで至っていても，通常 AST・ALT は 1,000 IU/L 以下です．

🧑 なるほど．

表6　AST/ALT＜1 で AST・ASL が上昇する病態

肝臓メイン	ウイルス性肝炎，ヘモクロマトーシス，脂肪肝，NASH，自己免疫性肝炎，等
全身疾患，等	shock liver，sepsis，筋疾患，甲状腺疾患，celiac 病，副腎不全，低栄養 薬剤性（NSAIDs・アセトアミノフェン・抗菌薬・HMG-CoA 還元酵素阻害薬・抗てんかん薬・OTC 薬，等）

文献 22 より

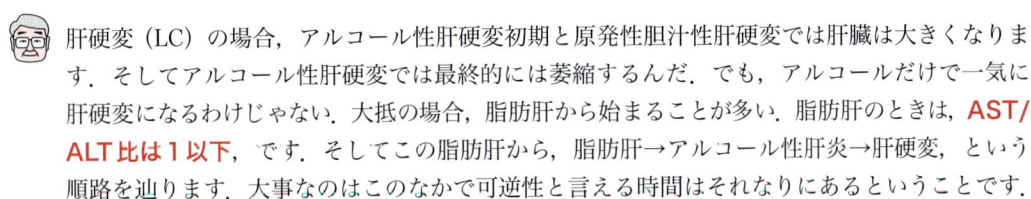

🧑‍⚕️ 肝硬変（LC）の場合，アルコール性肝硬変初期と原発性胆汁性肝硬変では肝臓は大きくなります．そしてアルコール性肝硬変では最終的には萎縮するんだ．でも，アルコールだけで一気に肝硬変になるわけじゃない．大抵の場合，脂肪肝から始まることが多い．脂肪肝のときは，**AST/ALT 比は1以下**，です．そしてこの脂肪肝から，脂肪肝→アルコール性肝炎→肝硬変，という順路を辿ります．大事なのはこのなかで可逆性と言える時間はそれなりにあるということです．**非可逆性のレベルにまで達していなければ，アルコール性肝障害はいつでも寛解可能です．だからアルコール依存症と思われる人とか大酒家の人とかにも諦めず断酒を勧めようね．**

🧑 はい．

🧑‍⚕️ ところで今挙げたものの他にも AST・ALT が上昇するものがあるんだが，どうかな？

🧑 脂肪肝とか NASH，ヘモクロマトーシス，Wilson 病…とかですか？ 実際に診たことはありませんが．

🧑‍⚕️ まあそれもあるけどね．腹痛のときと同じです．何でも広く考えよう．AST・ALT と言っているのだから，肝臓以外で考えてみよう．

🧑 うーん…．あ，筋疾患はどうでしょうか．

🧑‍⚕️ いいですね．AST というのは筋肉を含めいろんな細胞のなかにあるからね．他には，甲状腺の病気や celiac 病でも上がります．甲状腺では hyper でも hypo でも上がります．celiac 病では上がるけど軽度です．後は，副腎不全や摂食障害のときなんかの低栄養時にもなります．副腎不全で AST・ALT が上昇することもあるが，きちんと治療すれば1週間程度で下がります．摂食障害のときは，同時に呈してくる低体温や徐脈にも注意しないといけません（**表7**）．

🧑 結構，肝臓以外でもあるんですね．

🧑‍⚕️ そうでしょ．だから何でも始めは広く考える癖をつけておこうね．まあでも，肝酵素の上昇をみたとき，忘れてはいけないのは薬剤性（肝障害）だ．**こういう状態の人に痛みがあるからといって，何も考えずにアセトアミノフェンなんかを出したら大変なことになります．中毒になってしまいます．**

🧑 はい．

🧑‍⚕️ 繰り返すけど，薬というのはクスリでもあり毒でもある．薬剤性肝障害を起こすものに他にどういうものがあるか知っているかな？

🧑 抗てんかん薬，とか．

🧑‍⚕️ うん，それも大事だね．自分の外来で抗てんかん薬を処方している人は常に気にしないといけ

表7　肝障害以外に AST・ALT が上昇する病態

筋肉の影響	AST/ALT > 3.0．例）痙攣・長距離マラソン後（続いても，せいぜい1週間）
甲状腺疾患	機能亢進症・機能低下症．双方とも上昇
celiac 病	AST より ALT がやや上昇．AST：29〜80 IU/L，ALT：60〜130，IU/L，と全体に軽度[24]
副腎不全	AST・ALT が1.5〜3倍上昇（治療により1週間で下がる）[25] [26]
摂食障害	同時に低体温・徐脈，などをきたすことも

ない．でももっと皆でも出したことのあるようなもっと普通の薬でもありえます．例えば，NSAIDs・抗菌薬・スタチン系製剤（HMG-CoA還元酵素阻害薬），とかね．

うーん．

スタチン系製剤なんかは，コレステロールが高いというだけで，何となく出している人も多い気がするなあ．肝障害の他にも，横紋筋融解などもあるね．こういうのは**飲み始めて何年経っていても起こりうるんだ．一度出して何もなかったら，その次も全く問題ない，なんてことはないんだ**．それも覚えておきなさい．

はい．

最終診断へ

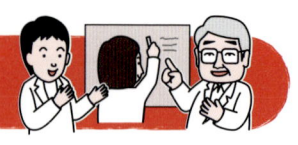

ではそろそろ最終診断にいきましょう．他には検査をやったのですか？

すいません，実はこの症例の患者さんは入院して間もなくて，まだ他の検査をあまり進められていません．

そうですか．まあでも，超音波とかで緊急に介入するような病態でないことはわかったね．後はこの人にどんな検査が必要になってくるかな？

さっき言っていた肝炎のスクリーニングとかは必要かと．

そうだね．僕は薬剤性が怪しいと思うなあ．この人は薬もたくさん飲んでいるしね．ALPや他の胆道系酵素も高い．それに，さっき言った薬の他にももう一つ，薬剤性肝障害を考えないといけない薬があります．何かわかりますか？

…いえ．

OTC薬，だよ．サプリメントまで詳しく聞いてくれたのはそういうことまで考えてくれていたんじゃないのかね？この患者さんはただでさえpoly-pharmacyだったのに，さらに自分自身でやせ薬も飲み始めたんだろう．薬剤性肝炎じゃないかなあ．薬を止めてすーっとよくなって退院できるといいね．あ，でも退院する前に一つやっておくことがあったね．

？

ポリソムノグラフィーです．これだけ肥満があったらやっておいた方がいいんじゃないかな．では，また検査が進んで結果がわかったら教えてくださいね．

はい，ありがとうございました．

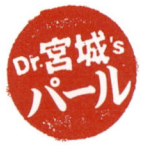

Dr.宮城'sパール：肝障害があるときはアセトアミノフェンの感受性が高まるため，中毒に注意！

AST/ALT＞2でアルコール性肝障害を疑うとき→アセトアミノフェン禁！中毒になってしまう！
この肝障害とアセトアミノフェン中毒については，「ステップビヨンドレジデント2 救急で必ず出合う疾患編」（羊土社）に詳しく述べられています．

その後検査が進み，肝炎ウイルスマーカーは陰性，DLST検査は非特異的な結果，となりました．経過としては対症療法のみでよくなり，確定はできませんでしたが，再度症状出現時は精査の方針となり，今回に関してはひとまずは，薬剤性肝炎疑いとなりました．

最終診断 → ● 薬剤性肝炎疑い

Dr.宮城の 覚えておきなさい！

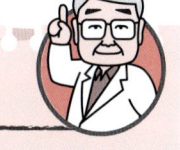

- [ ] 国際水準の医療を意識して目指しなさい！ 英語に慣れ世界の情報に触れなさい〜 Think globally, act locally
- [ ] 検査値は自分の予想と照らし合わせながらみる．そうしないといつまで経っても上達しない
- [ ] 腹痛は上下左右で3つに分けて9つ，に"腹部全体"を足して全部で10
- [ ] poly-pharmacy（ポリファーマシー）に要注意

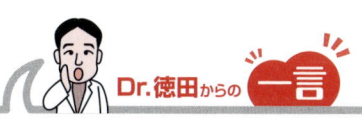

Dr.徳田からの一言

鑑別診断のベースとなる病態生理的機序の分類にVINDICATE-Pがある．
- vascular：血管疾患
- infection/inflammation：感染症・炎症
- neoplastic：腫瘍
- degenerative/mechanical：変性・機械的疾患
- iatrogenic：医原性疾患
- congenital：先天性疾患
- autoimmune：自己免疫性疾患
- traumatic：外傷性疾患
- endocrine/electrolyte/environmental：内分泌疾患・電解質異常・環境性疾患
- psychological/psychiatric/pregnancy：心理的・精神的・妊娠（女性）

である．
ここで，「iatrogenic」が最近増えている．特に薬剤性が多い．理由は高齢化や医薬品開発が進んだためにpoly-pharmacyが増えたため．鑑別診断の鉄則には，「常に薬剤性のものも考える」も入れるべきである．

文献
1) Banzi R, et al：Speed of updating online evidence based point of care summaries：prospective cohort analysis. BMJ, 343：d5856, 2011
2) Centers for Disease Control and Prevention（CDC）：Prevalence of visual impairment and selected eye diseases among persons aged >/＝50 years with and without diabetes--United States, 2002. MMWR Morb Mortal Wkly Rep, 53：1069-71, 2004

3) Hennis A, et al：Barbados Eye Studies Group：Risk factors for incident cortical and posterior subcapsular lens opacities in the Barbados Eye Studies. Arch Ophthalmol, 122：525-30, 2004
4) Taylor H & Keeffe J：world blindness：a 21st century perspective. N Engl J Med, 342：1786, 2000
5) Jónsson S, et al：Comparison of the oral and intravenous routes for treating asthma with methylprednisolone and theophylline. Chest, 94：723-6, 1988
6) Baumann MH, et al：Hamman's sign revisited. Pneumothorax or pneumomediastinum? Chest, 102：1281-1282, 1992
7) Newton CA, et al：Diabetic ketoacidosis in type 1 and type 2 diabetes mellitus：clinical and biochemical differences. Arch Intern Med, 164：1925-31, 2004
8) Hitzeman N & Belsky K：Appropriate Use of Polypharmacy for Older Patients. Am Fam Physician, 87：483-4, 2013
9) American Geriatrics Society：Beers Criteria for potentially inappropriate medication use in older adults. J Am Geriatr Soc, 60：616-31, 2012
10) Shah BM, et al：polypharmacy, AdverseDrug Reactions, and Geriatric Syndromes. Clin Geriatr Med, 28：173-86, 2012
11) Beijer HJ & de Blaey CJ：Hospitalisations caused by adverse drug reactions (ADR): a meta-analysis of observational studies. Pharm World Sci, 24：46, 2002
12) Rochon PA, et al：Optimising drug treatment for elderly people: the prescribing cascade. BMJ, 315：1096-9, 1997
13) 徳田安春：提言—日本のポリファーマシー．家庭医・病院総合医教育コンソーシアム, Vol.2, 2012
14) Moyer VA：Screening and Behavioral Counseling Interventions in Primary Care to Reduce Alcohol Misuse：U.S. Preventive Services Task Force Recommendation Statement. Ann Intern Med, 159：210-8, 2013
15) e-ヘルスネット（厚生労働省）：http：//www.e-healthnet.mhlw.go.jp/information/dictionary/alcohol/ya-021.html
16) WHO：Global status report on alcohol and health 2014
17) Hasin DS：Prevalence, correlates, disability, and comorbidity of DSM-IV alcohol abuse and dependence in the United States：results from the National Epidemiologic Survey on Alcohol and Related Conditions. Arch Gen Psychiatry, 64：830-42, 2007
18) Centers for Disease Control and Prevention（CDC）：Alcohol use and binge drinking among women of childbearing age--United States, 2006-2010. MMWR Morb Mortal Wkly Rep, 61：534-8, 2012
19) Song E, et al：Sinus bradycardia in obstructive jaundice-correlation with total serum bile acid concentrations. S Afr Med J, 64：548-51, 1983
20) Akhtar N, et al：JAUNDICE AND SINUS BRADYCARDIA 100 YEARS OF AN UNSOLVED MYSTERY. Pakistan Heart Journal, 43：17-19, 2010
21) Kotake H, et al：Effect of bile acid on electrophysiological properties of rabbit sino-atrial node *in vitro*. British Journal of Pharmacology, 98：357-360, 1989
22) 「In a Page Inpatient medicine」(Scott Kahan, et al)，Lippincott Williams & Wilkins, 2007
23) Lucey MR, et al：Alcoholic hepatitis. N Engl J Med, 360：2758-69, 2009
24) Lo Iacono O, et al：Anti-tissue transglutaminase antibodies in patients with abnormal liver tests: is it always coeliac disease? Am J Gastroenterol, 100：2472-7, 2005
25) Olsson RG, et al：Liver involvement in Addison's disease. Am J Gastroenterol, 85：435-8, 1990
26) Vafaeimanesh J, et al：Adrenal insufficiency as a cause of acute liver failure: a case report. Case Rep Endocrinol, 2013：487189, 2013

※本稿は南部徳洲会病院研修医 山本匠先生（当時）による，同院の教育回診の記録が元になっています．この場をもって謝辞と代えさせていただきます．

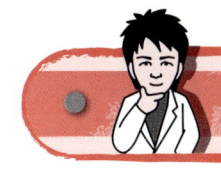

Dr. 岡田の知っ得レクチャー

肥満度分類アップデート

　肥満の定義の最近の動向について少し補足しておきましょう．現在（2014年現在）WHOによる肥満の定義は**表1**のようになっています．

　元来，東洋と西洋でカットオフポイントとして異なる数字を用いていましたが，最近では洋の東西を問わず**表1**の国際分類が適用できる，としています．とは言うもののWHOは各国レベルの疫学に基づいて，23・27.5・32.5・37.5など，他のカットオフポイントも要検討，という立場をとっています．

　日本でも2011年，日本肥満学会の分類が11年ぶりに改訂されました（**表2**）．最近は，体重100kg超の人も珍しくなくなってきました．今後もそういった肥満度の高い群の増加が想定されることから新基準はBMI 35以上を「高度肥満」として，診断や治療の対象と位置づけました．

　そして，本文中にもあったように，宮城先生の他，常々上の先生方は常にグローバルスタンダードを！と仰っていました．それは，きっと「え〜アメリカでは…」が口癖の"メリケン君（西洋かぶれ）"になれという意味ではないのだと思います．私が習った言葉の一つに次のようなものもあります．

　それは――"Think globally, and Act locally！"というものです．

表1　BMIによる国際分類（WHO 1995, 2000, and 2004）

分類	BMI (kg/m²) 主なカットオフ	BMI (kg/m²) オプションのカットオフ
重症 痩せ	<16.00	<16.00
中等度 痩せ	16.00〜16.99	16.00〜16.99
軽度 痩せ	17.00〜18.49	17.00〜18.49
アンダーウェイト	<18.50	<18.50
普通	18.50〜24.99	18.50〜22.99
		23.00〜24.99
オーバーウェイト	≥25.00	≥25.00
プレ-肥満	25.00〜29.99	25.00〜27.49
		27.50〜29.99
肥満	≥30.00	≥30.00
肥満 class I	30.00〜34.99	30.00〜32.49
		32.50〜34.99
肥満 class II	35.00〜39.99	35.00〜37.49
		37.50〜39.99
肥満 class III	≥40.00	≥40.00

表2　日本肥満学会による肥満度分類（2011）

BMI	判定
18.5以下	低体重
18.5〜25未満	普通体重
25〜30未満	肥満（1度）
30〜35未満	肥満（2度）
35〜40未満	肥満（3度）
40以上	肥満（4度）

BMI 35以上を「高度肥満」と定義

酒・アルコール

近年，飲酒量を量る目安として『1ドリンク＝10g』という基準量が提案されています．1ドリンク量を各種アルコール飲料に換算すると，**表2**のようになります．

さて，問題となるのは本文中にも出てきたアルコール性肝障害ですが，厚生労働省からのデータのよると，アルコール依存症（日本酒換算で約4合以上を毎日10年以上）の方のうち，肝障害は約80％にみられたそうです．また，肝硬変に関しては，日本酒換算で約7合を毎日10年以上，15年以上飲み続けた場合，それぞれ約20％，約50％に生ずると言われています（厚生労働省）．

一般に肝臓が分解できるアルコール量は100～200 mg/時間/kgであり，体重60 kgの健康人が1日に代謝できるアルコール量は純アルコールで150～200 g/日前後です．しかし，これを慢性的に飲酒している人について考えたとき，代謝しなければいけないアルコール量の増大や摂取カロリー（往々にして，大酒家は栄養障害に至っていることが多い）の問題・就眠時間の問題などを考慮すると，1日150 g以上の飲酒は肝臓にダメージを与えるのは明らかで，もっと少ない量でも存分なダメージを与えうると推察できます．

沖縄の人はアルコール分解酵素の活性が一般に本州の人よりも数倍以上高いと言われています．ただ，お酒に強いとはいえ，アルコールによる病人は多いです．実際，外科ローテーションのときにはアルコール性肝疾患がかなり多く，肝炎による疾患が多くを占めていた大阪での医学生実習時代との違いを感じたものでした．

余談ですが，沖縄で一般的に宴会の主役となるのは泡盛です．殿方の多くにはビールを数杯飲んだ後，泡盛を楽しんでいるシーンがよく見られます．そのビールを水のように飲んで"ウォームアップ"されている光景を最初に見たときには，昔何かで聞いたドイツ人の「ビール？ありゃ水道水だよ」というセリフを思い出したものでした．ちなみに，男がビールばっかり飲んでいるのを発見すると，「いつまで女の子みたいな飲み方してるんだよ〜HAHAHA！」と言ってくる豪快なおっちゃんも一人や二人ではありませんでした．

文 献
1) 樋口 進ら：健康日本21推進のためのアルコール保健指導マニュアル．社会保険研究所，東京，2003

表1　アルコール量の計算式

例）ビール中瓶1本：500 ×（5 ÷ 100）× 0.8 ＝ 20
酒の量（mL）×（度数または％÷100）×比重（0.8）＝純アルコール量（g）

表2　酒類の1ドリンク量＝10 g

酒の種類（基準％）	酒の量	だいたいの目安
ビール・発泡酒（5％）	250 mL	中瓶・ロング缶の半分
チュウハイ（7％）	180 mL	コップ1杯または350 mL缶の半分
焼酎（25％）	50 mL	
日本酒（15％）	80 mL	0.5合
ウイスキー・ジンなど（40％）	30 mL	シングル1杯
ワイン（12％）	100 mL	ワイングラス1杯弱

文献1より引用

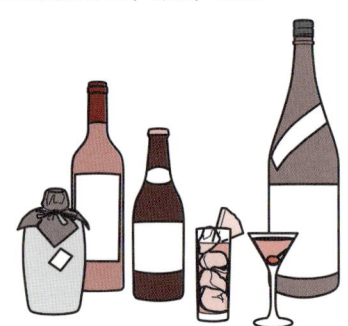

Case 4　Basic編

痛みに，そして数字に強くなれ！
VS 胸痛4強の巻
胸痛（50歳，男性）

　沖縄でもし暖房が要るとすれば，クリスマスから1月辺りくらいでしょうか．沖縄に住んで初めての2月．2月にエアコンの"冷房"のスイッチを押そうとしている自分に大きな違和感を覚えた思い出があります．今回はそんな時期の症例です．

症例のプレゼン

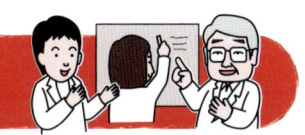

胸痛の "4 pain killer"

症例

高血圧・糖尿病の指摘あるも未加療の50歳男性（161 cm，60 kg）

主　訴：胸痛

現病歴：1年以上前から夜になると咳き込むのに気付いたが，タバコのせいだと思っていた．2日前に初めて左背部の痛みを自覚した．間欠痛（10～20分持続，緩解時間は長い）で強い痛みだったが，来院1日前の昼に軽減した．来院日当日朝は調子が良かったため出勤したが，午前10時頃から突然前胸部～背部にかけて間欠的な強い痛み（Max10/10）が出現したため帰宅した．耐えられず冷や汗が出て立つこともできなくなったため救急車を要請した．疼痛時は仰臥位が最も楽な姿勢であるという．

ROS：体重変化あり（体重推移：25歳 60 kg，30歳 70 kg，50歳 50 kg）

体重減少：糖尿病を指摘されたとき（約5年前）から体重減少が始まり，15 kgやせた．ここ半年は変動なし．

全身倦怠感：年末から体調がすぐれない．

起床時に四肢（特に下肢）がこわばり，すぐには起床できない．軽く体操をして動くようになったら後は症状なし．1月末まで持続したが，2月に入りこの症状の出現はなかった．

糖尿病指摘後から2～3回の夜間尿あり．

強い口渇感あり．

既往歴：高血圧（20歳の頃指摘）未治療

糖尿病（45歳の頃指摘，2型）

外傷性右下腿骨折（年数不明）

薬剤歴：なし

アレルギー：なし

家族歴：
　　母：白血病，脳内出血
　　父：アルコール関連で他界
　　それ以外，高血圧（−），糖尿病（−），心疾患なし
社会歴：既婚，子供は6人
　　職業は土木，ダンプカーの運転手
　　喫煙：20本/日×30年（20歳〜），飲酒：ビール＋泡盛3合/日

👨‍⚕️ 主訴は胸痛ですか．胸痛と聞いたときに，怖いものとして何を考えるかな？

🧑 大動脈解離・心筋梗塞（MI）・肺塞栓（PE）・気胸です．

👨‍⚕️ よろしい．この4つは見逃してはならないものとして反射的に浮かんでくるようにならないといけません．胸痛の"4 pain killer"と言うんだ．病歴聴取はROS・バックグラウンドまでよく聞けて素晴らしい．では，胸痛について痛みの10カ条に沿って整理してみよう．

🧑 痛みの10カ条でまとめると，
①発症様式：突然（2日前から間欠痛はあった）
②部位：左背部〜前胸部
③持続：10〜20分
④性状：強い痛み
⑤関連：咳，冷や汗
⑥⑦増悪寛解：仰臥位が楽→関係あるか？
⑧放散痛：前胸部から背部にかけて
⑨⑩程度：10/10

👨‍⚕️ ありがとう．このように"痛み"の訴えは，10カ条でまとめただけでずいぶんわかりやすくなる．ん〜それにしても，10/10というのは人生で最大の痛みということだね．

🧑 はい．

👨‍⚕️ 10/10と言えば，お産・くも膜下出血のような痛さだ．発症時はどうだったのかなあ．最初に症状が出た日の晩や次の日の晩は眠れたんだろうか．目安として，眠ろうと思えば眠れるのは2〜3/10，眠れないほどの苦痛と言った場合は5以上/10だ．

🧑 すいません，その辺までは聞いていませんでした．

👨‍⚕️ いやいや，でもよく聞けていましたよ．次からはその辺まで聞けるともっとよいです．後，気になるのは，突然発症の胸痛というところだね．突然発症とはどのようなものを言うんだったかな？

🧑 えー，何時何分とか，その瞬間にやっていたことを言えるくらい急激に起こってくることです．

👨‍⚕️ そうです．突然発症（sudden onset）をきたすものは，血管イベント（急性冠症候群・脳卒中など）などの緊急性の高い病態が多い．だからこういった場合，特にさっきの胸痛の"4 pain killer"は気にしないといけません．

🧑 はい．

👨‍⚕️ さて胸痛と言えば，胸膜痛も忘れてはいけないね．胸膜痛とは何だったか覚えているかな？

🧑 **深く息を吸ったときに痛くなる胸痛です．**

👨‍⚕️ その通り．それでこの人にはあったのかね？

🧑 え〜と，あ！でも後から身体所見とるときに深呼吸してもらったら痛いと言っていました！最初，病歴を聞いているときは言っておられなかったですが…．

👨‍⚕️ そうですか〜．そうすると，この人は少なくとも胸膜炎はあるということだ．**他には心膜炎でも胸膜痛を起こすんでしたね．**はい，ではいつものようにProblem listを作るところから始めましょう．

Case 4

ここまでの Problem list

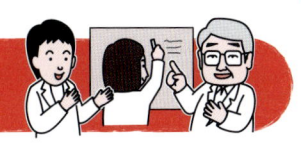

これまでの情報から以下のProblem list①が作られた．

Problem list ①

- ＃1　胸背部痛・冷や汗あり
- ＃2　咳
- ＃3　夜間尿
- ＃4　口渇
- ＃5　体重減少
- ＃6　嗜好歴
- ＃7　既往歴
- ＃　　その他

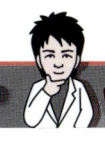

Dr.岡田の 知っ得レクチャー

sudden onset（突然発症）を見逃すな！

　経過（chronology）については何回か出てきますが，なかでも，最も気を付けないといけないものが"突然発症"です．突然発症について整理しておきましょう．

　その始まりの瞬間として，何時何分が言える，その時刻に見たことや，やっていたことを詳細に叙述できる，やっていた作業がその瞬間に止まってしまった，などはすべて突然発症と考えましょう．要注意です．

例：「○○選手がホームランを打った瞬間」
　　「針に糸が通ったと思ったその瞬間に痛みがきて，作業をやめました」

　突然発症をきたすものは，血管イベント（急性冠症候群・脳卒中など）などの緊急性の高い病態が多いため，突然発症かどうか見極めるのは非常に重要になってくるわけです．イメージとしては，

① 何かが破綻（破れる・裂ける）する（出血・穿孔・解離，等）
② 何かが詰まる（梗塞，等）
③ 何かが捻じれる（捻転，等）

の3つのイメージで覚えると理解しやすいです．

Case4　痛みに，そして数字に強くなれ！

咳とタバコにもう一歩迫る

👨‍🦳 1年以上前から咳き込むということだが？

🧑 救急室に来られたときは，いつも咳はあるみたいで，あまり咳については気にされていませんでした．

👨‍🦳 そうですか．つまり，いつもある＋1年以上，だとすると，慢性咳嗽ということになるわけだ．痰はあったのかな？

🧑 あ，え〜…タバコのせいでいつもの咳，と言っていたのであまり気にしませんでした．痰はなかったような…咳もそんなにしてなかったような…すいません，忘れてしまいました．

👨‍🦳 そうですか．ではこの慢性の咳について考えてみよう．慢性の咳と聞いたとき，どのようなものを考えるかな？

🧑 喘息とか慢性のアレルギー性鼻炎とか，ですかねえ．

👨‍🦳 うん，そうだね．慢性咳嗽と聞いたとき，まず頻度の多い4つは思い浮かべるようにしましょう．**①喘息/咳喘息，②慢性アレルギー性鼻炎/後鼻漏，③GERD（胃食道逆流症），④感冒（気管支炎）後咳嗽，の4つです．**

🧑 GERDでもなるんですね．

👨‍🦳 そうです．そういったとき，GERDが鑑別に挙がらないと適切な治療もできないし，そんな人に何も考えず咳止めをかぶせても，全く意味がないことをしていることになります．また，頻度は多くなくても考えないといけないのは悪性腫瘍や結核だ．いつも言っている"less likely but danger"には含めるようにしたいね．他には，クラミジアやマイコプラズマのような異型肺炎，百日咳，ACE阻害薬などもあります[1]．

🧑 結構，多いですね．

👨‍🦳 そうでしょ．まあでも確かに本人さんが思っていたように，スモーカーというだけで慢性咳嗽はきたしうる．**current smoker（喫煙者）の3〜4人に1人に慢性咳の症状があるとされています**[2]．**current smokerでは2〜3倍，受動喫煙者でも1.5倍くらい咳などの呼吸器症状が増えるとされているんだ**[1][3]．痛みについては先ほど言った通りよく整理して聞けているのだから，次回からはこの咳についてももう少し聞けるとよりよいですね．同じ咳でも，急性なのか慢性なのか，また，痰のない乾性咳なのか痰がある湿性咳なのか，あるとすればどんな性状でどんな色なのか，血痰はなかったか，これらの情報が加わるだけでも現病歴としての完成度が増します．

🧑 はい．

👨‍🦳 例えば，**current smokerの慢性咳嗽＋喀痰をみたとき，何を考えるか？それは，慢性気管支炎型のCOPD・気管支拡張症・結核だ．**いわゆる日本人に多い典型的な肺気腫型COPDだとメインの症状は咳のみになります．喀痰が出るのは肺胞より中枢の病気だからね．

🧑 なるほど．

👨‍🦳 ちなみに**非喫煙者は25歳を過ぎたらFEV_1が1年に25 mLずつ低下すると言われているけど，喫煙者は80 mLずつ低下していく**，と言われているんだ．はい，では他にみんなから聞きた

い質問はありませんか？

旅行歴とかペット歴とかはどうでしょうか？

そうです！ 渡航歴・ペットなどの動物曝露歴，また周りに体調を崩している人や同様の症状がいないかなどのsick contactは常に聞かないといけません．呼吸器疾患や消化器疾患を思わせるような症状のときは必ず，です！

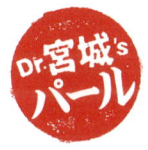

> **Dr.宮城's パール** 非喫煙者は25歳を過ぎたらFEV1が1年に25 mLずつ低下，喫煙者は80 mLずつ低下[5]

Case 4

夜間尿に体重減少があって，口渇．ということは？

体重変化については詳しく聞けています．ここで体重減少の復習をしておきましょう．誰か？

半年以内に5 kgまたは5％以上の体重減少です．

よろしい．原因としては，うつ（or精神疾患），悪性腫瘍，uncontrolled DM（コントロール不良の糖尿病）とその他があるんだったね．

はい．

もう一つ，夜間尿についても復習をしておこう．夜間尿とは？

夜寝てから朝起きるまで2回以上トイレに行くことです．

そうです．原因としては？

①糖尿病，②尿崩症，③心不全，④腎不全

そうだね．他には，⑤高Ca血症，⑥多飲，⑦アルコール依存症，があります．この7つはしっ

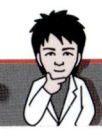

Dr.岡田の 知っ得レクチャー

慢性咳嗽

2カ月以上の咳．3週間や4週間以上とする定義も．また3週間〜8週間を亜急性とする定義もあります．このようにいくつかの定義があるのですが，私は特に上気道炎に伴う咳かな，と思った患者さんに最初に説明するときは，以下のように説明しています．

「風邪ひいたときの咳でも2，3週間は続くこともあるんですよ．けど1カ月以上続いたら，ただの風邪で咳が残っているだけ，ということの他に結核のような怖い病気を考えないといけない場合もあるので，必ずうちか医療機関を受診するようにしてくださいね」

要は咳における"慢性"の定義とは，感冒などの上気道感染症が自然に治って咳がみられなくなる時期で線引きしようというコンセプトというように理解しています．

多いのは，下の4つです[4]．

①喘息／咳喘息
②慢性アレルギー性鼻炎／後鼻漏
③GERD
④感冒（気管支炎）後咳嗽

Case4 痛みに，そして数字に強くなれ！ 89

かり押さえておきましょうね．後，**少量で頻回になるものとして，尿路感染症や前立腺肥大もあるね．**

👦 はい．

👴 ところで，心因性の多飲を問診で区別するやり方はわかるかな？

👦 向精神薬を飲んでいるかどうか，とかでしょうか．

👴 うーん，それも確かに手助けになるけど，すべての人が内服をしているわけではないよ．もっと簡単です．

👦 えー…，夜は出ないってことですか？

👴 そうです．夜はトイレに何回も行っていないハズだ．そしてそういうときは昼間の眠気について聞けばいい．**夜何回もトイレに起きているのなら，昼間は眠くて傾眠傾向になっているかも**しれないからね．

👦 確かに．

👴 口渇はどうかな？今は少し広く考えてみようか．

👦 うーん…多尿とかですか…？

👴 そうだね，多尿があれば当然，口渇になるね．ところで，一言に口渇と言っても，3種類の意味があるのはわかるかな？

👦 …わかりません．

👴 実は**口渇と一言に言っているが，細かく言うと，口渇感とdry mouth（口腔乾燥），そしてこの両方，の3つがあるんだ．** 口渇感というのは，糖尿病・尿崩症など多尿を呈する疾患や脱水でみられます．dry mouthは薬剤性が多い．よく日常の外来でみるものとしては，副交感神経遮断薬・αブロッカー・βブロッカー・抗ヒスタミン薬・利尿薬・抗うつ薬・口をあけて寝ている，などがあります．まあこの患者さんは，薬は飲んでいなかったみたいだけどね．

👦 なるほど〜．あんまり考えたことありませんでした．

👴 夜間尿に体重減少があって，口渇がある．ということで，この人に"糖尿病の気"がありそうということがわかるね．この人はuncontrolled DMなんじゃないかなあ．

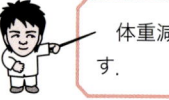

> 体重減少と同じく夜間尿もこの本ではお馴染みになってきます．詳しくはCase 8で扱います．

👴 そして事実，この人は糖尿病の指摘をされているんですね．ただ，未加療と言っていたねえ〜．**一般に言えることだが，健診を受けているかどうかも聞くのを忘れないようにしたいです．** 健診は毎年受けているのか？最後の健診はいつだったか，その結果はどうだったか，それだけでも有用な情報が含まれていることが多いものです．特に毎年しっかり健診を受けている人は心電図や血液検査など大変参考になります．

👦 …次から毎回聞くように心がけます．

🧑‍⚕️ 糖尿病という病歴を聞いたら，常にその合併症についても覚えておかないといけないよ．

👨 網膜症，腎症，ニューロパシーなどでしょうか．

🧑‍⚕️ 他には？

👨 脳梗塞や心筋梗塞とかですか…？

🧑‍⚕️ 何でもそうだが，整理して考えましょう．糖尿病の合併症については，小血管系と大血管障害，というふうに分けて考えるとわかりやすいよ．
・大血管系：脳卒中，心血管系イベント，ASO（閉塞性動脈硬化症）
・小血管系：網膜症，腎症，末梢神経炎
といった具合に，です．

👨 はい．

> **し・め・じ**
> 個人的には，小血管系については"し（神経症）・め（網膜症）・じ（腎症）"の順で出てくると覚えています．糖尿病の患者さんをみたときは，「糖尿病」という情報で終わるのでなく，いつ頃診断されて，どのような病型なのか，薬剤や通院の有無，現在のコントロール状況は？合併症の有無は？あるとすればどの程度の合併症なのか，まで常に考えるようにすると，これもまた情報としての完成度が増します．

飲酒歴・喫煙歴を踏まえて，次に何を考えるか？

🧑‍⚕️ 後は，この人はお酒もタバコもやるみたいですね．アルコールと肝障害の関係は覚えていますか？

👨 …．"1日80 g×10年間で肝障害"です．

Dr.岡田の知っ得レクチャー

ASO（閉塞性動脈硬化症）はもう古い？

以前はよくASO（arterio-sclerosis obliterans：閉塞性動脈硬化症）という言葉が使われていましたが，最近ではより広い疾患概念であるPADという言葉に変わりつつあります[6]．peripheral arterial disease（末梢動脈疾患）のことで，全身（主に下肢動脈などの末梢血管）の動脈硬化性疾患のことを指します．元々は図のような関係になっていたと思うのですが，既に海外の多くの文献や教科書ではperipheral arterial disease（PAD）of lower extremitiesが旧ASOと同じような意味（狭義のPAD）で用いられている印象を受けます．ちなみに，Buerger病という名前は日本でよく使われていますが，海外ではthromboangiitis obliteransの方がメジャーのようです．

まとめると，
・旧ASO → peripheral arterial disease（PAD）
・Buerger病 → thromboangiitis obliterans（閉塞性血栓性血管炎）

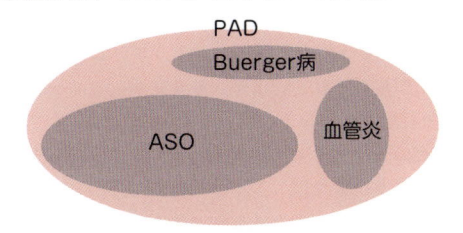

図 ↑元々はこんな感じだった？

― そうです．**泡盛なら2合で80 gです．**と，すると，この人は肝障害の可能性があることがわかります．君たち，こういうのはポンッとすぐに出てこないといかんよ．**医療者というのは数字に強くなきゃいかん．**そうでないと日常で使えません．

― はい．

― では咳のところで少しやったけど，タバコはどうかな？

― えー，1日20本なので，30 pack-yearです．

> pack-yearとは，1箱を20本として1日に何箱のタバコを何年間吸い続けたかをかけ合わせて計算し，長期間にわたってその人が吸ったタバコの量を測定する方法です．例えば，1 pack-yearは，1日1箱を1年，または2箱を半年吸った量に相当します．http://www.cancer.gov/dictionary?CdrID=306510（アメリカNational Cancer Institute）

― はい．では，この人はCOPDになりそうかな？

― んー…，多いような，少ないような…．

― 通常，**男性では60 pack-year，女性は30 pack-yearでCOPDとなります．同じタバコの量だと女性の方がなりやすいんです．**

― ということは，この患者さんは大丈夫そうですかね．

― そうだね，**男性は普通30 pack-yearではCOPDにはなりません．**ただ，感受性には個人差があると言われています．まあでも，だいたいの人は少なめに言うからね（笑）．仮に実は1日約2箱だったと考えたら，約60 pack-yearになりますね．実際COPDがあったかは後で身体所見のときに教えてもらいましょうね．ただし，がんはまた話が違います．がんについては，少量のタバコでもリスクが上がることが知られています．ここで大事なのは，**みんながこの人の飲酒歴や喫煙歴を聞いたとき，「肝障害・肝硬変やCOPDがあるかもしれない，そうするとこんな所見やあんな所見があるかもしれない」，そう思いながら診察に臨む，そんな姿勢がみんなを成長させるんだよ．**

― はい．

> ここでタバコとCOPDについて，いくつかおさらいしておきましょう．COPDと言えば，国際ガイドラインであるGOLDが有名ですが，そのGOLD2013[7]でも，COPDのリスクファクターのうち最もリスクが大きいのはタバコ，と明記されています．
> また"女性がタバコに対する感受性が高い"というトピックに対してGOLD2013内でも疑問が投げかけてられていますが，ガイドライン内では結論は明記されていません．
> Broekhuizenらによる報告[8]では，性別や喫煙歴，自覚症状，身体所見などの複数の因子についての診断に寄与する度合いがレビューされています．そのなかで，タバコについては一つの目安として40 pack-yearがあることが挙げられています．単変量解析では陽性尤度比：11.7（2.7-50.0）です．ところが，多変量解析になると，陽性尤度比：1.6/陰性尤度比：0.9になります．そしてこの文献は，どの因子もそれ単独ではCOPDと診断するのにevidenceは不十分であると結論づけています．裏を返せば，COPDの診断に至るまでには病歴・リスク・身体所見を総合的に評価すること，そこで必要があればさらなる確定診断のための精査をする決断が求められている，とも言えるのかもしれません．

高血圧に強くなれ

🧑‍⚕️ 高血圧についても復習しておきましょう．一言で高血圧と言ってもいろいろ種類があったね？

👨 え〜，本態性高血圧や二次性高血圧があります．

🧑‍⚕️ それぞれどんなだったかな？

👨 二次性は，腎血管が狭くなっていたり，副腎とかの内分泌性のものがあったりします．

🧑‍⚕️ そうだね．内分泌性では，褐色細胞腫・Cushing症候群・原発性アルドステロン症，などがあったね．副腎腫大がないかどうかを評価する必要があります．原則8割は非分泌性副腎腫大です．**二次性を鑑別することは非常に大事だ．それは―二次性は治癒可能だからです．**まあでも，実際の臨床現場では本態性高血圧が圧倒的だ．**①家族歴あり，②15〜50歳までに発症，③降圧薬によく反応する，があれば本態性高血圧と考えていい**（表1参照）．

> 白人のデータを日本人にそのまま当てはめられるかの妥当性については未知の部分もありますが，本態性高血圧と家族歴については，Wangらのスタディによくまとめられています[9]．BMIやタバコ，アルコールなどを調べた多変量解析で，少なくともどちらかの親が高血圧である人が高血圧になるリスクは1.5〜2.5倍になるようです．
> また，親の高血圧が55歳以下の発症（早期発症）であれば，両親に高血圧歴がない人に比べ，その人の人生のうちで高血圧を発症するリスクは6.2倍，35歳までに高血圧を指摘される率は約20倍にもなるようです[9]．
> また，発症年齢についても家族歴同様，種差・民族差があることは予想されますが，米国保健福祉省のレポート[10]でも20〜50歳頃に発症が多い，とされています．

🧑‍⚕️ **褐色細胞腫なんかだと，通常の降圧剤に反応しません．この場合はαブロッカー（ドキサゾシン）などでの血圧管理が必要です．**二次性はもちろん鑑別に入れる必要があるけれど，さっき言った3つの条件に当てはまっていればまずは本態性高血圧と考えていいでしょう．いきなり二次性に対する精密な検査はほとんどの場合必要ありません．**高血圧の人には「1番高いときは？ 普段の血圧コントロールは良好か？」を聞きましょう．**ステージ分類は覚えているかな？

👨 ….

🧑‍⚕️ いいかい，**高血圧というのは病院とか医院に通う原因として最も多い病気です．**何かの試験にしか出てこないような，稀な病気や細かいことをやっているだけでは普段の臨床はできません．もちろんたまにはそういうことも学ぶ必要はあるけど，最も多い高血圧についてはあんまり知らないというのは変な話でしょ．

👨 …はい．

表1 本態性高血圧と二次性高血圧

	本態性高血圧	二次性高血圧
患者の年齢層	40歳以上，高齢者が主	40歳以下の中年以下が主
降圧薬	反応良好	反応不良
電解質・内分泌学的異常	なし	あり

🧑‍⚕️ 高血圧のステージは大きく3つです．
軽症（Stage 1）：140〜159/90〜99，
中等症（Stage 2）：160〜179/100〜109，
重症（Stage 3）：180/110以上，だ．
ね，数字に強くないといけないでしょ．

👨 ……はい．

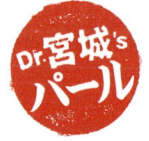

> **Dr.宮城's パール**
> 二次性高血圧を鑑別することは非常に大事．それは治癒可能だから，である
> ⇒ほとんど検査は必要なし←「1番高いときは？ 普段の血圧コントロールは？」を聞くこと

身体所見を踏まえての評価

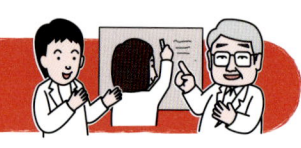

🧑‍⚕️ 子供は6人もいるんだね．

👨 はい．

🧑‍⚕️ まあ，昔は7人や8人なんて普通だったけどね．出産回数の多い**多産婦の方が閉経時期は遅い**，と言われています．奥さんの閉経は遅いかもしれないねえ．

👨 へえ〜．

🧑‍⚕️ これはまあ本人とは関係ないけどね．それでは，身体所見にいきましょう，まずバイタルサインから．

> 「卵母細胞」が減っていくスピードも元々の「卵母細胞」の数も，その人の出生時にほぼ決まっています．閉経の時期は遺伝的要因や環境的要因による影響を受けます．妊娠歴のない人より，ある人の方が閉経の時期が遅いのは統計上示されています．ただ妊娠回数と閉経の時期においては，基本的には回数が多い程閉経時期が遅くなるという関係が言われていますが，1次関数的ではありません．
> 　厳密には最近の医療事情を考えると，初産の高齢化や経口避妊薬が以前より使われていることもあり，データはより複雑となっていると予想できます．ちなみにアメリカの論文には日本人あるいは日系人は遅い，という記載も見られます[11]．

症例（続き）

身体所見：JCS 0　意識clear，冷や汗をかいてうなっている

バイタルサイン：血圧（右上肢 140/114，左上肢 170/121，右下肢 134/116，左下肢 160/117 ⇒ 上肢左右血圧差 30 mmHg），脈拍 103/分，呼吸数 36/分，体温 36.5℃，SpO₂ 93％ (nasal 2L)

GA：苦悶様表情，左前胸部を押さえている，思い切り強く吸うと痛い．ベッドからの移乗など体動時に痛みが増強している様子．

皮膚：末梢は温かい

頭頸部：眼球結膜充血 なし

眼球結膜黄疸・貧血 なし

視野異常なし，飛蚊症なし

咽頭：発赤（−），腫脹（−），白苔（−），口内炎（＋）

咽頭発赤：軽度あり

頸部リンパ節：腫脹（−），圧痛（−）

項部硬直（−），頸静脈怒張（−）

ショートトラキアあり・副呼吸筋の発達なし，Hoover徴候なし

胸部：

心音：S1（→）S2（→）S3（−）S4（−），murmur（−）

呼吸音：痛みでこらえ微弱？吸気時に左第5肋間鎖骨中線上〜前腋窩線を限局性に痛がる．圧痛，打診での痛みはない．crackles（−），wheeze（−），rhonchus（−）

腹部：腸蠕動音（→〜↑），軟，圧痛（−）

反跳痛（−），筋性防御（−）

Murphy徴候（−），McBurney圧痛点（−）

季肋部叩打痛（−），CVA叩打痛（−）

四肢：ばち指あり・羽ばたき振戦なし・浮腫なし

身体所見から Problem list に #8 が加わった．

Problem list ②

#8　バイタルサイン異常（呼吸数↑・SpO₂↓）

バイタルサインをよむ

🧑‍⚕️ この人のバイタルサインについてはどう思いますか？血圧の左右差も測ってくれていたんだね．

🧑 はい，始め上肢で左右差があったので大動脈解離の可能性は否定できないと思い四肢で測ってみました．

🧑‍⚕️ なるほど，つまり大動脈解離の可能性に関しては，さらなる検査が必要と判断したわけだね．確かに，血圧は高いね．**血圧が高くなっている呼吸苦をみたら，解離性大動脈瘤を忘れないようにしましょうね．**ただ，この患者さんについては呼吸苦というよりは痛みがメインだったん

だね．

はい．かなり痛がっていました．

痛みでも，強くなればそれだけでカテコラミンが分泌され，血圧や脈圧が上がります．それにしてもちゃんと大動脈解離を疑い四肢で測ったのはとても素晴らしいよ．注意しないといけないのは，**上肢の血圧左右差のない大動脈解離もあります．反対に上肢の血圧左右差があるからといって大動脈解離，ではないからね．**よくある原因として，左鎖骨下動脈の加齢による動脈硬化でも30 mmHg程度の血圧左右差は簡単にみられます．大動脈解離についてはとってもよく考えてくれていたけど，他の胸痛4 pain killerはどうだろうか？気胸はどうかな？

呼吸音の左右差は特になく，皮下気腫とかも触れなかったので，否定的かな，と思いました．

胸部所見のときに打診で痛みはなかったと言ってくれたけど，本当はもう一言ほしかったねえ．

…？

resonanceです！

> 余談ですが，このresonanceは響くとか共鳴の意味で，りそな銀行の名前の由来でもあります．

つまり，**打診をしたとき，濁音であればそこに液が貯留していることを考える，鼓音のときは気胸を考えないといけません．**呼吸音で左右差があれば，絶対に打診しないといけません．聴診でわからない場合でも，鎖骨を直接打診すると気胸側の鎖骨ではよく響くことがあるんだ．そういうときはhyper-resonanceと言います．あるいはね，気胸のなかでも緊張性気胸を疑っているときはもっと始めにみないといけない部分があります．どこかわかるかな？

うーん…頸静脈ですか？

そうです！JVD（jugular vein distention＝頸静脈怒張）です！これをみたらX線を撮っているヒマはありません．だけど，打診くらいは数秒でできるでしょ．**JVDをみたら考えるのは3つだ．気胸の他に，心タンポナーデとmassive PE（広範肺梗塞）**です．

はい．

なので，本当は打診で鼓音がなかったかとか，頸静脈や頸静脈圧はどうだったとか，皮下気腫はなかったか，まで言ってくれるともっとよくなるよ．

はい．

> JVD（頸静脈怒張）とは頸部の静脈が拍動しないで膨張してべたっと首に張り付いている状態で動きが見えないこと．これをみたら考えるのは①緊張性気胸，②心タンポナーデ，③massive PE．この他に④右室梗塞，⑤上大静脈症候群（慢性疾患），⑥収縮性心膜炎，もあります．⑥の収縮性心膜炎は，結核有病率の高い地域では特に要注意です（経済的先進国に絞ってみればそれは日本であり，○○府や○○都や○○市なのですが…）．
>
> ちなみに，この頸静脈，第5のバイタルサイン＝Jugular veinと言われることもあります．SpO₂を第5としているものもあり，その場合頸静脈を第7のバイタルサインにしているものもあります（Case 2参照）．

🧓 まあでも，**自然気胸で皮下気腫になることは滅多にないけどね**．ところで，二次性の気胸を引き起こすような原疾患となる病気は何が多いか知っているかな？

👦 うーん….

🧓 君達がしっかり所見をとってくれていたじゃないか，COPDです．嗜好歴のディスカッションのときにCOPDがあるかもしれないと言っていたけれども，きちんと身体所見をとってくれていたわけだろう．

👦 あー….

🧓 **気胸の一番多い原因は日本ではCOPDです．アメリカではこのCOPDの他に，HIV＋ニューモシスチス肺炎**があるけどね．せっかくだから，皆でCOPDの頭頸部所見をもう一度復習しておきましょう．

👦 えーと，**ショートトラキア（気管短縮），胸鎖乳突筋の発達，吸気時の鎖骨上窩の陥凹，吸気時の頸静脈の虚脱，の4つ**があります．

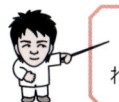

> 吸気時の鎖骨上窩陥凹があれば，FEV_1（1秒量）：700〜1,000 mL，4つすべて揃っていればFEV_1：700 mL未満[12]．

🧓 しっかり覚えているね．**これらの所見は普通，肺気腫や慢性気管支炎でみられます．**呼気の延長はなかったかな？

👦 呼気の延長…，はい，たぶんなかったと思います．

🧓 **のどに聴診器を当てて6秒以上かかっていれば，呼気の延長があると言います．**呼気延長があれば，FEV_1（1秒量）が1,000 mL未満になっている．今回はショートトラキアしかなかったみたいけど，ただ今のまま吸い続けると将来，本格的なCOPDになる恐れはあるね．

👦 そうですね．

🧓 うん，じゃあ今まで考えてきた大動脈解離・気胸の他にもう一つ考えないといけない胸痛の4 pain killerが残っているね．

👦 心筋梗塞（MI）か肺塞栓（PE）ですか．

🧓 うん，ただDMや高血圧のバックグラウンドがあることや浮腫がないこととかを考えると，まずはMIの方を考えようか．**the common is common**，だ．同じ急性心筋梗塞（AMI）でもバイタルサインである程度詳しくわかります．もし，この患者さんがAMIだったとすれば，どんなMIかな？

👦 …どんなMI…ですか？！

🧓 んじゃあ，こう質問しようか．この患者さんの脈はどうかな？

👦 えー…頻脈…洞性頻脈です．

🧓 ということは？

あー！下壁梗塞だったら，徐脈になります．だから…，下壁梗塞ではない？

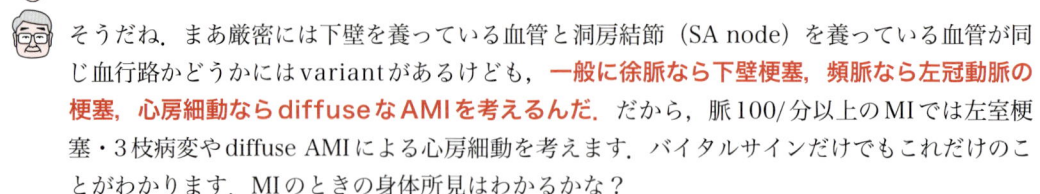

そうだね．まあ厳密には下壁を養っている血管と洞房結節（SA node）を養っている血管が同じ血行路かどうかにはvariantがあるけども，**一般に徐脈なら下壁梗塞，頻脈なら左冠動脈の梗塞，心房細動ならdiffuseなAMIを考えるんだ**．だから，脈100/分以上のMIでは左室梗塞・3枝病変やdiffuse AMIによる心房細動を考えます．バイタルサインだけでもこれだけのことがわかります．MIのときの身体所見はわかるかな？

えー…，coarse cracklesとかですか？

うん，まあそれはMIの後，少し経って心不全になり肺水腫になってきたら，そうだね．でも**超急性期はⅢ音・Ⅳ音やlate inspiratory cracklesに気を付けましょう．まず間質から水が貯まっていくんだ**．そういえば，この患者さんの耳はどうだったかな？

耳…ですか？

そう，耳です．**冠動脈疾患の独立したrisk factorとして，ear lobe crease**という所見があります．これは耳介に切り込みのような皺が見えるんだ（図）．

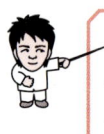

> ear lobe creaseはFrank's signの他，diagonal ear lobe creaseとも言われます．冠動脈疾患の独立したrisk factorと言われ，感度：48％，特異度：88％との報告もありますが[13]，感度・特異度に関しては現在のところ定まったデータはありません．Friedlanderらのスタディ[14]にはその発見の歴史から今までに行われた各国のデータが記されています．

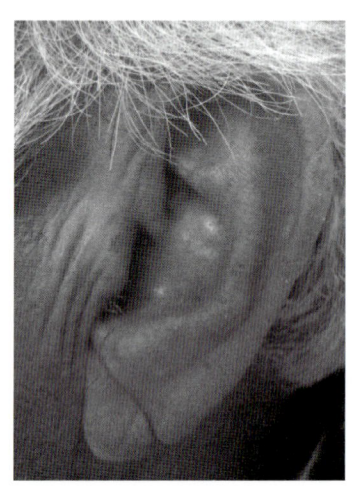

図 ear lobe crease
文献14より転載

後，MIは最近では急性冠症候群（ACS）と，くくられることが多い．**不安定狭心症もMIと同じくらい気にしないといけません**．この患者さんにも不安定狭心症の可能性はあります．不安定狭心症の危険な兆候というのは知っているかな？

最初は労作時だけだったのが，安静時にも痛くなってきたとか，ですか？

うん，それは大事ですね．他には，単に回数が増えてきた，というのもよくない兆候です，**一日3回以上の発作を起こすようになってきたら要注意です**．

はい．

呼吸数30以上に気を付けろ！

では，後のバイタルサインはどうかな？

呼吸数30以上があり，SpO₂↓があります．

うん，ということは？

①低酸素，または②敗血症，を考えます．

その通りだね．**通常，心不全やKussmaul呼吸だけでは呼吸数は30回以上にはなりません．**どっちかというと，1回換気量アップがメインとなる．**だから，呼吸数30以上をみたときは，さっき言ってくれたように，敗血症（sepsis）・低酸素血症（hypoxemia）を考えないといけないね．**あるいはこの人の場合はその両方もあるかもしれません．

所見のところで末梢が温かいと先ほど言ってくれましたが，これは非常に重要な情報です．敗血症はwarm shockとも呼ばれている．ショックまたはその疑いが強い患者さんを診るときは，四肢に触知しながら末梢が温かいか冷たいかを即座に判断する，そんな癖もついてくるとよいですね．ここでこの人に糖尿病があったことを思い出しましょう．**糖尿病の人の体温は＋0.5℃**して考えるのでしたね．他にも覚えているかな？

腎不全のときは＋1℃です．

そうです．**腎不全や透析者では体温が上がりにくいため，1℃プラスして考えないといけない**んだったね．後，**肝硬変の人も熱が上がりにくい．**症例に戻るけど，来院時はこの人の体温は36℃台ですが，敗血症の可能性を考えているなら，この後も体温は注意して追っていかないといけませんね．また，敗血症関連でもう一つ言っておくと，**septic embolism（敗血症に伴う肺塞栓）というのもあります．この場合，痛みが出てから3日後に発熱をきたすこともあります．**感染症の可能性を考えている以上，熱源を考えるわけだが，どう思いますか？

う〜ん…．肺炎とかですか？

そうだね．この患者さんの病歴を振り返ってみると，やはり胸膜痛というのは感染巣を表していそうだね．胸膜炎が最も考えられるが，肺炎を合併している場合もある．注意しないといけないのは，こういう糖尿病や肝硬変がありそうな人の場合，市中感染症としては少しuncommonな疾患や微生物も考えないといけなくなります．感染症というのは，バックグラウンドで大きく変わってくるんだ．皆は市中感染症と聞いたらどんなものを思い浮かべるかな？

えー…さっきの肺炎に尿路感染，後は皮膚の蜂窩織炎とかですかね．

そうだね，**市中感染症**と言えば，通常は，①呼吸器，②尿路，③消化器系，④皮膚軟部組織/筋骨格系，⑤中枢神経系，⑥心臓，⑦その他，などを考えます．ところが，これは**施設入所中の高齢者や院内感染症**ということになると，考える熱源も変わってくる．例えば施設入所高齢者では，①呼吸器（気管支炎・肺炎・膿胸・肺膿瘍・肺結核），②尿路，③肝胆道系（胆嚢炎・胆管炎），④皮膚軟部組織（蜂窩織炎・丹毒・その他），などを考えないといけません．

> ちなみに，院内感染症 "5" というのもあります．
> ①院内肺炎，②（カテーテル関連含む）尿路感染症，③手術創部感染，④カテーテル関連血流感染，⑤消化器系（偽膜性腸炎，等），の5つは特に病院内感染症として重要です．

まあでもこの患者さんはそういったものではないけれども，uncontrolled DMなどが背景にある可能性を考えれば，例えば，横隔膜に接するように膿瘍のような病変ができていても胸膜痛は現れる．肝膿瘍でも横隔膜とつながる無漿膜野にまで及べば胸膜炎のようなプレゼンテーションになります．ちなみに糖尿病の人の肝膿瘍では*Klebsiella*が多いです．

うーん…胸膜痛と言っても何個も病気があるんですね…．

難しく考える必要はないよ．いつも言っていることをいつものように考えていくだけです．**感染症と考えたら，いつもスタートは「そのfocusはどこか，その微生物は何か？」**です．ただその過程で，今言ったようなバックグラウンドも考慮に入れるようにしなさい．**病気には必ずバックグラウンドがあります．**後は，熱源を探すときはスメア（塗沫染色）できるものは何でもスメアすることです．痰や尿，髄液など染められるものは何でもスメアをみないといけません．

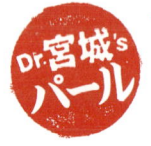

Dr.宮城'sパール　スメア（塗沫染色）できるものはスメア！

初期研修医のうちの初期にスメアはマスターしておきましょう．そのうち「そもそもスメアが甘いんじゃ！」と言う先輩医師からのお叱りに遭遇しないためにも！

ばち指について

このばち指（clubbing）についてはどう思いますか？

うーん，COPDでしょうか？

いえ，**COPDのみでは，ばち指をきたしません．いいですか，よく誤解している人がいるので覚えておきなさい．**ばち指をきたすものとして，①肺疾患，②心疾患，③肝疾患，④甲状腺，⑤消化器，⑥その他，があります．COPDの人にばち指があるときは，むしろ肺がんや他の何かが合併していることを考えなさい．この人の場合も，肺がんや肝障害の可能性がありますね．では，検査データなど教えてください．

> ばち指をきたす疾患として「Dr宮城の教育回診実況中継」（羊土社）では，気管支拡張症・肺線維症/間質性肺炎・悪性腫瘍（扁平上皮がん＞小細胞がん＞腺がん）・体内AVシャント（肝硬変，など）が登場します．
> また，「サパイラ 身体診察のアートとサイエンス 原書第4版」（医学書院）では，いくつかの疾患はチアノーゼを伴わない（心内膜炎・慢性腎疾患・潰瘍性大腸炎，など）とあります．
> なお1990年とやや古い文献[15]ですが，ばち指に関して，とても詳しく記載があります．手のばち指に関して，親指や人指し指から始まる，との記載があります．また，ばち指—その始まりの所見として"floating nail" signや"profile" signについても図入りで紹介されています．

Dr.宮城'sパール　COPDのみにばち指なし！

検査結果も踏まえて最終診断へ

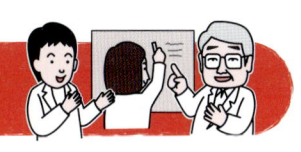

症例（続き）

検査データ

血算・生化学

WBC 8,110/μL, RBC 503万/μL, Hb 16.7g/dL, Plt 27.9万/μL
AST 25 IU/L, ALT 15 IU/L, BUN 16 mg/dL, Cre 0.73 mg/dL
LDH 270 IU/L, γ-GTP 114 IU/L, CPK 53 IU/L, CK-MB 19 IU/L
CRP 11.52 mg/dL, 血糖 336 mg/dL, H-FABP定性　陰性

動脈血ガス（Nasal 2L, 呼吸数 36/分）：pH 7.410, PCO_2 38.1 Torr, PO_2 65.4 Torr, SaO_2 95.1%, HCO_3 23.6 mEq/L, BE －0.7 mEq/L, Na 136.6 mEq/L, K 3.93 mEq/L, Lac 1.9 mg/dL, Ca 1.183 mg/dL, Cl 97.8 mEq/L

心電図：呼吸数 100/分, 整
V2～V4で1mmのST上昇
四肢誘導は基線乱れあるが，P波あり洞調律

胸部X線：明らかな大動脈石灰化, 大動脈径拡大はみられない．
肺野透過性低下, 胸水？

胸部CT：左胸水貯留あり, 背側の胸膜不整あり．胸膜直下には軽度の浸潤影あり（CT②→）．右下葉背側にも淡い濃度上昇域あり．その他, 肺野に明らかな異常陰影なし．気胸なし．縦隔内に出血, 気腫, 有意な腫大リンパ節なし．腹部大動脈と主要な分枝に明らかな解離なし．

腹腔内臓器に明らかな虚血部位なし．肝, 胆, 膵, 脾, 腎, 副腎の形態に異常なし．その他, 腹腔内に明らかな炎症, 腫瘤などなし．有意な腫大リンパ節なし．腹水貯留なし．

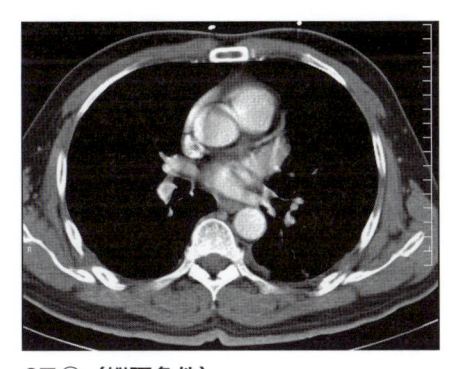

CT①（縦隔条件） 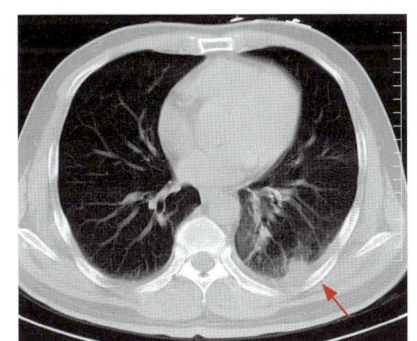　　CT②（肺野条件）

検査結果からProblem listに#9が加わった．

Problem list ③

#9　画像所見：左胸水貯留あり，背側の胸膜不整あり．胸膜直下には軽度の浸潤影・右下葉背側の淡い濃度上昇域あり．

検査結果に振り回されない

まず，心電図ではACSを思わせるような大きな異常はなかったんだね．

はい，心筋マーカーも陰性でした．

心筋マーカーといってもいろいろあるからね．H-FABP定性が陰性で，CK-MBの上昇もなかったわけだね．**心筋マーカーはそれぞれの特性を十分に知っておかないといけないよ．**トロポニンやCK-MBはどちらも3〜4時間で上がり始めるけど，持続時間は違う．CK-MBは3〜7日，トロポニンは2〜3週間も正常化までかかります．今回は超急性期の可能性を考えて，H-FABPもオーダーしたんだね？

はい．

ただ，今言ったH-FABPもトロポニンも腎機能が悪ければ偽陽性になります．オーダーするのはいいけど，**心筋マーカーよがりの診断はキケンだよ．**さっきも言ったようにバイタルサインや身体所見でもかなりの情報が得られます．

はい，一応この人はクレアチニン（Cre）が1.0を超えるほどの糖尿病性の腎障害にまではなってないようでした．

うん，では血算（CBC）はどうでしたか？

あんまり上がっていませんでした．

普通，白血球数（WBC）が12,000/μL以上なら感染症は考慮しないといけないというのはあるけどね．ただ，白血球数が上がっていないからといって感染症を否定できるわけでもありません．通常は白血球数というのはだいたい6時間くらいして動き出しますが，この白血球数だけでは否定も肯定もできません．このように**血液検査というのは特性とかをしっかり把握しておきましょう．オーダーしたこっちが結果に振り回されているようではいけません．**

はい．

次に動脈血ガス（ABG）をみてみましょう．また数字の話をするけど，PCO_2とPO_2の関係は知っているかな？

…すいません，わかりません．

一般的には，「$PCO_2 + PO_2 = K$」（若年者はK：140，高齢者はK：130が目安）の関係がある．もう少し詳しく言うと，右表のような関係だ．今回は$PCO_2 + PO_2 = 38.1 + 65.4 = 103$で，想定より低い．これは肺に異常があることを示唆していますね．

年齢	20歳	50歳	70歳
K	140	135	132

例1）PaO₂：84，PCO₂：52の場合，K＝136となる．
この場合は肺自体の障害というよりはそれ以外（呼吸筋疲労など）を考える．
例2）PaO₂：70，PCO₂：25の場合，K＝95となる．
この場合，何らかの肺障害があり，それが呼吸性代償されていると考える．

画像検査でわかること，わからないこと

🧑‍⚕️ はい，では画像所見も揃ったし，そろそろoverall diagnosis（最終診断）にいきましょう．

👨 左胸水貯留・胸膜直下の軽度の浸潤影があることから肺炎＋胸膜炎と思います．

🧑‍⚕️ そうでしょう．私も胸膜炎だと思います．胸膜炎について簡単に復習しておくと，最も多いのは細菌性で，肺炎に続発することが多い．そのなかでも**β Streptococcus によるものは比較的急性で，しばしば突然の胸膜炎症状の出現**をみることがある．他の起因菌には**抗酸菌，特に結核**によるものもあることを忘れてはいけません．その他にも**外傷や腫瘍，周辺の組織の疾患，遠隔臓器の疾患**に続発してくることもあります．

👨 うーん，始めは，突然発症の胸背部痛ということで，ダイセク（大動脈解離）では，と思いました．胸膜炎でも突然発症の胸痛になるんですね〜．

> 起因菌としては肺炎を起こす菌はすべて考えることになります．ただ，肺炎球菌（*Streptococcus pneumoniae*）が壁を貫通する能力が高いため菌血症になりやすい性質をもっているように，*Streptococcus* は壁を突破する能力が高い菌です．そういった意味では"突然発症"というプレゼンテーションになりやすいと言えるのかもしれません．
> ちなみにSharmaとMarrieの報告[16]によると，"explosive pleuritis" という概念もあるようです．

👨 後，まだ培養の結果は返ってきていないんですけど，一応インフルエンザ肺炎も考えて，Fluチェックしておいた方がよかったでしょうか？

🧑‍⚕️ うーん，インフルエンザウイルスでも肺炎を起こすことはあるが稀です．インフルエンザに合併する肺炎のタイプは3つです．今言ったインフルエンザそのものによる肺炎と，インフルエンザの後の二次性肺炎，そしてウイルス性肺炎と細菌性肺炎の混合型だ（**表2**）．むしろ**二次性の細菌性肺炎の方が多く**，まずこちらを考えた方がいい．ただ稀とは言ったけれども，インフルエンザウイルスでも肺炎を起こすことはあります．この場合はARDSを起こすなどして重症になることが多いので注意が必要です．だから，**インフルエンザウイルスの治療中は常にこの**

表2　インフルエンザでの肺炎

①ウイルス肺炎	稀だが，ARDSを起こし重症に至る恐れ
②二次性細菌性肺炎	頻度高い．初期症状の改善途上に，新たに肺炎症状が出現（起因菌：肺炎球菌・ブドウ球菌・インフルエンザ桿菌，が多い）
③混合性肺炎	①・②双方の特徴を併せもつ．症状は徐々に増悪or短期間の改善直後に増悪，をみる

文献17より

肺炎合併の可能性を念頭に置いておくことが大切です．

― ところで，バイタルサインに戻るけども，この患者さんの頻脈には痛みの他に脱水もあったかもしれませんね．**脱水状態だと肺の音は聴取し難くなるからね．** 毎日しっかり肺の音を聴くようにしなさい．cracklesが聴こえてくるようになるかもしれないよ．

― はい．

― いいかい，肺炎の経過というのは，X線でみるものじゃないよ．**肺炎のX線所見なんていうのは，約1カ月も残るものなんだ．肺炎が今どういった段階にあるのかは，肺の音でわかります．** 急性期：holo inspiratory crackles →early-to-mid crackles →回復期：late crackles →消失，というふうに変わっていきます．途中，early-to-mid cracklesになるが，これは肺炎が一時的に気管支拡張症を起こすからです．

> その他にも，「WBC，体温，CRP」ベースのフォローではなく，それ以外のパラメーターを追え，というのは有名な話ですよね．呼吸数・SpO₂/PaO₂や咳/痰の数量などの症状変化・痰の色/Gram染色所見，などが参考になります．

― うーん，なるほど，3日おきにX線を撮った方がいいんじゃないか，と思っていました．

― でも上の先生は，そんなふうにはしていなかっただろう．もちろん，増悪を考えるときは必要になります．ただし，画像の確認よりも，むしろなぜその肺炎が増悪したのかをしっかり考えないといけません．例えば，**同部位に2回以上の肺炎が生じた場合なんかは，肺がんなどによる二次性の肺炎も考えないといけません．**

― うーん，なるほど〜．まだまだわかんないことだらけです．

― 今まだ君たちはわからないことだらけだろうけどね，わからない，と思ったら上の先生にしっかり聞くことだよ．聞かれてイヤな顔をするような先生は群星沖縄にはいないハズだよ．もしそんなことがあったら，私のところに来なさい．僕は自分の知っていることをこうやって君達に教えているけど，君達と一緒に勉強するつもりでもあるんだからね．

― はい，ありがとうございました．

入院後経過でわかったこと

細菌性胸膜炎が最も疑われ，スルバクタム・アンピシリン6 g/日投与にて加療開始となりました．入院1日目，2日目に38℃を超える発熱が出現しましたが，3日目以降には解熱を認めました．
入院2日目の胸部X線写真・超音波検査にて胸水貯留を認めたため，胸水穿刺を施行．黄色透明の滲出性胸水ではありましたが，膿性ではなく膿胸は否定的と考えられました．後日判明したPCR結果より結核・MACは否定されましたが，培養結果は陰性でした．病歴上より溶連菌・anginosus groupなどのStreptococcusや嫌気性菌経気道感染が疑われ，その感染源として最も考えられた口腔内の状態に関し入院7日目に歯科にて評価してもらったところ，重度の歯周炎の診断にて抜歯を勧められました．スルバクタム・アンピシリン6 g/日×7日間投与後，経過良好で入院10日目に退院．退院後近医受診して抜歯予定となりました．

> **口腔内不衛生（poor oral hygiene）と胸膜炎**
>
> 今回の場合，培養で検出されていないのではっきりと菌が断定できていません．ただ，一般に齲歯と歯周囲炎が強い場合，嫌気性菌やanginosus group *Streptococcus*，など口腔内に生着する菌も考えます．

また，糖尿病については5年前に指摘されて以降未治療で経過していましたが，HbA1c 7.7％と高値（ディスカッション中にもありましたが，やはり"uncontrolled DM"であったわけです）であり，インスリン導入後に退院となりました．血圧に関しても降圧剤（ARB）投与にて加療が開始されました．

最終診断
- 左肺炎・胸膜炎
- uncontrolled DM／高血圧

Dr.宮城の 覚えておきなさい！

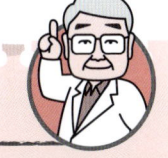

- ☐ "胸痛の4 pain killer"：大動脈解離，AMI，PE，気胸
- ☐ 医療者たるもの，数字に強くあれ！
- ☐ 第5 or 第7のバイタルサイン：頸静脈
- ☐ COPDのみにばち指なし！
- ☐ 毎日聴診しなさい，聴診で肺炎の段階を知ることができる

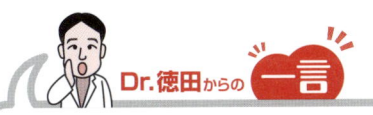

Dr.徳田からの一言

胸水貯留を疑う場合，さまざまな身体診察の技を利用するとよい．まず，打診での濁音界（dullness）を診る．声音振盪（tactile fremitus）の低下がある．打聴診（auscultatory percussion）も有用．単純X線や胸部CTで1 cm以上の胸水はできるだけ穿刺して調べることをお勧めする．このとき必ず胸水pHの測定も加えること．なぜなら低pHの胸水は，膿胸または複雑性肺炎随伴性胸水ということになり，胸腔チューブによるドレナージの適応となるからである．胸水pHの測定では，胸水を血液ガス分析機に注入してよい（機械が詰まるという説があるがそれは間違いである）．pH測定以外には，蛋白，LDHは必須であり（Lightの基準），培養，グラム染色と抗酸菌染色，細胞数カウントと分画，も調べる．また必要に応じて，膿胸疑いでは「糖」も測定する．

文献
1) Pavord ID & Chung KF：Management of chronic cough. Lancet, 371：1375-84, 2008
2) 「The Patient History：Evidence-Based Approach」（Lawrence Tierney, et al），McGraw-Hill Companies, 2004
3) Chung KF & Pavord ID：Prevalence, pathogenesis, and causes of chronic cough. Lancet, 371：1364-74, 2008

4) D'Urzo A : Chronic cough. Three most common causes. Can Fam Physician, 48 : 1311-6, 2002
5) Kohansal R : The natural history of chronic airflow obstruction revisited: an analysis of the Framingham offspring cohort. Am J Respir Crit Care Med, 180 : 3-10, 2009
6) Hirsch AT, et al : ACC/AHA 2005 Practice Guidelines for the management of patients with peripheral arterial disease (lower extremity, renal, mesenteric, and abdominal aortic). Circulation, 113 : e463-654, 2006
7) Global Initiative for Chronic Obstructive Lung Disease (GOLD). Global strategy for the diagnosis, management, and prevention of COPD. "GOLD 2013"
8) Broekhuizen BD, et al : The diagnostic value of history and physical examination for COPD in suspected or known cases: a systematic review. Fam Pract, 26 : 260-8, 2009
9) Wang NY, et al : Blood pressure change and risk of hypertension associated with parental hypertension: the Johns Hopkins Precursors Study. Arch Intern Med, 168 : 643-8, 2008
10) Chobanian AV, et al ; Joint National Committee on Prevention, Detection, Evaluation, and Treatment of High Blood Pressure. National Heart, Lung, and Blood Institute; National High Blood Pressure Education Program Coordinating Committee : Seventh report of the Joint National Committee on Prevention, Detection, Evaluation, and Treatment of High Blood Pressure. Hypertension, 42 : 1206-52, 2003
11) Gold EB, et al : Factors associated with age at natural menopause in a multiethnic sample of midlife women. Am J Epidemiol, 153 : 865-74, 2001
12) Tokuda Y & Miyagi S : Physical diagnosis of chronic obstructive pulmonary disease. Intern Med, 46 : 1885-91, 2007
13) Zapata-Wainberg G & Vivancos J : Bilateral Earlobe Creases. N Engl J Med, 368 : e32, 2013
14) Friedlander AH, et al : Diagonal ear lobe crease and atherosclerosis: A review of the medical literature and dental implications. Med Oral Patol Oral Cir Bucal, 17 : e153–e159, 2012
15)「Clinical Methods: The History, Physical, and Laboratory Examinations. 3rd ed」(Walker HK, Hall WD, Hurst JW, eds), Chapter 44 (McPhee SJ), Butterworths, 1990
16) Sharma JK & Marrie TJ : Explosive pleuritis. Can J Infect Dis, 12 : 104-7, 2001
17) Dolin R : Clinical manifestations and diagnosis of seasonal influenza in adults. UpToDate, 2014

※本稿は豊見城中央病院研修医 菅野彩先生（当時）による，同院の教育回診の記録が元になっています．この場をもって謝辞と代えさせていただきます．

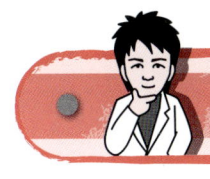

Dr.岡田の 知っ得レクチャー

ばち指を改めて考える

● 鑑別疾患

ここで，ばち指の鑑別疾患をもう少し実践的に整理してみましょう．

ばち指の鑑別疾患を考えるうえで，トップはご存知，肺疾患です．そして，次はcommon "3"：先天性心疾患，肝硬変，Graves病（バセドウ病）．です．その次は，uncommon "2"：クローン病などの炎症性腸疾患，胃がん．その次はrare "5"：Hodgkinリンパ腫，結核，HIV（特に小児），嚢胞性線維症，celiac病（最後の2つは日本ではvery rareにしてもいいかもしれません）．臓器別にまとめると表のようになります．

● 機序

ばち指の形成機序としていくつかの仮説がありますが，確定されたものはありません．古くはAVシャントによる血管や組織新生因子により形成されるという説が有力でした．現在は，本来肺で血小板に"成熟"するはずの巨核球が肺の障害により末梢にたどり着き，そこでリリースされるPDGFなどの新生因子によるのではないかという説が有力のようです．また炎症性腸疾患の際には，しばしば伴う血小板増多症が関与しているのではないか，とも言われています．

● windowテスト

一見パソコンの起動実験のような名前ですが，そうではありません．ばち指があるかどうかは教科書的には爪と指の角度をみるわけですが，私が好きなのは勝手に名づけた"指でハート，爪でダイアモンド"サインです．これは下図のようにハートを作ってもらって，爪先のところにちゃんとダイアモンド形ができているかどうか確認するものです．ちなみに正式には，Schamroth's windowテスト"Schamroth sign"という名前がちゃんとあります（おわかりのように"ハート"は少なくともばち指の診断には全く必要ありません）．

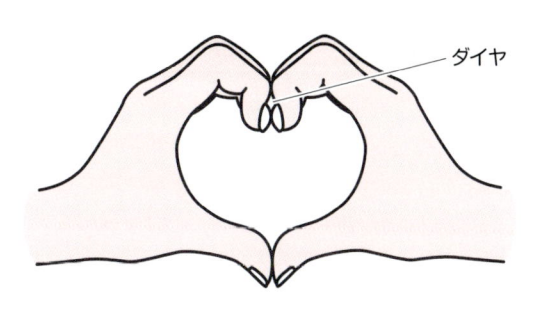

表 ばち指の鑑別疾患

肺疾患	悪性腫瘍（扁平上皮がん＞小細胞がん＞腺がん） 化膿性肺疾患 びまん性肺疾患，間質性肺炎，肺線維症 慢性呼吸不全
心疾患	チアノーゼ性先天性心疾患，心内膜炎
消化器疾患	肝硬変，炎症性腸疾患，celiac病
感染症	HIV，結核
その他	甲状腺疾患，慢性腎疾患，緩下薬乱用

文献1より

文 献

1) Spicknall KE, et al : Clubbing: an update on diagnosis, differential diagnosis, pathophysiology, and clinical relevance. J Am Acad Dermatol, 52 : 1020-8, 2005

タバコとがん

本文中に出てきたタバコとCOPDの関係に続く話として，タバコとがんの関係について，以下にまとめてみます．数字がたくさん出てきますが，この症例で数字に強くなった方なら大丈夫!?

● タバコの疾患リスク

タバコと肺がんの関係はよく知られていますが，それ以外にも多くの疾患に関与することが知られています（表）[1)2)]．

ここで改めてタバコの危険性について説明するまでもありませんが，ここ十数年でも，『1本のタバコは11分間寿命を縮める』というなかなかキャッチーなタイトルの論文が出たり[3)]，『喫煙者は非喫煙者に比べて約10年短命』と報告されたりしています[4)]．

後者は1900～1930年生まれの人を対象にイギリスで行われた約半世紀（!）の壮大なスタディです．同報告では，60，50，40，30歳での禁煙でそれぞれ約3，6，9，10年の寿命が延びた，とも記されています．

表　タバコの疾患リスク

死因		相対リスク（男/女）
がん	Any	1.55/1.62
	肺	2.44/2.76
	肝	1.36/1.44
	胃	1.52/1.05
	食道	1.34/1.24
	大腸	1.02/1.21
	その他	1.24/1.42
呼吸器疾患	Any	1.14/1.43
	COPD	1.19/1.61
心血管系	Any	1.17/1.21
	脳卒中	1.17/1.18
	冠動脈疾患	1.21/1.41

文献1より抜粋して引用

● タバコと肺がん

日本からのスタディでは，喫煙者の非喫煙者と比較したときの肺がんリスクは，喫煙者男性：4.4倍，喫煙者女性：2.8倍の相対リスク，と報告されています[5)]．さらに1日2箱以上吸う人は非喫煙者に比べ50倍肺がんになりやすい，と報告されています[6)]．なお，タバコは少量でも肺がんリスクを増やすことも言われています[7)]．

● 女性はタバコからの影響を受けやすい!?

タバコの肺がんに対する影響の男女差についてはスタディにより結論が分かれています．現在のところ，一般的には女性の方が影響を受けやすい，とされています．同じ日本人対象のスタディでも結論は分かれています[8)]．

文　献

1) Gu D：Mortality attributable to smoking in China. N Engl J Med, 360：150-9, 2009
2) Gellert C：Smoking and all-cause mortality in older people: systematic review and meta-analysis. Arch Intern Med, 172：837-44, 2012
3) Shaw M：Time for a smoke? One cigarette reduces your life by 11 minutes. BMJ, 320：53, 2000
4) Doll R：Mortality in relation to smoking: 50 years' observations on male British doctors. BMJ, 328：1519, 2004
5) Wakai K, et al：Tobacco smoking and lung cancer risk: an evaluation based on a systematic review of epidemiological evidence among the Japanese population. Jpn J Clin Oncol, 36：309-24, 2006
6) Freedman ND：Cigarette smoking and subsequent risk of lung cancer in men and women: analysis of a prospective cohort study. Lancet Oncol, 9：649-56, 2008
7) Harris JE, et al：Cigarette tar yields in relation to mortality from lung cancer in the cancer prevention study II prospective cohort, 1982-8. BMJ, 328：72, 2004
8) Sakata R, et al：Impact of smoking on mortality and life expectancy in Japanese smokers: a prospective cohort study. BMJ, 345：e7093, 2012（日本人対象のスタディです）

Case 5　Basic編

戦慄の rigor !
必修！血液培養
腰痛（62歳，男性）

　さて，時期は初めての夏に遡ります．四方を海に囲まれている沖縄の夏は本州の都会の夏のような不快感はありません．紫外線は強いのですが，まだ仕事に慣れないうちは日が昇る前に出勤し日が沈んでから帰る，そんな生活が続きそうです．

症例のプレゼン

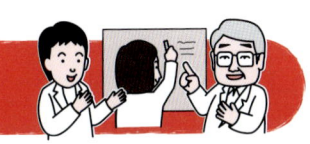

定義をおさらい

症例

62歳男性（159 cm，68.5 kg，BMI：27.1）

主訴：腰痛

現病歴：来院1カ月半前から排尿困難を自覚していた．その後から腰に違和感を覚え始め，ある日仕事中立っているのがきつくなった（両足が重くなった）ため，自宅へ帰った．発熱に気付き，腰痛のため食事も摂ることができなかった．仕事を休み安静にしていたが改善なく，整骨院2カ所，整形外科2カ所を渡り歩いた（鍼灸治療，電気治療）が改善なかった．来院2週間前には悪寒戦慄を感じ，その頃から腰痛も悪化した．
来院直前は，左足全体（特にふくらはぎから足首）まで痛みが及び，トイレまで這っていく程であった．疼痛のため感覚障害の有無は不明．来院日は近医内科より腰痛と発熱のため当院紹介受診となった．

痛みの10カ条：

①発症の仕方：gradually onset（緩徐発症）
②場所：左腰部（L4），正中（L3-4）も軽度圧痛
③発症・持続時間：1カ月前より徐々に進行
④性質：電撃痛
⑤随伴症状：食思不振，high fever，shaking chill，排尿困難
⑥寛解因子：なし
⑦増悪因子：体動時痛（寝返りするときに痛い．ベッドから起き上がるときは痛くて起き上がれない）
⑧放散痛：左足に放散
⑨強度：8/10
⑩重症度：現在は歩けないほど重症

表1 寒気・悪寒・悪寒戦慄

			血液培養
寒気：chilly sensation (mild chill)	セーターを羽織りたくなる		採る必要なし
悪寒：chill (moderate chill)	毛布を何枚かかぶりたくなる		採るのが望ましい
悪寒戦慄：shaking chill (severe chill) (rigorとも言う)	毛布を何枚かけても歯がガチガチして体の震えが止まらない		必須

意識がある人の場合，「歯がガチガチなるほど震えましたか？」と聞くと，悪寒戦慄の有無がはっきりします．

— ん〜いいですね．よくまとまっています．悪寒戦慄があったんですね．悪寒戦慄とは何かもう言えるかな？

— 寒くて体がブルブル震えることです．

— うん，もう一越えだね．寒気と悪寒ときちんと区別できていますか？ みんなのために表1に整理しておきます．**一番気を付けないといけないのは，shaking chill（悪寒戦慄）だ**．なぜ，一番気にしないといけないかというと，この悪寒戦慄時には菌血症やウイルス血症が起きているんだ．沖縄県立中部病院時代のデータでは，体温38.5℃以上で悪寒戦慄なしのときは血液培養陽性8.8％だったのに対して，悪寒戦慄ありのときは血液培養陽性33％だった．だから，**発熱があるときは，悪寒戦慄の有無を必ず聞きましょう．そして，悪寒戦慄をみたらこっちが震えるくらいの気持ちで臨まないといけません．**

— はい．

> CoburnらによるJAMAの論文[1]では，菌血症/敗血症の有無において，体温よりも白血球数よりも（！）"悪寒戦慄の有無"こそが最も有用である〔陽性尤度比：4.7（95％ 信頼区間：3.0-7.2）〕と結論づけています．
> ちなみに，この論文には徳田先生ら沖縄県立中部病院のデータ[2]も引用されています．

— 主訴の腰痛に関しては先ほどだいぶ詳しく言ってくれていましたね．それについて考える前にROSを聞いておこうか．

症例（続き）
ROS：体重減少10 kg/月（75 kg→65 kg）
皮疹：なし
循環器：心雑音の既往はなし

消化器：疼痛に伴い嘔気を生じることがある
　　　泌尿器：排尿困難（＋），排尿時痛（－），尿意頻回（＋），尿量低下（＋）

体重減少があったんですね．体重減少の定義は1〜6カ月の間に5kgまたは5％以上の体重減少です．原因としては①うつ，②悪性腫瘍，③uncontrolled DM，④その他があります．定義はしっかり覚えておきましょう．では，既往歴以下教えてください．

症例（続き）

既往歴：高血圧指摘歴あるも治療なし．集団検診を1年前まで受けていた．
手術歴：左足骨折で手術歴あり．輸血歴：なし
薬剤歴：なし
アレルギー：なし
家族歴：特記すべき事項なし
社会歴：沖縄中部で30年寿司屋．現在はプールの管理人．
　7人兄弟の長男．子供は4人．現在は妻，父と3人暮らし．親戚は皆近所に住んでいる．ずっと沖縄暮らし．
　40年間毎朝5kmのジョギング（2カ月前まで行っていた），那覇マラソンにも9回出場．
嗜好歴：飲酒 泡盛 3合×40年，喫煙 なし
海外渡航歴：20代で台湾旅行
飼育歴：ペット飼育歴なし
居住環境：コンクリート2階建て，築28年

元々はマラソンをするほど活動性が高い人なのですね．毎朝のジョギングは偉いなあ．那覇マラソンにも出ているし，君たちより動けるんじゃないか？（笑）

…そうかもしれません．

まだ仕事に慣れないだろうから，しばらくは大変だろうけど，慣れてきたら運動する時間ももたないといかんよ．まずは君たち**医療者自身が健康でなければいけません，ましてや患者より先に死んではならないよ．**

いいかね，いつまでも病院でダラダラ残っている人が優秀で真面目というわけではないからね．昔，私のいた病院でいつも一番早く帰る研修医の子がいたんだよ．始めはどんな先生だろうと思ったけどね，やるべきことはやられているし，その日の記録も整然とされていた．そう，後でわかったのは若手のなかで彼が一番優秀だったんだ．

へぇ〜．

> ただ宮城先生が県立中部病院にいらっしゃった頃，どの先生の部屋よりも朝早くから晩遅くまで明かりがついている部屋があって，それが宮城先生の部屋だった，というお話を沖縄の先輩先生方から聞く機会もありましたが．

運動の話に戻るけど，**50歳からの運動は平均寿命を約3.7年延ばす**，と言われているんだ．運動するとβエンドルフィンが出る．このβエンドルフィンには痛みを和らげる作用もあります．

僕は毎朝，那覇の公園を散歩しているよ．

わあ，偉いですね！

> この"運動の効果"については，Case10で詳しく扱います．

健診を受けているか，と最後にいつまで健診を受けていたか，まで聞けているのはいいですね．とても有用な情報が含まれていることが多いからね．高血圧は言われていたけど，通院はしていないんだね．

はい．

健診ではときどき，cyst（嚢胞）を言われる人がいます．だいたい，**60歳以上の4人に1人は肝or腎cystがあると言われているんだ**．

結構多いんですね．

それより年齢が上がるとさらに多いよ．基本的には経過観察でいいけどね．ただ，10％はがん化する可能性があると言っているものもあるので，注意が必要です．

それと，手術歴があったが，輸血はしなかったところまで聞けているのも素晴らしい．このように**手術歴がある場合は輸血歴の有無も確認しておくこと．輸血歴がある場合はC型肝炎なども考えるようにしましょう**．肝臓といえば，この人はかなりお酒を飲むようですね．1日80ｇのアルコールを10年で肝硬変です．

> 詳しくはCase 3をご参照ください．

この人は泡盛3合を40年も飲んでいるから，もう肝硬変になっているかもしれないなあ．4人子供がいると言っていたね．肝硬変になると性欲が無くなる．そのため，「第4子が生まれる頃くらいまでは性欲があった」などと推測もできますね．まあ一概には言えないけどね．

なるほど…．

職歴，曝露歴も忘れずに

社会歴は曝露歴も含めて，とてもよく聞けています．こんなふうにsick contactについて考えるとき，海外渡航歴や動物接触歴に合わせて，住居歴も聞いておくのは非常に大切です．中部（沖縄中部）に住んでおられるみたいだけど，仕事は軍関係だったのかな？

えーと，そこまで詳しくは聞けていません．

そうですか．軍関係の場合，基地内で働いているかどうかまで聞いておいた方がいいね．この人は違うと思うけど，**軍備要員の人のときなんかはアスベスト曝露を考えないといけません**．

ん〜なるほど．

沖縄と米軍基地は現在のところ，切っても切り離せない関係です．沖縄本島は基本的に南部・中部・北部の3つに分けられます．沖縄の中部に大きな米軍基地があります．滑走路がすっぽり内包されるほどの大きさです，というと少しイメージが湧くでしょうか．

　アスベストというのは肺がんや中皮腫のリスクだからね．アスベスト肺では，呼吸困難が主症状になります．両側下肺野の late crackles が聴取されるんだ[3]．今でもアスベストの使われている建物は残っています．中部病院では，僕の前院長の真栄城優夫先生がアスベストを全部撤去させたんだよ．

　へえ〜．

　それに**アスベストはタバコと合わさるとさらにリスクが高まるんだ**．この患者さんはタバコを吸っていなかったけどね．職歴は病気にとても関係します．でも，住居の建物についてまでしっかり聞けていたし，素晴らしいです．次からはどんな職歴や曝露歴がどんな疾患に関連するのかまで考えながら，聞けるともっとよいよ．

　はい，ありがとうございます．

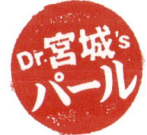

Case 5

Dr.宮城's パール
喫煙＋アスベスト曝露は"synergistic"に作用するが，強さから言えばタバコの方が強い．
下記「知っ得レクチャー」もご参照ください．

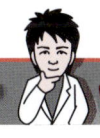

Dr.岡田の 知っ得レクチャー

職歴も忘れずに

　職歴が疾患のリスクとなることがあります．例えば，以下のようなものがあります．
・軍備要員：アスベスト曝露を考慮
・長距離ドライバー：深部静脈血栓，など

　他にも織物工場と虚血性心疾患の関係は有名です．1992年のTüchsenらの織物工場勤務者・自営業の床屋さん・パン屋さん・産業ラボや医療関係のラボで働く人と虚血性疾患の関連を指摘するような報告[4]があったり，また2012年のものでも織物工場で働く女性が心血管性疾患のリスクが高いと報告[5]されていたり，します．

　まずは，職歴をルーチンの問診事項の一つにしておきたいところですね．

● アスベスト

　タバコ・アスベスト曝露が，それぞれ肺がんにリスクとなることは古くから言われてきました．また，この2つの相乗効果においても，1977年のSaracciらの報告[6]に始まり，2001年にはLeeによりそれまでの報告がレビューされています[7]．Leeはアスベストとタバコの相乗効果について，確かに存在する可能性は高いが，正確に統計学的な定量をすることは難しいと結論づけています．

　ただ，一般にアスベストよりもタバコの方がはるかに（肺がんへの）リスクは高い，とされています．

ここまでのProblem list

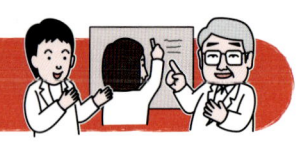

では，いつも通りProblem listを作るところから始めるとしよう．

これまでの情報から以下のProblem list①が作られた．

Problem list ①

#1 排尿困難・尿量低下
#2 尿意頻回
#3 発熱・悪寒戦慄
#4 左腰痛
#5 体重減少
#6 飲酒歴
#7 高血圧既往
その他

尿関係のProblemに迫る

排尿困難と尿量低下があるということだが，これらをいっぺんに考えてもややこしいので，まず排尿障害から考えてみよう．何を思い浮かべるかな？

男性なので前立腺肥大症（BPH）はありえるでしょうか．ただ，やはり腰痛もあったし，腰ら辺の異常でしょうか．

そうだね，排尿の中枢はS2-4の仙髄にある．BPHの他に排尿障害を呈するものとしては，神経因性膀胱・腰椎ヘルニア・骨転移・腎腫瘍なども考えられるね．**排尿障害があるということだから直腸診は必須だ．いいかい，前立腺はPSAみたいな血液検査だけで評価してもダメだよ．**一応，表2のような目安はあるけどね．

> PSAを用いたスクリーニングについて，米国のUSPSTF（U.S. Preventive Services Task Force）は，推奨しない（Grade D）としています．そのうちの一つの理由は，**表3**のようにPSAが低くてもがんである可能性はあり，いずれのカットオフ値もスクリーニングとしては適当でない，と判断されたことによります．

前立腺を疑ったらまず直腸診をしないといけません．今回の場合は，単純に前立腺の大きさをみる意味もあるが，前立腺炎があるときは前立腺を触れたとき，患者さんは激痛を訴えるからそれもわかる．それと直腸診にはもう一つ意味があります．

肛門括約筋とかの神経学的所見ということでしょうか？

その通り．脊髄が侵されているかもしれないと考えているわけなんだから，そこまで気にしないといけないね．ついでに直腸診をする場合を復習しておこう．どんな場合があったかな？

表2　PSA（prostate specific antigen）

4.0〜10.0 ng/mL	グレーゾーン
10.0 ng/mL〜	がんの可能性

表3　PSAとがんの割合

PSA（ng/mL）	がんの占める割合（%）
<0.5	6.6
0.6〜1.0	10.1
1.1〜2.0	17.0
2.1〜3.0	23.9
3.1〜4.0	26.9

文献8より

🧑 腹痛や消化管出血を疑うとき，です．

👨‍⚕️ そうだね．**直腸診の適応は，①腹痛，②貧血，③下血，④水様下痢，⑤前立腺，⑥排尿障害，を覚えておきなさい．**次に尿量低下についてはどう思うかな？

🧑 えー，腎不全とか脱水とかでしょうか．後，さっきのBPHがひどくなればなるかもですかね．

👨‍⚕️ うん，何でもそうだけど整理して考えてみよう．**尿量低下は真の尿量低下と見かけの尿量低下に分けて考えます．**どういうことかというと，実際に尿量が低下しているのは真の尿量低下だが，尿が作られていても排尿障害や閉塞機転があれば，患者本人には「尿が出にくくなった」と感じられることがあるからね．

🧑 はい

👨‍⚕️ 尿意頻回についても考えてみよう．尿意頻回といえば，何を考えますか？

🧑 膀胱炎でしょうか．

👨‍⚕️ うん，一般的には「膀胱刺激症状」であり膀胱炎や尿路感染症を思わせるね．ただし**同じ膀胱炎でも男性と女性とでは大きく扱い方が異なることに注意しておかないといけない．**膀胱炎は外尿道口から膀胱までの距離が近い女性ではよくあることだが，その距離が遠い男性ではそうそうなるものではありません．**男の膀胱炎をみたら，排尿障害があるか，閉塞部位はないか，などの精密検査（full workup）が必要です．**

> 単純性膀胱炎または単純性UTI（simple UTI・uncomplicated UTIとも言う）という言葉があります．この単純性UTIの厳密な定義としては「生来健康な閉経前の女性の尿路感染症で，腎機能障害を伴っていないもの」となっています．それ以外はすべて複雑性（complicated）尿路感染症となります．ということは，つまり男性の尿路感染症は須らく複雑性尿路感染症ということになります．なぜこの分け方が重要になるのでしょうか？ それはワークアップやマネジメントが変わるからです．詳細は文献9，10などをご参照くださいませ．なお，単純性膀胱炎では抗菌薬は不要と言われています．

👨‍⚕️ 例えば，いつも中年以上の男性には必ず聞きなさいと言っているROSがあるね．

🧑 夜間尿ですね！

👨‍⚕️ そうだ．前立腺肥大で夜間尿を呈することがある．後は，多尿の病態でも尿意頻回はありますが，この人の場合はどうもそうではなさそうですよね．多尿になるものとしてはどんなものが

あるかな？

えーと，成人T細胞白血病（ATL）・糖尿病・低K血症，とかでしょうか．

そうだね．**多尿と言えば，糖尿病・高Ca血症・低K血症・慢性腎不全**はすぐ浮かんでこないといけないよ．つまり，この患者さんは今言った病気ではなさそうですね．はい，では，ここまでで挙がった鑑別診断をリストアップしてみましょう．

はい．

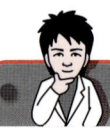

Dr.岡田の知っ得レクチャー

尿が多い原因は？

慢性腎不全の初期には多尿や夜間尿が唯一の症状であることが多いのですが，進行してくると尿毒素や水分の貯留，電解質および酸塩基平衡の調節不全，腎臓の内分泌器官としての機能低下などによっていろんな症状が出現してきます．ただ，生体では腎機能の障害程度に応じて代償機構が働くので，糸球体濾過量の低下と諸症状の発現が平行しないことも少なくありません．

では，ここで少しこの"頻尿・多尿"について考えてみましょう．一言に"尿が多い"と言ってもその原疾患は**表**のように多岐にわたり，考え出すとかなり奥の深いもののように思います．

例によって，まず定義を確かめることから始めてみると，以下のようになっています．
- 頻尿：回数の異常，日中1日8回以上が目安
- 多尿：量の異常，1日尿量が3L以上

大抵は，多尿をきたしている場合，頻尿になっているハズです．反対に，頻尿の訴えがある場合は多尿をきたす疾患とそうでない疾患に分かれます．

表 頻尿・多尿の原因

頻尿：回数の異常，日中1日8回以上が目安					
多尿：量の異常，1日尿量が3L以上			多尿をきたさないもの		
浸透圧利尿	溶質負荷	・高血糖 ・異化亢進時，尿素↑ ・生理食塩水，造影剤，浸透圧利尿剤，等の外因性	神経因性膀胱		・脳卒中 ・多発性硬化症 ・Parkinson病，Alzheimer病 ・水頭症，脳腫瘍，外傷性脳損傷
	NaCl吸収障害	・腎不全，CKD ・利尿剤 ・間質性腎炎		脊髄	・脊髄損傷/腫瘍，脊髄形成異常，横断性脊髄炎
水利尿	中枢性尿崩症				・糖尿病性末梢神経障害
	腎性	・電解質異常：高Ca，低K，等 ・薬剤性 ・その他	膀胱刺激症状・尿失禁をきたす疾患		・膀胱炎，等の尿路感染症 ・間質性膀胱炎 ・結石，異物 ・腫瘍
	心因性				・その他の尿失禁をきたすもの
浸透圧利尿・水利尿，双方		・閉塞解除後の利尿期 ・急性尿細管壊死の回復期	膀胱 capacity↓		・前立腺肥大 ・物理的狭窄，閉塞，圧排
			心因性頻尿		

ここまでのディスカッションで以下の鑑別疾患リストが作られた．

#1 排尿困難・尿量低下，#2 尿意頻回のDDX（鑑別診断）
・尿路感染症（前立腺炎・膀胱炎，等）
・腎腫瘍
・BPH
・神経因性膀胱
・腰椎ヘルニア
・骨転移

たくさん挙げてくれたね．さあでは，身体所見にいこう．

身体所見を踏まえての評価

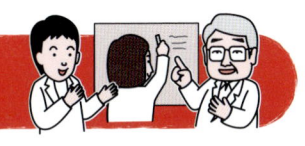

症例（続き）

身体所見：意識清明

バイタルサイン：体温 36.8℃，血圧 123/81 mmHg，脈拍 109/分，呼吸数 20/分，SpO_2 92％（RA）

（紹介元でのバイタルサイン：体温 39.4℃．抗菌薬（ピペラシリン）・解熱鎮痛薬，処方され来院）

GA：slightly sick（やや元気がない）

頭頸部：瞳孔径正常範囲 左右差なし．対光反射正常
眼瞼結膜貧血なし，眼球結膜軽度黄染なし
頭頸部リンパ節腫脹なし，項部硬直なし，髄膜刺激徴候なし
口腔：奥歯がすべてない，歯科治療歴あり

胸部：呼吸音 両側呼吸音清，crackles/wheeze なし
心音 リズム整，S1・S2正常，S3/4なし，心尖部有意に汎収縮期雑音（高調，Levine Ⅲ），PMI：左乳頭の1 cm外側

腹部：平坦・軟，圧痛（－），反跳痛（－），腸蠕動音亢進・減弱（－）

背部：左右CVA 叩打痛（－），左CVA knock pain（＋），左腰部腸骨付近（L4）に疼痛．ピンポイントで激痛がある．正中でも軽度圧痛あり．

四肢・皮膚：冷感（－），edema（－），turgor 良好

神経学的所見：左下肢痛診察時は消失・感覚障害なし
SLRテスト 左40°Lasegue徴候＋

直腸診：激痛なし．肛門括約筋トーヌス？

Case5 戦慄のrigor！ 117

身体所見からProblem list #4に「ピンポイントの脊柱叩打痛」が加わり，#8～11も加わった．

Problem list ②

#4 　左腰痛・ピンポイントの脊柱叩打痛
#8 　バイタルサイン異常
#9 　口腔内不衛生
#10 LevineⅢ度の汎収縮期雑音
#11 SLRテスト　左40°Lasegue徴候＋

バイタルサインをよむ

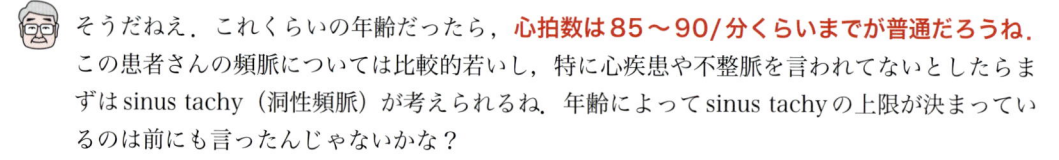

👨‍⚕️ う〜ん，気になる所見がたくさんあるね．いつものようにまずバイタルサインからみていきましょう．このバイタルサインはどうですか？

🧑 少し脈拍数が速いと思います．

👨‍⚕️ そうだねえ．これくらいの年齢だったら，**心拍数は85〜90/分くらいまでが普通だろうね**．この患者さんの頻脈については比較的若いし，特に心疾患や不整脈を言われてないとしたらまずはsinus tachy（洞性頻脈）が考えられるね．年齢によってsinus tachyの上限が決まっているのは前にも言ったんじゃないかな？

🧑 …すいません，習ったような気はしますが，忘れました．

👨‍⚕️ **sinusリズムの上限は「220－年齢」**です．では，発熱で上がる脈拍数との関係は覚えているかな？

🧑 はい，**脈拍≒（体温－36.5）×10/0.55＋［80（1〜60歳），75（60〜70歳），70（70歳以上）］**です．

👨‍⚕️ そうです．そしてその予想よりも低ければ，**比較的徐脈**と言います．ただこの患者さんは病院に来たときには既に熱冷ましとか痛み止めが入っていたんだね．

🧑 はい．

👨‍⚕️ 他には何かバイタルサインの異常はないかな？

🧑 う〜ん，後は…SpO₂とかはやや低いでしょうか．

👨‍⚕️ そうだね，もう皆SpO₂とPaO₂の関係は覚えたかな？　はい，そこに90, 85, 75と書いてください．

🧑 え〜，SpO₂ 90のときはPaO₂ 60, 85のときが50, 75のときが40です（図）．

👨‍⚕️ そうです．SpO₂ 92％ならPaO₂は70 mmHgくらいだ．このSpO₂・PaO₂も年齢で値が変わってきます．その年齢でのPaO₂は「(100〜105)－0.3×年齢」になると言われている．そうするとこの患者さんの年齢ではどうなるかな？

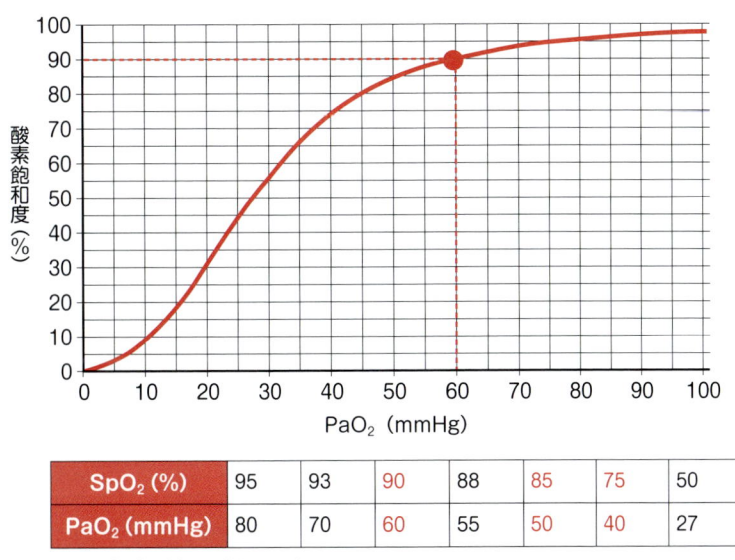

SpO₂ (%)	95	93	90	88	85	75	50
PaO₂ (mmHg)	80	70	60	55	50	40	27

上の数字（赤字）は暗記しよう

図　SpO₂–PaO₂曲線

- えーだいたい60歳として，PaO₂は82〜87くらいになります．
- そうすると，SpO₂ 92％，というのは年齢を考慮しても低いということがわかりますね．ん〜この人のSpO₂低下は敗血症か肝硬変が怪しいなあ．**肝硬変の人ではintrapulmonary shunt（肺内シャント）↑となるため，心拍数が上昇するんだ．**腹水はなかったかな？
- お腹はそんなに大きくなっていなかったと思います．
- **腹水を診るときは，shifting dullnessを診ます．**仰臥位・側臥位で打診すると，dullの位置が変わります．腹水が多くなってくると，胸水も出てきます．横隔膜の先天孔を通って胸部へ滲出するんだ．後，**側臥位のときには，脾腫も一緒に診ておきましょうね．**門脈圧亢進で脾腫になれば，貧血や汎血球減少が起こってくる．
- はい．
- それにしても，この患者さんの呼吸数は少し速いと思うよ．**敗血症では肺に影がはっきり見えなくても，低酸素血症になっていることがあります．発熱というのはカテコラミンを刺激するが，それだけでは呼吸数はそんなに上がりません．**

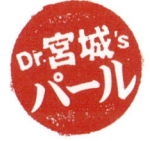

Dr.宮城'sパール　肝肺症候群：肝硬変→シャントが増え，酸素化が悪くなる

普通の人のシャント（動脈−静脈交通）率は5％くらいだが，肝硬変の人では30〜50％程度．このシャントのためにバイタルサインはhyperdynamicになります．

発熱・悪寒戦慄に迫る

- さてではいよいよ悪寒戦慄に迫ろう．当然，敗血症は致命的なものとして考えないといけない．

感染症を考えるとき，スタートはいつも「そのfocus（感染源）はどこか？」だったね．次に，「その臓器にどんな微生物（organism）がいるか？」を考えます．

> ただ，その思考に入る前に感染症かどうか？について本当に吟味したかどうかチェックする癖は忘れないでおきたいですね．

膀胱とか腎臓とか，後は心内膜炎も考えられると思います．

そうだね．それにこの患者さん，発症の仕方はgradual or chronic（亜急性か慢性）コースだったね．細菌感染は通常は2〜3日単位の経過だ．こういった**亜急性の経過をとる細菌感染**があるのは，①亜急性心内膜炎：2〜3カ月の経過，②亜急性肺感染症：膿を形成するような感染症/嫌気性菌感染症，などがあります．感染性心内膜炎だとそれほど高熱にならないことが多い．また慢性的経過で脾臓を触れることも多いです．

他には，**慢性の発熱になるような感染症では結核は必ず考えないとダメだよ！** 膀胱炎についてはさっき説明したが，もう一つ．**膀胱炎だけでは熱，特に高熱は出ない**．腎泌尿器系で考えられるとしたら，腎盂腎炎か前立腺炎だろうね．経過を考えると膿瘍のような病態も考えられます．**前立腺炎は敗血症になりやすい**．前立腺炎だとしたら起因菌としては何がありますか？

大腸菌とかですか？

そう，**E.coli**だ．もしこの人が前立腺炎で尿量が"真に低下"しているとしたら，それは既にもうショックです．**血圧が下がるのを待っていてはいけない．**いいですか，医療は常に先手必

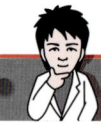

Dr.岡田の知っ得レクチャー

発熱するとカテコラミン↑→心拍数↑

誰でも経験があるように普通高熱が出れば脈は速くなりますが，体温と脈には下のような関係性がみられます．
- 発熱時の予測ΔHR（心拍数の変化量）
  ＝〔(そのときの体温)－(平熱)〕×10×9/5
  ※平熱＝36.5℃とすることも

また，年をとるとカテコラミンの反応が悪くなるため，年齢により正常心拍数の上限は異なります．
- その人の正常心拍数の上限＝80/分（1〜60歳），75/分（60〜70歳），70/分（70歳以上）

ただし，年齢差の他にも個人差もあり，当然細かい数字の幅は存在します．まとめて（恐らくはこの形式が一番メジャーと思われます），
- HR≒(BT－36.5)×10/0.55＋[80(1〜60歳)，75(60〜70歳)，70(70歳以上)]まで上昇する
  →計算した値まで上昇していなかったら，"比較的徐脈（relative bradycardia）"（Case 10参照）．

なお，発熱時，1°F毎に約10/分の脈拍の上昇を伴います[11]．ご存知かもしれませんが，アメリカでは体温の単位として，°F（Fahrenheit）を用います．1°F＝5/9℃の関係があります．上の式の0.55（≒5/9）というのはここに由来します．ちなみにFahrenheitはファーレンハイトと読みます．考案者のガブリエル・ファーレンハイトはドイツ人なので，eiの発音はアイになります．

上記の式の変法として，下のΔHR20ルール，というのもあります．
- ΔHR/ΔBT＞20 → 細菌感染の可能性大
  ※ΔHR＝(そのときの心拍数)－(その人の正常心拍数の上限)
  ※ΔBT＝(そのときの体温)－(その人の平熱)
  ※ベースラインがわからないときはHR70・BT36.0とする

勝で臨まないといけません．敗血症性ショックとして，速やかに治療を開始する必要があります．ただ，この患者さんの呼吸数20というのは敗血症性ショックだとしたら，Gram陰性桿菌にしては少し少ないかもしれません．**Gram陰性桿菌のエンドトキシンには呼吸数を上昇させる作用があるからね．さらにエンドトキシンには血管拡張作用があるから，Gram陰性桿菌による敗血症では，Gram陽性菌に比べ末梢血管拡張作用が大きいと言われている．**はい，じゃあこの発熱・悪寒戦慄のProblemについて，鑑別診断をリストに書いてみよう．

> #3 発熱・悪寒戦慄の鑑別診断
> ① 尿路感染症（膿瘍の可能性あり）
> ② 感染性心内膜炎
> ③ 前立腺炎
> ④ 敗血症
> ⑤ その他

Dr.宮城's パール　医療は常に先手必勝で臨まないといけません

鑑別疾患を思い浮かべながら問診や身体所見を

👨‍⚕️ 腎盂腎炎について出たが，ここでは腰痛について広く考えてみよう．他に何が考えられるだろうか？

🧑 尿路結石や骨折はどうでしょうか．

👨‍⚕️ そうだね，それだけでは熱は出ないが腰痛の原因にはなるかもしれないね．熱を出すものとして後は？

🧑 膵炎！

👨‍⚕️ ふむ，お酒もたくさん飲んでいるしね，ありえます．ここで腰痛に加えてSLRテストが陽性ということについても考えてみよう．Lasegue徴候があるということは，L4以下の神経根圧迫症状があるということだね．

🧑 脊椎炎とかもありますかね．

👨‍⚕️ その通り，脊椎炎や椎体膿瘍・硬膜外膿瘍などはよく不明熱の原因となっていることもある．そして多くの場合それらを念頭においた問診や身体所見がとられてないんだ．**鑑別疾患を思い浮かべながら，問診や身体所見をとることが大事だよ．問診や身体所見で8割の診断は可能です，検査などは確認目的と考えなさい．**そして必要と思われる分の検査だけをオーダーします．こういうのをoriented laboratory medicineと言います．

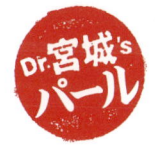

Dr.宮城's パール　oriented laboratory medicineを実践せよ
H&P（history and physical exam＝問診＆身体所見）から考えてその患者に必要な分だけ検査などで確認しましょう．なぜ自分がそれをオーダーするのか考えながら出さないといけません．

🧑 確かに，よく何となく検査をオーダーしようとするとき，上の先生に「なぜそれが必要か？」と聞かれます．

👨‍🦳 そうでしょう．上の先生などになぜその検査をしたのかが説明できないような検査をオーダーしていてはダメです．皆は自分の考えでオーダーするときも，上の先生からの指示でオーダーするときも，**なぜ自分がそれをオーダーするのか考えながら出さないといけません**．君達だって，意味がわからないときは上の先生に必ず聞かなくちゃいかんよ．胸部X線1枚にしたって，意味がいろいろあります．生来健康な人の気胸をチェックしたいのか，心臓が悪い人の心臓をチェックしたいのか，重症のときのARDSをみたいのか，子宮がんの肺転移をみたいのか，みんな意味があって出されているわけです．

🧑 はい．

👨‍🦳 はい，ではこの腰痛のProblemに関する鑑別診断をリストに書いてみましょう．

> **#4 左腰痛・ピンポイントの脊柱叩打痛の鑑別診断**
> ①椎体炎・椎体膿瘍・硬膜外膿瘍，②腎盂腎炎，③膵炎，④骨折，⑤尿路結石（腎，膀胱），⑥その他

👨‍🦳 感染性心内膜炎の可能性は少し触れたが，口の中までしっかり見ましたね，素晴らしい．奥歯がすべてなく，抜歯歴が複数回以上あると．poor oral hygiene（口腔内不衛生），というわけだ．**poor oral hygieneをみたときは，嫌気性菌感染についても考えます**．口腔内嫌気性菌は誤嚥吸引や血行性に散布される場合が多いからね．

Dr. 宮城'sパール　口腔内不衛生→嫌気性菌感染は考える

例）ショックで運ばれてきた患者さん．虫歯がたくさんありました．調べてみると，ショックの原因は膿胸で，齲歯から波及したものと考えられました．著者が水戸で総合診療科時代に実際に経験した症例です．

👨‍🦳 そして心雑音があったんですね．**pan systolic murmur（汎収縮期雑音）には，2種類あることを覚えておきなさい**．musicalは高音で「ぴゅー」という音，non musicalは「ザーザー」という音がします．後は一応Levine分類も復習しておきましょうね．Levine分類I度：学生

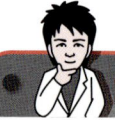

Dr. 岡田の知っ得レクチャー

なぜmusicalに聞こえるのか

musical murmurについては以下のような一節があります．

"musical murmurとは曖昧な単語ではなく，ある特定の振動数を有する心雑音を指す．通常，弁尖のような構造物が共鳴するときに起こる．"（文献12より引用）

徳島医大のKagawaらによると，「musical murmur（楽音様収縮期雑音）は時に患者から離れていても聞こえるほど強大な音で，心音図ではサインカーブが見られる」と記されています[13]．高校の物理の授業を思い出せば，musicのように聞こえるのはそのサインカーブに由来すると考えられます．

原因としては，大動脈弁狭窄症や僧帽弁や三尖弁の逸脱や逆流，僧房弁SAM（＝systolic anterior motion：僧帽弁前尖の前方運動）のときに聴かれるようです[14]．

122　Dr.宮城の白熱カンファレンス

ではわからない，Ⅱ度：わかるが弱い，Ⅲ度：明らかにわかる，Ⅳ度：thrillを触れる，Ⅴ度：聴診器のedgeで聴ける，Ⅵ度：聴診器を離していても聞こえる，です．さて，この汎収縮期雑音で何を思うか？

🧑 僧房弁逆流症（MR）があるかもしれません．

👨 うん，そうだね．MRの音というのは完成した直後の時期では心雑音は聴きにくいんだ．だから今聴こえるということは，できてからしばらく経っています．では，みんなで考える鑑別診断をリストに書いてみましょう．

> ＃9 口腔内不衛生，＃10 Levine Ⅲ度の汎収縮期雑音の鑑別診断
> ①感染性心内膜炎，②MR，③乳頭筋機能不全，④心室中隔欠損，⑤リウマチ熱，⑥その他

👨 といったところかな．リウマチ熱は，昔はとても多かったんだよ．抗菌薬が出されるようになって激減はしたが，0になったわけではない．世界的にみれば医療環境の悪い地域ではまだまだcommonで危険な疾患の一つです．また，乳頭筋機能不全（papillary muscle dysfunction）とリウマチ熱の急性期は同時には起こらない．つまり，乳頭筋機能不全が今あるなら，リウマチ熱が今起こっている可能性はない，ということになるかな．

👨 体重減少については始めの方にディスカッションしたね．書いておいてください．この人の場合，①慢性の炎症，②摂食低下，③肝障害，④悪性腫瘍，⑤その他，辺りかなあ．

眼底も忘れずに

👨 高血圧の指摘があったようだが，長く高血圧の状態にあるとそれだけで心不全に至ることがある．高血圧性の心不全を起こすと拡張障害となり，拡張期血圧が上がります．コントロールされていない場合は心負荷も高まっている．心不全の1/3は高血圧患者の拡張不全が原因だ．**心不全の3徴というものがあるんだ．呼吸苦（起坐呼吸）・動悸・倦怠感（malaise）です．**まあでも，**右心不全なんかは全身倦怠感だけでくることもあります．**後，アルコール多飲だけでも心筋症になることもありますね．まあこれは主訴とはあまり関係なさそうかな．ところで，眼底はどうだった？

🧑 眼底…，すいません，診てません．

👨 うーん，眼底は診ないといけません．もともと，この患者さんははっきり高血圧の既往がありそうじゃないか．例えば，悪性高血圧は知っているかい？眼底所見がなければ，診断できません．いいですか，**直腸診と眼底検査というのは研修医の仕事です．**眼底鏡も直腸診も初期研修医の時期にできるようになっておかないと，今後なかなかできないですよ．

🧑 はい．

👨 それにこの人はもっと眼底を診ないといけない理由があります．何かわかりますか？

🧑 えー…．

👨 何となしに考えているだけではダメだよ．これまでに挙がった鑑別疾患を見返してごらん．

🧑 あー…感染性心内膜炎ですか？

Case5 戦慄のrigor！ 123

👨‍⚕️ そうです，感染性心内膜炎というのは何も心雑音だけではない．皮膚・四肢・眼底，くまなく診なくてはいけないよ．こんなふうに鑑別疾患を頭に置きながら身体所見をとるようにしましょう．

👨 はい．

検査結果も踏まえて最終診断へ

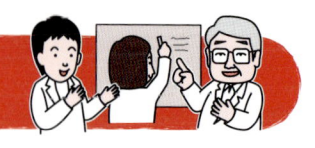

👨‍⚕️ はい，では，検査データ教えてください．

症例（続き）

検査データ

動脈血ガス

前医での動脈血ガス：pH 7.53，PCO_2 29 Torr，PO_2 80 Torr，HCO_3 24.4 mEq/L，BE 3.1 mEq/L，SaO_2 96 %

当院での動脈血ガス：pH 7.560，PCO_2 30 Torr，PO_2 89 Torr，HCO_3 26.9 mEq/L，BE 4.7 mEq/L

血算・生化学

WBC 10,910/μL，RBC 373万/μL，Plt 19.9万/μL

T-BIL 1.0 mg/dL，AST 27 IU/L，ALT 18 IU/L，ALP 183 IU/L

BUN 12.2 mg/dL，Cre 0.98 mg/dL

LDH 249 IU/L，γ-GTP 64 IU/L，CRP 10.11 mg/dL

Na 134 mEq/L，K 3.5 mEq/L，Cl 94 mEq/L

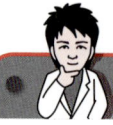

Dr.岡田の 知っ得レクチャー

悪性高血圧はもう古い？

　2014年現在となっては"悪性高血圧"はやや古い概念になりつつあります．最近ではほぼ同一の疾患概念であるとして，加速型高血圧の方が使われるようになってきています．

　両者を比べると，アメリカのものは全身的に捉えているのに対し，厚生省のものは眼底についてはっきり言及しています．ただ，これらは，文言こそやや違いますが，同じ病態を異なる角度からみている，と言えそうです[15]．

厚生省医療研究班（1974）	アメリカ内科学会（Hospitalist 2010 October）
・拡張期血圧が治療前常に130 mmHg以上を示す ・眼底にKeith-Wagener分類Ⅳ群を示す ・急激に進行する腎機能障害を示し，放置すれば腎不全に至る ・全身症状の急激な増悪を示し，特に血圧腎機能の増悪と共に脳症状・心不全症状を伴うことが多い	・収縮期血圧 ＞180 mmHg ・拡張期血圧 ＞110 mmHg ・高血圧に起因する症状がある 　（例：頭痛・呼吸苦 or 胸痛） ・末梢臓器障害 　（例：神経・腎臓・心臓）
上の4つの条件を同時に満たせば悪性高血圧A群	上のうち一つでも満たせば，加速型高血圧

血糖 189 mg/dL

尿検査：蛋白（＋－），潜血（＋－），尿比重 1.017，赤血球 1〜4/HPF，白血球 1〜4/HPF，細菌（－）

胸部X線：特記すべき異常所見なし

腰椎X線：特記すべきことなし

腹部エコー：脂肪肝（＋），脾腫大（－），腎結石（＋），BPH（－），腎腫大（－）

心エコー：左房拡大（＋），LAD：53 mm，左室拡大（＋），Dd：56 mm，LV EF：78％（M-mode），wall motion 良好，僧帽弁：エコー上明らかな弁に付着する構造物なし．moderate〜severe MR（＋）

血液培養いくつ採るか？

― 動脈血ガス（ABG）はどうですか？

― 呼吸性アルカローシスになっています．

― そうだね．バイタルサインのところで呼吸数は20と言っていたが，ABGをとったときはもっと速かったんじゃないかなあ．この人はこの時点では少なくとも菌血症（bacteremia）と言ってよいでしょう．**sepsis（敗血症）になっていればpH＜7.2になることが多いです．もしそうなっていたら，2時間以内に診断しないと死にます．**悪寒戦慄をみたら自分が震えろ，というのはこういったところからきているんです．**ABGでHCO₃＜20 mEq/Lも致死的です．**

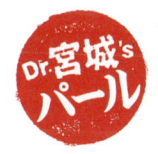

Dr.宮城's パール　血液 pH＜7.2だとcritical！ HCO₃＜20 mEq/Lも致死的

古くから敗血症とアシドーシスの関係は言われてきましたが，最近のトピックは乳酸です．敗血症の国際ガイドラインであるSSCG（Surviving Sepsis Campaign Guidelines）2012[16]でもSSCG2008に比べその重要度は増し，乳酸クリアランスや乳酸ガイド治療なる概念も提唱されてきています．これからは，アシドーシスの有無に加え乳酸にも注目していきたいところです．また，SSCG2012でも敗血症は迅速に診断し4時間以内に適切な抗菌薬を開始するべし，となっています．

― 白血球数（WBC）は高いですね．分画はなかったのかな？

― すいません，このときのデータでは出ていませんでした．

― 白血球数の他に，**好中球の左方移動をみる，というのも大事です．**分画で好酸球が増多しているときは，寄生虫などの感染・慢性炎症・悪性腫瘍，などを考えます．寄生虫感染では，IL-5が好酸球増加に関与するんだ．CRPも高いね．CRPは10 mg/dL以上だと，bacterial infectionの可能性が高いです．

> CRPの数値，あるいはその値のトレンドは参考にはなりますが，単独では診断の決め手や病勢のパラメーターにはなりえないものであることに注意したいですね．

― 尿路感染症については，尿はスメアでも菌や白血球は見えなかったので，否定的でした．

― う〜ん，それも一概には言えないなあ．この人は前医で抗菌薬を使われているんだろう．**尿路**

表4 血液培養 適用原則

① 体温38.5℃以上
② 白血球数4,000以下or 12,000以上/μL
③ 抗菌薬静脈注射前
④ "severe high fever"

上記いずれかの場合．

感染症（UTI）は1回抗菌薬を使用すると菌がわからなくなることもあるんだ．

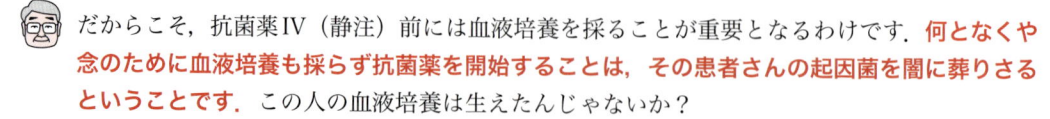

― 1回でもわからなくなっちゃうんですね．

― だからこそ，抗菌薬IV（静注）前には血液培養を採ることが重要となるわけです．何となくや念のために血液培養も採らず抗菌薬を開始することは，その患者さんの起因菌を闇に葬りさるということです．この人の血液培養は生えたんじゃないか？

― 血液培養では3セット中1セット Streptococcus constellatus 陽性（S. anginosus group）でした（前医でピペラシリン投与ずみ）．

― そうでしょう．ではここで，どういったときに血液培養を採らないといけないのか，復習しよう．覚えているかな？

― え〜…，表4のような感じでしょうか．

― よろしい．で，この症例だけれども，いよいよ感染性心内膜炎が怪しいねえ．感染性心内膜炎では96％が血液培養陽性になるとも言われている．ただし，正しく血液培養が採られてないとだめだ．最低好気・嫌気で4本2セットは絶対採る必要がある．感染性心内膜炎だと，3セット採れば6本生えることも珍しくないんだよ．

初期研修の早いうちに，正しい血液培養の採り方を覚えておくことをお勧めします．詳しくは「レジデントのための感染症診療マニュアル第2版」（医学書院）などにも書かれています．なお，感染性心内膜炎を疑ったときは3セット採取がスタンダードになっています[17]．

Dr.岡田の知っ得レクチャー

熱（severe high fever）キケン徴候（sepsis signs）

① 悪寒戦慄があるとき
② 呼吸数＞30/分
③ SpO_2 ↓
④ ABGで代謝性アシドーシス（乳酸アシドーシス・pH＜7.2，等）
⑤ 乏尿・血圧↓等のショックの症状
⑥ 意識レベルの変化（たいていは低下）
⑦ 高熱 or 説明のつかない低体温
⑧ WBC上昇（補足：採血のタイミングによっては説明のつかない低値や移行期の偽正常値をみることもある）

これらはすべて敗血症の徴候を現しています．宮城先生の金言にもあるように医療はいつも先手必勝です！敗血症も悪くなる前に徴候を見つけて治療を開始しなくてはいけません！ひとたび，ショックに陥ってしまってからだと，死亡率は40〜60％です．すなわち，先手必勝が必要なわけです！

余談ですが，"sepsis"の正しい発音は「"セ"プシス」です．「"ゼ"プシス」ではないですよ．

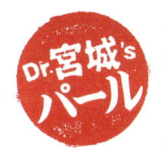

> **Dr.宮城's パール**　感染性心内膜炎：約95（93〜97）%は血培（＋）→スタンダードは3セット

- でも，最初の心エコーではっきりしたものは見えませんでした．

- 同じ心エコーでも経胸壁と経食道があることを知っておかないといけないよ．それは経胸壁だろう．**経胸壁心エコーで所見がないからといって，感染性心内膜炎を否定できたことにはならない．**後でもう1回心エコーしたんじゃないのかね？

- はい，経食道心エコーは循環器の先生にお願いして，明日の予定です．

> 　経胸壁も経食道も特異度は98%ですが，経胸壁心エコーの感度は約60%と言われており，到底除外には使えない数値です．一方，経食道心エコーの感度は経胸壁のそれよりも高く，陽性的中率は97%，陰性的中率は94%です．つまり，それと疑ったときは躊躇せず経食道心エコーをする必要があります[18〜21]．

- そうですか，僕はこの人は感染性心内膜炎だと思うよ．起因菌とpoor oral hygiene・身体所見がそれを裏付けています．ところで，腰の方の画像検査は撮れたのかね？

- はい，撮れました．MRIの所見としては，椎体後面L3/4硬膜後方より硬膜外膿瘍がありました．椎間板の炎症性変化ははっきりしませんが，L4/5椎間板の上下終板で炎症性変化を認め，脊椎炎が考えられる所見でした．その他，椎弓根・椎体周囲にも炎症の波及を思わせる所見があり，水平断面では右優位の圧迫がありました．

- そうですか，やはり脊椎炎があったんですね．**脊椎炎・硬膜外膿瘍・骨髄炎はブドウ球菌（Staphylococcus）が多いんだ．**では，そろそろ最終診断にいきましょうね．

> 　硬膜外膿瘍について，一般には今回のように馬尾症候群などの明らかな神経症状を伴っていれば，外科的介入の適用となることが多いです．抗菌薬静注のみでも外科的介入をした場合と有意差はない，とする小規模スタディ[22]も存在します．ただ，そういった処置を必ずするかどうかは別としても，現時点では少なくとも自施設の該当科へのコンサルテーションは必須と考えられます．

その後，経食道心エコーにより以下の所見を得た．

症例（続き）　経食道心エコー：大動脈弁左室側に0.8 cm大の疣贅（vegetation）あり，僧帽弁逆流は重度であるが，この弁にはvegetationなし．

これらを受けて，感染性心内膜炎であることがより明確になりました．

最終診断 → ① 亜急性感染性心内膜炎（*S. anginosus* group）
　　　　　　② 硬膜外膿瘍，化膿性脊椎炎の合併
　　　　　　③ 尿路感染症（菌血症→尿路感染），腎結石

治療としてペニシリンG 1,800万単位/日＋ゲンタマイシンを，化膿性脊椎炎も合併しているため2カ月投与した．2カ月投与し，治療奏功を認めた．その後，リハビリ目的に慢性期施設へ転院となった．

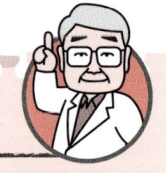

Dr.宮城の 覚えておきなさい！

- [ ] 悪寒戦慄をみたらこっちが震える！くらいの気概で
- [ ] 医療者自身が健康でなければいけません，ましてや患者より先に死んではなりません
- [ ] 医療の原則は先手必勝！いつも最悪の事態を想定して先手をうっていく
- [ ] 鑑別疾患を思い浮かべながら，問診や身体所見をとることが大事
- [ ] 問診＋身体所見で8割の診断が可能です，検査などは確認目的と考えなさい
- [ ] 血液培養の適用基準をマスターしよう

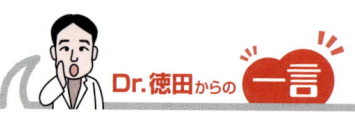

Dr.徳田からの一言

「発熱＋腰痛」という組み合わせは，重篤な疾患が原因のことが多い．一般的に，以下の疾患を考える．

コモンな疾患	・腎盂腎炎　・インフルエンザ
見逃してはならない疾患	・化膿性脊椎炎　・硬膜外膿瘍　・腸腰筋膿瘍　・感染性心内膜炎 ・急性大動脈解離　・転移性脊椎腫瘍
レアな疾患	・流行性筋痛症　・腸関節炎（血清反応陰性骨関節症）

排尿困難（尿閉），排便困難，体幹～両下肢のしびれ，肛門周囲のしびれ（saddle anesthesia），などがある場合，脊髄圧迫症候群または馬尾症候群を考える．これは，膿瘍，腫瘍，血腫などが原因となる．いずれの場合でも，これは緊急に治療を要する病態である．硬膜外膿瘍による脊髄圧迫症候群では，緊急手術（ドレナージ）を考慮する．

文献

1) Coburn B, et al：Does this adult patient with suspected bacteremia require blood cultures? JAMA, 308：502-11, 2012
2) Tokuda Y, et al：The degree of chills for risk of bacteremia in acute febrile illness. Am J Med, 118：1417, 2005
3) Roggli VL, et al：Pathology of asbestosis An update of the diagnostic criteria：Report of the asbestosis committee of the College of American Pathologists and Pulmonary Pathology Society. Arch Pathol Lab Med, 134：462-80, 2010
4) Tüchsen F, et al：Occupation and hospitalization with ischaemic heart diseases：a new nationwide surveillance system based on hospital admissions. Int J Epidemiol, 21：450-9, 1992
5) Gallagher LG, et al：Occupational exposures and mortality from cardiovascular disease among women textile workers in Shanghai, China. Am J Ind Med, 55：991-9, 2012

6) Saracci R：Asbestos and lung cancer: an analysis of the epidemiological evidence on the asbestos-smoking interaction. Int J Cancer, 20：32-31, 1977
7) Lee PN：Relation between exposure to asbestos and smoking jointly and the risk of lung cancer. Occup Environ Med, 58：145-53, 2001
8) Thompson IM, et al：Prevalence of prostate cancer among men with a prostate-specific antigen level < or =4.0 ng per milliliter. N Engl J Med, 350：2239-46, 2004
9) Mazzulli T：Diagnosis and management of simple and complicated urinary tract infections (UTIs). Can J Urol, 19 Suppl 1：42-8, 2012
10) Hooton TM：Clinical practice. Uncomplicated urinary tract infection. N Engl J Med, 366：1028-37, 2012
11) 「サパイラ 身体診察のアートとサイエンス」(Orient JM/著, 須藤博ら/監訳), 医学書院, 2013
12) 「EQUINE CARDIOLOGY」(Patteson M), Blackwell Science, 1996
13) Kagawa T, et al：Musical systolic murmur produced by oscillation of the systolic anterior motion of the mitral apparatus：relation to the genesis of Still's murmur. J Cardiol, 17：475-87, 1987
14) Braun HA, et al：The importance of high-pitched squeaking systolic murmur in the diagnosis of aortic stenosis and calcification of the aortic valve. N Engl J Med, 244：507-9, 1951
15) Ahmed ME, et al：Lack of difference between malignant and accerelated hypertension. Br Med J (Clin Res Ed), 292 (6515)：235-7, 1986
16) Dellinger RP, et al：Surviving sepsis campaign：international guidelines for management of severe sepsis and septic shock：2012. Crit Care Med, 41：580-637, 2013
17) Paterick TE, et al：Complexity and subtlety of infective endocarditis. Mayo Clin Proc, 82：615-21, 2007
18) Shively BK, et al：Diagnostic value of transesophageal compared with transthoracic echocardiography in infective endocarditis. J Am Coll Cardiol, 18：391-7, 1991
19) Mugge A, et al：Echocardiography in infective endocarditis：reassessment of prognostic implications of vegetation size determined by the transthoracic and the transesophageal approach. J Am Coll Cardiol, 14：631-8, 1989
20) Shapiro SM, et al：Transesophageal echocardiography in diagnosis of infective endocarditis. Chest, 105：377-82, 1994
21) Burger AJ, et al：The role of two-dimensional echocardiology in the diagnosis of infective endocarditis. Angiology, 42：552-60, 1991
22) Siddiq F, et al：Medical vs surgical：Medical vs surgical management of spinal epidural abscess. Arch Intern Med, 164：2409-12, 2004

※本稿は中頭病院研修医 亀山（旧姓：田名）麻子先生（当時）による，同院の教育回診の記録が元になっています．この場をもって謝辞と代えさせていただきます．

Case 6 　Basic編

その熱，何の熱？
発熱＝感染症と思っていませんか？
発熱・頭痛（37歳，男性）

症例カンファレンスに出てくるケースのうち，多いテーマのうちの一つが"発熱"です．今回は前回に引き続き発熱の症例を取り上げます．Case 5で学んだことを思い出しながら，考え方を学んでいきましょう．

症例のプレゼン

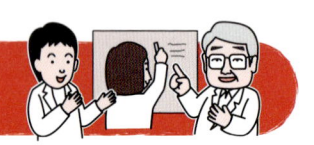

運動しないと病気に!?

症 例　17歳時に蛋白尿・全身浮腫にて入院歴のある37歳男性（168 cm，52 kg）
　　　　　主 訴：発熱・頭痛

　わかりやすいOpening Statementですね．では現病歴から教えてください．

症 例（続き）
現病歴：下記既往歴のある事務職員の37歳男性．来院1カ月半前から口内炎ができ，近医口腔外科を受診しデキサルチン®軟膏を処方されたがまだ残っている．来院1カ月前から微熱（37℃）・咳・痰（緑色）が出現していたが，仕事が忙しく放置していた．来院2週間前の4日間，関節痛が出現．熱感・腫脹は伴っていなかった．その関節痛は1日ごとに位置が変わり，最初は左足首，次に右足首，左膝，右膝の順に痛くなり歩行が困難となるほどであった．その頃に38℃の発熱・頭痛・寒気があり下記薬剤歴の薬を内服したがよくならなかったので，来院6日前に近医受診し採血・胸部CTを施行されるも異常所見なく経過観察となっていた．その後，症状改善なかったため当院内科受診となった．

ROS
全身状態：体重増加・減少なし，発熱あり（37.7℃），寒気あり，倦怠感あり
頭頸部：咳が持続したときに頭痛あり，頭部外傷なし，浮遊感あり（めまいではなくフラフラする感じ，歩行は可）
皮膚：かゆみなし，顔面に紅斑あり（17歳の頃から），日焼けをするといつも真っ赤になる．その後は黒くならずに赤みがそのまま消えていくとのこと
循環器系：胸痛・動悸なし，起坐呼吸なし，心雑音既往なし
消化器系：嚥下困難なし，嘔気なし，食欲ある，腹痛なし，下痢なし，黒色便なし
呼吸器系：呼吸困難なし，咳あり・痰あり（現在，白色）・鼻汁なし，血痰なし，喘息・結

　　　　核の既往なし

泌尿器系：排尿時痛・残尿感・乏尿なし．1カ月前から尿が泡立っていた．夜間尿なし

末梢循環系：間欠性跛行なし，下腿浮腫あり，Raynaud症状なし

神経系：痺れ，麻痺，振戦なし

既往歴：17歳のときに蛋白尿と全身浮腫のため県立○○病院に1カ月半の入院歴あり．生検も行われ，そのときに腎炎との診断であった．入院後より3年間プレドニゾロン（PSL）内服歴あり（内服量は不明）

薬剤歴：レボフロキサシン1日300 mgを5日間，アジスロマイシン1日250 mgを2日間内服．それ以外に常用薬などはなし

家族歴：

父：痛風あり

母：高血圧あり

兄弟に糖尿病・高血圧・高脂血症・痛風・心・肝・腎疾患などなし

社会歴：3人兄弟で長男（男，男，女），既婚者で子は3人．妻は看護師．

　　　趣味：サッカー

アルコール：ビール350 mL/日×15年．喫煙歴：10本/日×15年．アレルギー：なし

職業は病院職員で医事課（8年目）

ペットなし．最近の旅行歴・抜歯歴はなし

Case 6

― なるほど，かなりよく聞けています．たくさんの有用な情報が含まれていて，いろんなところにポイントがありますね．ROSもよく聞けています．みんなは他に聞きたい質問はないかな？

― ん〜….

― 朝のこわばりがあるか，は是非聞いておいてほしかったね．せっかくここまで聞けているんだから．で，ありましたか？

― 朝のこわばりはありませんでした．

― そうですか，わかりました．さりげなく自然にやってこなしてくれていますが，抜歯歴なども気になるところですよね．ところで，この人は若いけど普段から運動とかはしていたのかな？

― え〜…，すいません．運動習慣とかはあんまり聞けていません．

― ん〜そうかあ，**運動習慣は聞いておきたいですねえ．**成人病が生活習慣病という名前になったのはそういうのもあるんだから．運動を毎日しないために死亡する人は，日本で何人くらいいるか知っていますか？

― え〜…．あんまり考えたことないです…．

― 実はね，**日本では年間5万人もの人が運動不足のために死亡している，とする統計もあるんだ．**ビックリするでしょ？

― はい！ そんなにいるんですか？

― 生活習慣病を取り除くためには1日1時間1マイルの運動が必要と言われているんだ．

Case 6　その熱，何の熱？　131

へえ～．

「運動している群と運動していない群で死亡率に有意な差を認めた疾患」 というアメリカのデータもあるよ[1]．それによると，1位 虚血性心疾患，2位 大腸がん，3位 2型糖尿病，でその他，前立腺がん・乳がんの発生率にも有意な差が認められているんだ．僕は毎日朝3時に起きてUpToDateを3時間程読んで朝ごはんを食べているんだけどその後は，公園に1時間程散歩に出かけているんだよ．

…（笑）．

> いろいろと驚くことが多すぎて言葉が出なかったのでしょう．

ちゃんと基礎レベルでも根拠があるんだよ．30分くらいの3～6マイルのウォーキングが免疫効果を高めると言われています．だからリハビリで運動するというのには，免疫能を高めるという意味合いもあるんだよ．それに運動で増えるNK細胞は直腸がんなどの悪性腫瘍の発生を防ぐと言われているんだ．こういうのをimmuno-surveyrance論と言います．

へえ～．

> immuno surveyrance論：運動にがんを予防する効果や，治療効果があることにはevidenceがあるとされていますが，その機序は完全には解明されていません．一つには，疾患の良性悪性にかかわらず，運動によるNK細胞活性化が疾患の予防・改善に寄与するのではないか，と言われています[2)～5)]．

Dr.宮城's パール
運動で増えるNK細胞は直腸がんの発生を防ぐ
3～6 mileの歩行（30分walking）が免疫効果を高める

上記のことと合わせて，リハビリテーションの意義は「機能回復・維持・免疫能上昇」と言えます．

それでは症例に戻りましょう．誰か，この患者さんのあらましを**30秒以内でショートサマライズしてみなさい．**

17歳時に蛋白尿・全身浮腫にて入院歴・PSL内服歴のある37歳男性が微熱・関節痛・頭痛にて来院されました．微熱は来院1カ月前からで，悪寒戦慄なく寒気と湿性咳嗽を伴っており，マクロライド系抗菌薬内服後も改善はなし．関節痛・頭痛は2週間前からで，左右下肢の関節痛．その他に，口内炎や日光過敏症と思われる症状があります．他，抜歯歴・渡航歴・動物曝露歴はなく，家族歴にも特別なものはありません．

よろしい．**症例を考えるとき，常にこのようにサマライズして考えなさい．**このように情報がたくさんあるときは特に有用です．では問題点を挙げていこう．

ここまでの Problem list

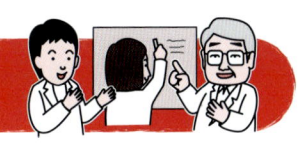

これまでの情報から以下の Problem list ①が作られた．

Problem list ①

#1　発熱
#2　関節痛
#3　頭痛
#4　咳・痰
#5　口内炎
#6　光線過敏
#7　腎炎？の既往歴・PSL内服歴
#　　その他

発熱にどう迫るか

👨‍⚕️ まず，この患者さんの問題点に発熱があるね．発熱があるときに聞かないといけないのは何だったかな？

🧑‍⚕️ **悪寒戦慄はあったか？**

👨‍⚕️ そうだ．熱があったら，それは必ず聞かないといけないんでしたよね（Case 5参照）．でも，この患者さんに悪寒戦慄はなかったというのは既にプレゼンテーションに含めてくれていたね．そこも非常によかったよ．オーディエンスの皆さんは，もし発熱の患者さんで悪寒戦慄の有無について述べられなかった場合は必ず追加で聞かないといけないよ．後，**熱について述べるときは常に最高○○℃でした，という情報も付けておくんでしたね．**この人の体温の最高温度はどれくらいだったのかな？

🧑‍⚕️ 最高で38.5℃だったそうです．

👨‍⚕️ なるほど，次に発熱を扱うときは，最高体温についてまで一緒に述べるとよりよいですよ．最高38.5℃ということは発熱の区分としてはどうなるかな？

🧑‍⚕️ 微熱になると思います．

👨‍⚕️ そうです．**平熱：36.5±0.3℃，微熱：37.5～38.4℃，38.5℃以上を high fever**，と言うんだったね．僕もこの人は微熱でいいと思います．この患者さんは37歳と若いしね．でももしこの患者さんが87歳などと高齢だったら，微熱とは一概に言えないかもしれないよ．なぜかわかるかな？

🧑‍⚕️ うーん，高齢者だと感染症とかになっていても熱が出ないこともあるからでしょうか？

👨‍⚕️ うん，そうです！高齢者では熱や体温は当てにならない．それともう一つあります．**高齢者は**

君達のような若い人と比べて，平熱が低い傾向にあるんです．だから，同じ熱・体温計の温度でも，年齢などの背景を考慮する必要があります．ちょっとオーバーだけど，90代で39℃なんていうのは絶対帰してはいけません．

んー，なるほど．

後は，**腎不全・透析者では1℃プラスして考えなければならない，糖尿病の人は0.5℃プラスして考えなければならい**というのはいつも言っているね．このように同じ熱でも，年齢や基礎疾患で解釈が変わってくるのに注意しましょうね．起因菌についてもそうです．同じ肺炎でも**市中肺炎（CAP）か院内肺炎（HAP）かでは起因菌もバックグラウンドも異なる**，ゆえにマネジメントも変わります．

Dr.宮城's パール

- 同じ熱でも年齢などの背景考慮は大切
- 腎不全，透析者では1℃プラスして考える
- 糖尿病の人では0.5℃プラスして考える

ではこの患者さんの発熱について，もう少し具体的に考えていきましょう．原因としてはどんなものがあるかな？

感染症とそれ以外があります．

その通りだ．「発熱＝感染症」ではない，そして「発熱がない＝感染症でない」とは言えない！

もっと言うと，体温が高い＝発熱＝感染症の存在＝CRP測定＋"広い"or"新しい"抗菌薬が必要，ではない，といったところでしょうか．

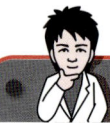

Dr.岡田の 知っ得レクチャー

微熱？ 高熱？

● 分類と定義

平熱：36.5±0.3℃
微熱：37.5〜38.4℃
高熱：38.5〜41.4℃（38.5℃以上をhigh fever，とまとめて言います）
超高熱or 異常高熱（hyperpyrexia）：41.5℃以上[6]
日本と海外，また施設毎で測定方法や測定部位が異なるため，多少のズレはあると思います．

● 高齢者と体温

上の区分はいわゆる教科書的な定義ですが，以下のような考え方も覚えておきたいところです．

『ところが体温は年齢によって違い，生まれたばかりの新生児は37.2〜37.4℃は平熱である．80歳以上の老人になると早朝起きたときの体温は35〜35.9℃，すなわち35℃台であることが多いので，それが36.5℃になれば発熱と考えるべきである．』

yomiDr. ヨミドクター「日野原重明の100歳からの人生」（http://www.yomidr.yomiuri.co.jp/page.jsp?id=32490）より

日野原先生の平熱は35℃台だそうです．要は平熱が異なれば発熱時の体温も異なることに注意して，その人の平熱や年齢を加味する必要がありそうです．

表1　重要な"発熱の鑑別疾患"の例

感染症の他
・自己免疫疾患・感染症以外の炎症性疾患（炎症性腸疾患，等）
・悪性腫瘍・血液疾患：腫瘍・リンパ腫・白血病・溶血性貧血
・心血管系イベント：ACS（急性冠症候群）・大動脈解離・PE（肺塞栓）・血栓性静脈炎
・CNS（中枢神経系）病変：stroke（脳卒中）・外傷・脳腫瘍
・内分泌系：甲状腺機能亢進・褐色細胞腫
・化学物質：薬剤性
・その他：サルコイドーシス・組織損傷

文献7を参考に作成

表2　好中球減少症の重症度

	好中球数	
mild	1,000～1,500/μL	
moderate	500～1,000/μL	
severe	<500/μL	真菌感染起こしうる
very severe	<200/μL	

好中球減少症（leukopenia→現在はneutropenia）は好中球の絶対数で定義
文献8，9を参考に作成

🧑‍⚕️　発熱の原因として感染症以外のものもあるよね．どんなのがあるかな？

👩　自己免疫疾患・悪性腫瘍・薬剤性，とかでしょうか

🧑‍⚕️　いいですね，他には，中枢神経病変や心血管系イベント，内分泌系疾患，サルコイドーシス，などもあるね（**表1**）．この症例ではどういうのが考えられるだろうか？

👦　発熱については，
①感染症，②膠原病，③薬剤性，④悪性腫瘍，⑤内分泌，などを考えました．

🧑‍⚕️　なるほど，ではinfection（感染症）と考える場合は，次に何を考えるのだった？

👦　「focusはどこか？」です．この例だと，中枢神経・呼吸器とかがfocusとして可能性高いでしょうか．ただ，"腎炎？"の既往は気になりますが．

🧑‍⚕️　その通り，**感染症を想定するとき，次の思考はfocusはどこの臓器か？ そして，その臓器にどんなorganism（微生物）がいるか？**　だったね．抜歯歴はない，とのことだったが，実はこれだけでは感染性心内膜炎（IE）は否定できていません．この患者さんは30代と若いが，弁膜症やPSL内服などの免疫不全の状態であれば，日常の歯磨きなどでも心内膜炎になることはある．皆だって歯磨きの後は菌血症になっているんだよ．

👦　え？！

🧑‍⚕️　菌血症になっていても，免疫応答が正常に作動しているから何事もなく済んでいるんだ．この患者さんはステロイドを飲んでいましたね．ステロイド使用中の人はTリンパ球や好中球の機能も低下します．好中球やリンパ球の数にも気を付けないといけません．**総リンパ球数が成人なら1,000/μL以下**，2歳以下では3,000/μL以下のとき，**その人は免疫能低下と言えます．**　好中球減少症の重症度は覚えているかな？

👦　えー…好中球が500/μL以下で…．

🧑‍⚕️　うん，それがsevereです．200/μLになるとvery severeと言います（**表2**）．**severe以上では真菌感染も考慮**しないといけません．

👦　はい．

🧑‍⚕️　まあ，この患者さんにIEの可能性があるかどうかは，後で既往歴の話も含めて考えていきま

しょう．IEは複数の血液培養や経食道心エコーをもって，初めて診断に至ることも少なくないんだ．昔，私が県立中部病院にいた頃，不明熱で入院していて10セット目の血液培養でそうだと診断されたIEの患者さんもいましたよ．

…10セット！！

後，**IEだとそれほど高熱にならないことや慢性経過で脾臓を触れることも多いです**．それでは，身体所見にいこう．まずバイタルサインから．

身体所見を踏まえての評価

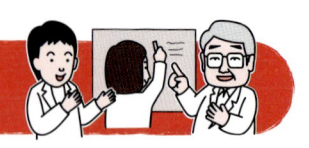

症例（続き）

身体所見：JCS 0
バイタルサイン：体温 37.7℃，血圧 116/80 mmHg，脈拍 98/分，呼吸数 16/分，SpO₂ 98％（RA）
頭頸部：顔面に紅斑あり頰部・前頭部に強い．上唇の上に円状の皮疹あり（口内炎と同時期）
両耳介にびらんあり
眼底所見：異常なし
眼球結膜充血：なし
眼球結膜黄疸・貧血：なし
硬口蓋に1個びらんあり．最初は痛みがあったが，軟膏にて無痛性へ．びらんはまだ残っている
咽頭発赤：軽度あり
頭部・頸部リンパ節腫脹：右に1個触れる
項部硬直：なし
胸部：呼吸音　両側清
心音：S1 S2正常，S3/4なし，心雑音なし
腹部：腹部聴診　腸音に亢進減弱なし．圧痛・反跳痛なし
肝脾腫：なし
背部：脊柱変形・圧痛なし．CVA叩打痛：なし
神経：眼球の運動・眼振・複視なし，顔面筋異常なし，上肢Barre徴候なし．
回内/回外・指鼻試験異常なし，四肢の運動・感覚の異常なし
四肢・皮膚：下腿浮腫あり．四肢の筋肉痛・関節痛：下肢の関節に痛みあるが腫脹・熱感はなし．関節の変形なし．
爪周囲の紅斑や冷感などなし
鼠径リンパ節：右1個　左5個触知

身体所見からProblem listの#1に「バイタルサイン異常」，#6に「顔面紅斑」が加わり，#8，9も加わった．

Problem list ②

- #1 発熱・バイタルサイン異常
- #6 光線過敏・顔面紅斑
- #8 リンパ節腫脹
- #9 下腿浮腫

バイタルサインをよむ

発熱と脈拍の関係は皆もう計算できるようになったかな．**体温が0.55℃上がれば，脈拍は10ずつ上がる**んだったね．みんなで計算してみましょう．

> 計算式を忘れた方はCase 5をご参照ください．

えー…と，予想される脈拍は102くらいです．

なるほど，誤差の範囲か少し低いくらいの値だねえ．**発熱の原因が感染症以外のとき，このfever＋脈拍↑はあまりみられないんだ**．ついでに，**"fever-pulse dissociation"，比較的徐脈**についても復習しておこうか．さっきの式で出した予想される脈拍数から大きくずれているとき，"fever-pulse dissociation（熱-脈拍関係乖離）"と言うんだったね．そして実際の脈拍数が予想値よりも低ければ，比較的徐脈です．

> この比較的徐脈について詳しくはCase 10で扱います．なお，反対に予測値よりも高ければ，"比較的頻脈"と言います．

よく言う比較的徐脈は，消化器（GI）だったらチフスやサルモネラ，呼吸器だったらレジオネラやオウム病，結核に嫌気性菌感染でもみられる．嫌気性菌感染症では肺膿瘍に至っていることもある．後はブルセラ症や髄膜炎菌感染症もあります．また，発熱の原因の鑑別として挙がる薬剤熱だって比較的徐脈になることがあることがあるんだよ．

> 薬剤熱については，"ひかく3原則"という比較的有名？なものもあります．
> 薬剤熱のひかく3原則：①比較的元気，②比較的徐脈，③比較的CRPが高くない

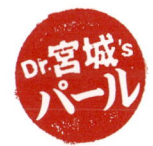

Dr.宮城's パール 発熱の原因が感染症以外のとき，脈拍の増加はあまりみられない

"関節痛"へのアプローチ

次に関節痛について考えていこう．まず**関節痛について考えるときは，どこの関節が痛むのか？**

Case6 その熱，何の熱？ 137

また単発性なのか多発性なのか？ 局所的なのか左右全身性なのか？ などが大事です．それともう一つ，『関節痛と関節炎は違う』ということです．同じように関節が痛くて腫脹や熱感があればそれは関節炎で，関節内に問題があることが多い．膝蓋骨の下を押して弾性があれば，関節内に液体が貯留しています．反対にそれらがなければ，それは関節痛のみということになります．これについても最初のプレゼンテーションで述べられていてとてもよかったです．理解している証です．鑑別としては，どのようなものがありますか？

①関節リウマチ（RA），②SLE，③他の膠原病，③ポルフィリン尿症，④その他，とかを考えました．

始めに"朝のこわばり"がないかどうかを教えてもらったけど，膠原病疾患はやはり気になりますね．感染症でも，全身の関節痛を起こすものはあります．パルボウイルスによるリンゴ病や，淋菌による敗血症（gonococcemia）です．社会歴は最初に詳しく言ってくれていたけど，性活動性（sexual activity）は聞きましたか？

あー，聞いていませんでした．

うーん，この人は必ず聞かないといけません．今も言ったようにgonococcemiaなどの性感染症（STD）の可能性があるからね．それにクラミジアなどからくる反応性関節炎の可能性だってある．もちろん**不必要にプライベートなことを聞く必要はないが，病態を把握するため必要と感じたときは躊躇してはいけません**．関節痛がHIVの症状であることもあります．

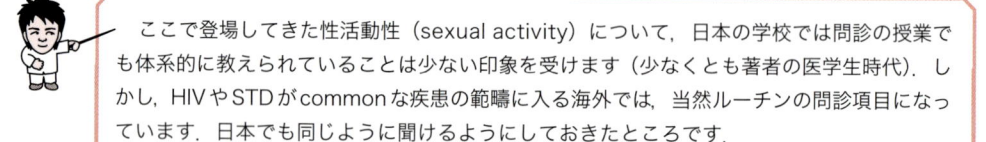

…はい．

> ここで登場してきた性活動性（sexual activity）について，日本の学校では問診の授業でも体系的に教えられていることは少ない印象を受けます（少なくとも著者の医学生時代）．しかし，HIVやSTDがcommonな疾患の範疇に入る海外では，当然ルーチンの問診項目になっています．日本でも同じように聞けるようにしておきたいところです．

この患者さんはお子さんと同居していたね．お子さんの体調とかは最近大丈夫だったのかな？

えー…特に問題なかったと思いましたが…すいません，忘れました．

なんで聞いたかというと，**若年成人のパルボウイルス感染症は小児のリンゴ病によくみられるような紅斑や皮疹を伴わず，その表現がRAに似ること**（RA mimicker）で有名なんだ．だからリンゴ病にかかりやすい小児に接触する機会のある人の場合は，しっかりsick contactを聞いておかないといけないよ．本物のRAは感染症のようにCRPも上がるが，通常そんなに高くありません．RAでCRP 3.0もあれば結構重症なことが多いです．CRP 4.0にもなればとても重症だ．後，RAの場合は合併症にも注意しないといけません．何かわかるかな？

貧血とかですか？

そうですね，慢性炎症から貧血になります．他にはアミロイドーシスもあります．貧血のときはどれくらいの値から眼瞼結膜が白くなってくるか知っているかな？

うーん…，7くらいですか？

うん，いいですね．だいたい，**表3**のような関係があります．後は，貧血で気を付けなければいけないものとして，還元Hbが少ないためチアノーゼが出にくいというのもあったね．Hb 10

表3 貧血の身体所見

Hb（g/dL）	所見
＜10	皮膚蒼白
＜8	眼瞼結膜貧血
＜6	静脈コマ音（venous hum）
5前後	走れない，労作時息切れ（SOBOE）あり⇒ADLをチェック！

※急性出血時の場合は色調変化が所見として表れない．急性出血において頼りになるのはバイタルサイン！
※長期になれば，心臓が大きくなってくる⇒既往歴もチェック
venous hum：聴診器を当てるとブーンブーンというコマが回るような低張性の連続性雑音．甲状腺機能亢進症・慢性貧血（急激な失血では聴こえない）・妊娠などのときに聴取できます．胸鎖乳突筋の前，右鎖骨上で最も聴取しやすく，頸部に放散します．上方の内頸静脈を圧迫すると消失します．

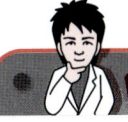

Dr.岡田の知っ得レクチャー

関節リウマチの重症度評価

関節リウマチ（RA）の重症度評価については，ここ数年でのアップデートが著しい印象を受けます．従来はACRコアセット・DAS28などが用いられてきました．現在ではDAS28を改良したものであるCDAI（clinical disease activity index）・SDAI（simple disease activity index）が提唱されています（図）．より厳しい基準ではBoolean寛解基準（表）というものも提唱されています（アメリカリウマチ学会・ヨーロッパリウマチ学会）[10]．

①

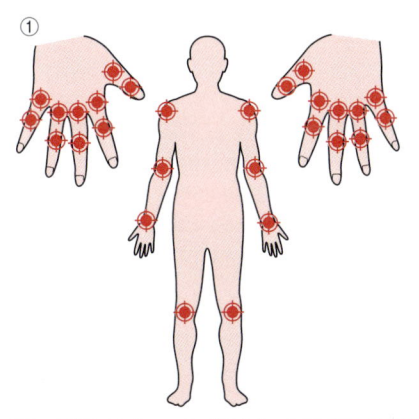

②
観察対象関節	
・肩関節	2
・肘関節	2
・手関節	2
・手指（DIP除く）	20
・膝関節	2
合計28関節	

③
疾患活動性	SDAI	CDAI
高	＞26	＞22
中等度	≦26	≦22
低	≦11	≦10
寛解	≦3.3	≦2.8

RA活動性の評価基準

④
CDAI = TJC + SJC + 患者VAS + 医師VAS
SDAI = TJC + SJC + 患者VAS + 医師VAS + CRP

図 関節リウマチ（RA）の重症度評価
TJC：tender joints count＝圧痛関節痛（0〜28）
SJC：swollen joints count＝腫脹関節痛（0〜28）
患者VAS：患者による疾患活動性全般評価（visual analogue scaleで0〜10 cm）
医師VAS：医師による疾患活動性全般評価（visual analogue scaleで0〜10 cm）

表 Boolean（ブーリアン）評価

臨床研究での寛解基準	実臨床での寛解基準
TJC（0〜28），SJC（0〜28），患者VAS（0〜10），CRP（mg/dL）のすべてが1以下	TJC（0〜28），SJC（0〜28），患者VAS（0〜10）のすべてが1以下

g/dL＝Hct 30％，というのも覚えておくとよいですよ．

はい．

ちなみに，反対に結膜が充血しているときはどんなのを考えないといけないのか，知っているかな．

ん〜…結膜炎，とかですか．

うん，**眼が赤いときというのはウイルス感染症が多い．小児では麻疹を忘れてはいけません．**麻疹のときは他に眼脂や耳介前リンパ節腫大，Koplik斑も一緒にみておきましょう．成人だと何があるかな？

うーん…．

成人で大事なのはレプトスピラです．レプトスピラ感染のとき，充血はビロード状になるんだ．他に腓腹筋痛もあります．レプトスピラは意外と多いんだよ．ネズミと水っ気があればありえます．でも大事なのは培地が特殊になるので，レプトスピラがいるものと思って培養を出さないと診断できません．

へえ〜．

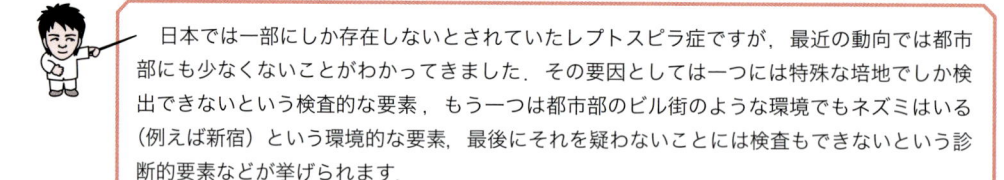

> 日本では一部にしか存在しないとされていたレプトスピラ症ですが，最近の動向では都市部にも少なくないことがわかってきました．その要因としては一つには特殊な培地でしか検出できないという検査的な要素，もう一つは都市部のビル街のような環境でもネズミはいる（例えば新宿）という環境的な要素，最後にそれを疑わないことには検査もできないという診断的要素などが挙げられます．

cracklesをもう一度

頭痛については頭痛＋発熱で髄膜炎でしょうか？脳炎もありますかね？

もちろん，それらも忘れてはならないね．頭痛はどの程度だったのですか？

人生で最大というわけではなく，眠れない程度ということでした．

なるほど，それならpain scaleだと5/10くらいでしょう．それくらいの頭痛だと何でもありそうですね．じゃあ，次に咳・痰で考えられるものは何だろうか．

①感染症（肺炎・膿胸・肺膿瘍），②膠原病に伴うもの，③その他，辺りでしょうか．

なるほど，痰の色はしっかり述べていてくれたね．細菌性肺炎なら普通は膿性痰が出る．でもこの人は経過からすると少し普通の市中肺炎（CAP）は考えにくいね．

はい，それで肺炎の他に膿胸や肺膿瘍の可能性も考えました．

うん，いいですね．膿胸だとしたら起因菌は何を考えますか？

*Streptococcus*か嫌気性菌（anaerobe）です．

そうだね，**この2つは横隔膜の直上に膿などの浸出液を作りやすい．溶連菌は高熱で始まるこ**

とが多いが，**嫌気性菌は微熱で始まることが多い**．胸水培養を提出するときは嫌気性用の分も出すのを忘れないようにしないといけないよ．

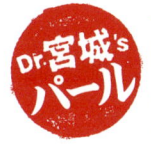

> **Dr.宮城's パール**
>
> **膿胸の起因菌は *Streptococcus*（1位：β-hemolytic）か anaerobe．この2つは横隔膜の直上に膿などの浸出液を作りやすい**
>
> *Streptococcus* は subpleural space に侵襲し胸膜を進行する特徴をもち，最終的に腹腔内に達することもあります．肺炎球菌性肺炎が敗血症に至る率が高いのもこの性質によります．

- 嫌気性菌を疑うときに聞いておかないといけないことはなんだったかな？
- 口腔内衛生（oral hygiene）です．
- そうです，口腔内嫌気性菌は誤嚥吸引または血行性散布される場合が多い．ただ嫌気性菌では血行性に感染し肺炎になった場合でも普通，喀痰は出ません．**形成された膿瘍が気管支と交通したときに痰が出てくるんだ．**ところで，痰の色はよくわかったけど量はどうだったかな？
- 量…？
- そうです，痰の量にも目安があります．例えば，**寝床にティッシュを置いていたら，痰はだいたい 30 cc 位です．痰壺のようなものを置いていれば，痰の量は 100 cc 以上**と考えましょう．量の他に，寝起きにたくさんの痰が出ないかどうかも診断のヒントになることがあるよ．**寝起きに痰と聞いたら，結核・びまん性汎細気管支炎（DPB）・気管支拡張症**などを考えます．ただ喫煙者なんかは常日頃からあることも多いけどね．後，この患者さんはそうじゃないと思うけど，慢性の肺疾患の患者さんなどで，そもそも「痰が出せる」というから肺の機能が予想できます．**痰を出すには 15 cc/kg の肺活量が必要**と言われています．また，痰がとても多くて中枢にまであるときは，rhonchi が聴けるのと胸骨上に thrill を触れます．これは **rattling** と言います．
- へえ〜．
- 感染症の他に，膠原病に伴うものも考えてくれていたね．つまり，間質性肺炎ということだ．
- はい．
- もし，間質性肺炎だとしたら，どんな肺音が聴こえるかな？
- えー…late crackles と思います．
- そうだね．もう少し詳しく言うと，**late crescendo inspiratory crackles** だ．間質性肺炎の場合，なれの果ては蜂巣肺だけども，そうなってくると late crescendo inspiratory crackles に加え exspiratory crackles（呼気時ラ音）を聴取します．この exspiratory crackles というのは分泌物が貯留してこないと聴こえません．蜂巣肺では分泌物が細気管支拡張した部位に溜まり吸収されていないために聴こえると言われています．
- ん〜…late crackles でも late crescendo inspiratory crackles になるんですね…．
- そうです．んじゃあいい機会なのでみんなで crackles の復習をしてみましょうね．同じ吸気時

ラ音（inspiratory crackles）でも4種類あるのは知っているかな？

holo inspiratory crackles と late inspiratory crackles と…．

後は，early と early-to-mid で，4つです．こうやって分けるのはそれぞれで考える疾患が異なってくるからなんだ．それぞれ**表4**のような疾患を考えます．holo inspiratory crackles は pan inspiratory crackles とも言ったりするけども，何を考えるかな？

肺炎と心不全でしょうか．

そうだね．どうやって見分けるかわかるかな？

肺炎だったら片側性，心不全だったら両側性です．

表4 cracklesの分類と病変

分類	聴こえ方	病変	
early crackles	・短く，吸期初期にわずかに聴こえる ・背下部に多く，口元でも聴取される ・細気管支レベルの分泌物と開口音を反映する パラパラッと／吸期	気道病変 細気管支病変	・肺気腫 ・気管支喘息 ・COPD
early-to-mid crackles	・holo—に似るが，吸期末に急に尻すぼみになる（late decrescendo） ・気管支レベルの分泌物と開口音を反映する late decrescendo／吸期	気道〜気管支病変	・気管支炎 ・気管支拡張症
holo (pan) crackles	・≒ coarse crackles（粗な—） ・比較的低音で，吸期末まで聴取される ・肺胞レベルでの分泌物貯留を反映する 吸期	肺胞性病変	・（細菌性）肺炎 ・肺水腫（心不全） ・肺胞出血
late crackles	・吸期後半に向けて漸増する（crescendo） ・吸期のはじめから聴こえることもあるし，途中や吸期末から始まることもある ・大きく吸気をさせると聴きやすい ・肺間質レベルの病変を反映する（肺胞隔壁，リンパ管周囲など） crescendo／吸期	間質病変	・間質性肺炎 ・異型肺炎 ・細菌性肺炎の回復期，治癒後 ・マイコプラズマ肺炎 ・肺の間質浮腫（心不全，尿毒症など）

文献11〜15より

> うん，まあ絶対ではないけど，多くの場合それで普通の細菌性肺炎と心不全は鑑別できます．localな（局所的な）cracklesなら心不全の可能性は低いです．

> はい．

> まあでもこの患者さんに戻ると，今ディスカッションした頭痛や咳・痰よりもさらに特徴的な症状や所見がありましたね．そっちを次に考えていきましょう．

実は広範な鑑別疾患！ 顔面紅斑を考える

> 口内炎については，
> ①Behçet病，②SLE（膠原病）を，
> 光線過敏・顔面紅斑については，
> ①膠原病，②悪性腫瘍，③薬剤性，
> を考えました．

> いいですね．**Behçet病は，①再発性口腔内アフタ，②陰部潰瘍，③ブドウ膜炎などの眼の病変，などの三徴が古典的三徴として有名です**．他の2つについてはROSで聞いてみたのかな？

> はい，陰部潰瘍や眼の症状は特に訴えはありませんでした．

> うん，素晴らしいね．1年目や2年目のうちからそこまで聞けているのはとてもよいことだと思うよ．今からしっかりROSをとる癖をつけておく，そして慣れてきたら鑑別疾患を具体的に思い浮かべながらROSを聞いたり，身体所見をとったりすることができるようになります．

> ありがとうございます．

> んじゃあ，いよいよこの顔面の紅斑について考えていこう．圧痛や熱感はどうだったかな？

> えー，圧痛はありませんでした．熱感は少しあったかもしれませんが，よくわかりませんでした．

> 熱感はハッキリしなかったんだね．**発赤・腫脹・圧痛がなければ「炎症」とは言えません**．君たちはこの顔面の皮疹（rash）をどういうふうに考えたのかな？

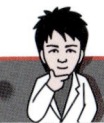

Dr.岡田の 知っ得レクチャー

細菌性肺炎・異型肺炎のcrackles

呼吸音をearly, early-to-mid, late, holo（pan）inspiratory cracklesの4つに分類して市中肺炎の定型，異型肺炎の鑑別にどの程度役に立つか，調べた報告があります[11]．

対象は，肺炎の診断で入院した2,603人の17歳から60歳までの患者（baselineのcracklesの存在の影響を少なくするため61歳以上は除外）で，通常の典型的な細菌性肺炎と異型肺炎のcracklesを比較しています．

	定型肺炎	異型肺炎
holo inspiratory crackles	○（有意差あり） 感度83.1% 特異度85.7%	
late inspiratory crackles		○（有意差あり） 感度80.0% 特異度84.7%

文献11より

- えー，butterfly rashでSLEなのかなーと思いました．
- ふむ，なるほど．鼻梁の辺りの紅斑はどうでしたか？
- 鼻梁…，すいませんよく覚えていません．
- まあ，私も膠原病が怪しいとは思っているけどね．でも皆の勉強のために，順番に考えていきましょう．まず，**butterfly rashというには鼻梁をまたぐように紅斑がないといけません．そして，鼻唇溝にはないハズ**です．その辺りまで診ましたか？
- …すいません．
- いや，いいんだ．これでbutterfly rashと言っていても，わかっていないことがわかったでしょ．それでいい．次からはそこまで考えていこうね．こうやっていつも基本を忘れないようにしましょう．
- …はい．
- 他の病歴を考えると，膠原病が一番考えられるが，butterfly rashやそれに似たrashは他の病気でもありえます．何か知っていますか？
- 皮膚筋炎や強皮症，とかですか．
- うん，そうだね．少し，膠原病から離れてみようか．それ以外でもあります．
- うーん…．
- さっき圧痛がないと言ってくれたからこの人にはないと思うけど，蜂窩織炎や丹毒，猩紅熱は考えないといけません．他にも，始めの方に言ったリンゴ病のパルボウイルスでもbutterflyになります．butterflyでなくてもrashをきたすウイルスや細菌はたくさんあります．なかでも，**猩紅熱・伝染性単核球症・麻疹などは要注意です．**

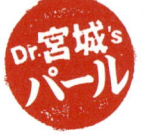

Dr.宮城's パール | **感染＋皮疹→猩紅熱，伝染性単核球症，麻疹などは必ずチェック！**

発熱＋皮疹の鑑別診断について鑑別診断がたくさんあるのは言わずもがな，ですが2000年のAFPのレビュー[16]には非常にコンパクトにまとまっています．

- ただ，この患者さんは経過からして，少し今言ったような細菌・ウイルスは考えにくい．ただし，他に一つ忘れてはいけないものがあります．
- …何でしょう．
- 皮膚結核です！ **皮膚結核は尋常性lupusと言われます．皮疹がbutterfly rashに見えることもある．**結核なら亜急性以降のクリニカルコースをたどっても不思議はありません．感染症以外ではどんなものがあるかな？
- …何かの中毒とか？
- そうだね！中毒やアレルギー反応でもrashは見られます．ただ，ここまで経過が長いと蕁麻疹はありません．蕁麻疹は真皮が腫れるんだが，普通72時間で消失します．血管性浮腫では粘

膜が浮腫になり，72時間以上続くのが蕁麻疹との違いだ．

🧑‍🦳 蕁麻疹は72時間で消失，血管性浮腫は72時間以上続く．この患者さんは慢性経過だけど，急性経過の場合は当然アナフィラキシーも考えないといけません．致命的だからね！一応大事だから復習しておきましょう．アナフィラキシーとはどんなものを言うのかな？

🧑 何かに曝露した後にアレルギー反応が激しく出てショックになることです．

🧑‍🦳 もう少し具体的な方がわかりやすいかな．後，毎回ショックとも限らないよ．**アナフィラキシーとはアレルギー反応による膨疹＋気道・呼吸・循環・消化管のどれかの症状がある**ことを言います．ちなみに，アナフィラキシーと似たものとして，サバ中毒がある．症状はアナフィラキシー様症状だが，その病態はヒスタミン中毒によるものでアレルギーじゃないんだ．これもbutterflyになるときもあるけど，ほとんど病歴でわかるね．

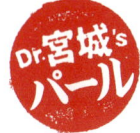

Dr.宮城'sパール アナフィラキシーの定義：アレルギー反応による膨疹＋気道・呼吸・循環・消化管のいずれかの症状がある

具体的な症状として，咽頭浮腫，喘息，ショック，下痢，腹痛があります．林寛之先生がわかりやすく図にまとめているので示します（図1）．

アナフィラキシーのABC*D*

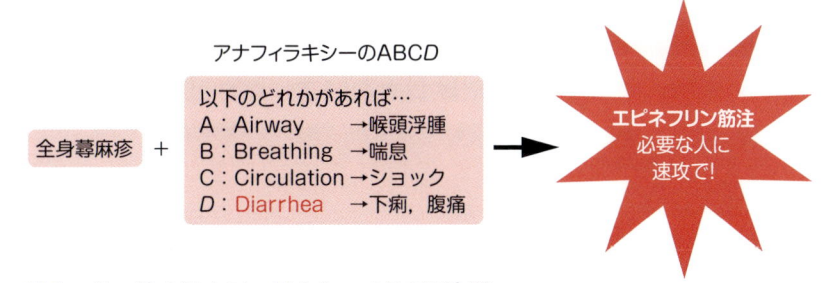

全身蕁麻疹 ＋ 以下のどれかがあれば…
- A：Airway　→喉頭浮腫
- B：Breathing　→喘息
- C：Circulation　→ショック
- D：Diarrhea　→下痢，腹痛

→ **エピネフリン筋注** 必要な人に速攻で！

図1　Dr. 林のアナフィラキシーABC*D*法則
Dは意識ではない．下痢・腹痛・嘔吐などの消化器症状のことなので注意
文献17より転載

🧑‍🦳 まあでも，この患者さんの話を聞くと膠原病疾患が一番怪しいねえ．さっき言ってくれたものの他には混合性結合組織病（MCTD）のようなオーバーラップする病気も考えられます．気になるのは，腎炎と言われた既往歴だね．顔には，にきびみたいなポツポツはなかったかな？

🧑 んー，あんまり気にしていませんでしたが，特に気付きませんでした．

🧑‍🦳 今のこの患者さんの腎臓の状態はわからないけれども，**慢性腎不全ではuremic frost（霜）というrash**が見られることがあるんだ．もし慢性腎不全の患者さんを担当することがあったら見ておくとよいよ．

> 慢性腎不全や透析患者では，額ににきびのような小さいポツポツがみられます（uremic frost）．汗腺からの尿素や窒素化合物を含んだ物質が結晶化することで生じると考えられています（**図2**）[18)][19)]．

Case6　その熱, 何の熱？

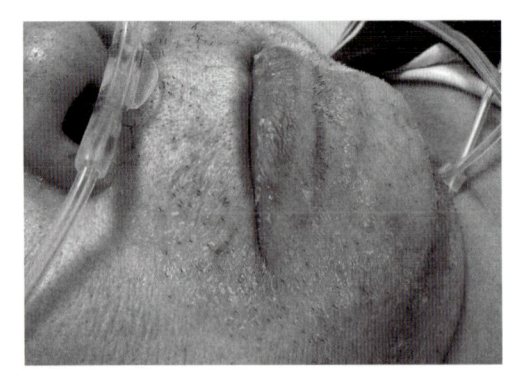

図2　uremic frost
文献19より転載

👨‍⚕️ 後はステロイドの使用歴だね．過去のステロイドの量とかは聞いてみましたか？

🧑 あ，いえ．

👨‍⚕️ うーん，そうですか．ステロイドの量だけでも病気のイメージはある程度湧きます．**SLE，喘息，関節リウマチ，すべてステロイドを使うけど，使用する量が全然違います．**今言った順に多，中，少で，よく使う量としては，60 mg，30 mg，5 mgです．

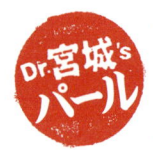

> **Dr.宮城'sパール**
> **SLEだけじゃないよ，蝶形紅斑（butterfly rash）**
> 本文中に登場したもの以外にも書き出せば結構な量になります（表5）．

表5　butterfly rashがみられる疾患

外的要因	日焼け・光線性皮膚炎 ナイアシン欠乏症/中毒・サバ中毒
主に皮膚の異常	蜂窩織炎・尋常性ざ瘡・酒さ（赤鼻）・脂漏性皮膚炎・毛孔性紅色粃糠疹
感染症	*Streptococcus*感染症・丹毒・猩紅熱・toxic shock syndrome パルボウイルス感染症 急性HIV感染症候群 麻疹・皮膚結核・天然痘
免疫学的要因	アナフィラキシー・アレルギー・接触性皮膚炎・蕁麻疹・アトピー性皮膚炎 Sweet症候群 皮膚筋炎・強皮症 （全身性/ディスコイド/薬剤性）エリテマトーデス 混合性結合組織病（MCTD）/undifferentiated
腫瘍性疾患	真性多血症・二次性多血症 carcinoid症候群・腫瘍（ただし，海外と日本ではcarcinoidの典型的な表現型はやや異なる）
	僧帽弁狭窄症・Cushing症候群/病
その他	Acrodynia/Pink病・ホモシスチン尿症/血症・Bloom症候群

浮腫はどこからくる？

🧑 リンパ節腫脹については，①感染症，②膠原病，③慢性疲労症候群（CFS），を考えました．

👨‍⚕️ CFSはEBウイルスによって引き起こされることもある．ただし，伝染性単核球症自体は基本，ウイルス感染症なので**それほど長くは続かず原則3週間以内です**．次に既往歴について，最初に言ってくれた以上のことはわからないんだね？

🧑 はい，はっきりと病名までは．

👨‍⚕️ そうですか．過去の入院歴の詳しい診断名はわからないけれども，プレドニゾロン（PSL）を3年間も内服する必要のある病気だったようだね．それと全身浮腫もあったと言っていたね．

🧑 はい．

👨‍⚕️ では，全身浮腫をきたす病態のベスト5はわかるかな？

🧑 えー，心臓・腎臓・肝臓と…薬剤？

👨‍⚕️ **浮腫があるとき，基本的には容量過多（overload）を考えます．急性の原因のときは数日で増加，慢性の原因なら月単位で変化します．全身浮腫をきたす病態の5つは，心不全，2型呼吸不全，腎不全，低栄養，massive肺塞栓です．**覚えておきましょう．

🧑 はい．

👨‍⚕️ 今回は下腿浮腫があったんだね．もう少し浮腫の所見を詳しく言ってほしかったですねえ．

🧑 あー，fastとslowとかですか．すいません，忘れていました．

👨‍⚕️ そうです．ちゃんとわかっているじゃないか．pit recovery timeを測るんだったね（**表6**）．次からはちゃんとそこら辺まで診るようにしましょうね．

🧑 はい．

👨‍⚕️ まあ，何でも一つずつだね．

👨‍⚕️ PSL内服歴については内服期間も考えると，鑑別としては，
①ネフローゼ症候群，②膠原病，③悪性腫瘍，④その他，辺りでしょうか．

👨‍⚕️ そうですね．でも，こういった既往歴のある患者さんを診る際は，可能ならば過去の診断名や腎臓病理標本の有無をきちんと確認することが大切です．標本がある場合は，取り寄せて自施設でもう一度検討することもしておきたいですね．

🧑 はい．

表6　前脛骨浮腫の所見

fast edema （見た目は皮膚がテカテカ光沢あり）	pit recovery time※ ≦ 40秒…低Alb（2.2 g/dL以下）
slow edema	pit recovery time※ > 40秒…低Alb以外〔例：①呼吸器，②心臓，③肝臓，④その他（薬剤，慢性貧血，甲状腺，神経）〕

※pit recovery time：前脛骨部を指で40秒間押し続けて離し，その後圧痕が元に戻るまでの時間

🧑‍⚕️ ここまでの皆の意見をまとめると，感染症・膠原病・悪性腫瘍・CFS・ポルフィリン尿症・その他，といったところだろうか．では，各々に対して必要な検査を考えてみましょう．まず，動脈血ガス（ABG）や血液培養は必要だろうか？

🧑 現時点では必須ではないと思います．尿検査はみておきたいです．

🧑‍⚕️ そうだね．**尿検査はこの患者ではCBC以上に重要になってきそうだね．膠原病や血管炎を疑っている場合，尿検査は必ずしましょうね．**沈査に赤血球や蛋白が出てくると疑わしくなります．糸球体障害があれば尿中に円柱が出ることが多いし，腎炎のときは尿検査でRBC円柱が見えます．生化学検査で腎機能低下があり尿試験紙で蛋白（＋）だと腎障害あり，と考えましょう．感染症以外で熱が出て70代後半で発症しうるのは血管炎が多いんだ．この患者さんは高齢ではないが，どっちかというと，膠原病を考えるかなあ．では，検査データを教えてください．

> **Dr.宮城's パール**
> ・膠原病疾患や血管炎を疑ったら，尿検査！
> ・生化で腎機能低下があり，尿試験紙で蛋白（＋）だと腎障害あり

検査結果も踏まえて最終診断へ

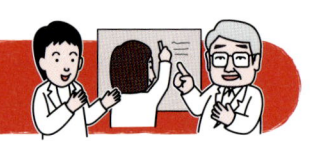

症例（続き）

血算・生化学
WBC 4,500/μL，Hb 13.3 g/dL，Hct 39.3％，Plt 14.3万/μL
AST 23 IU/L，ALT 16 IU/L
BUN 14.3 mg/dL，Cre 0.81 mg/dL
LDH 231 IU/L，Alb 2.9 g/dL，TP 5.9 g/dL
CRP 0.13 mg/dL，ESR 13 mm/1時間
Na 147 mEq/L，K 3.8 mEq/L，Cl 107 mEq/L
T-Cho 143 mg/dL，UA 7.9 mg/dL
尿検査：蛋白（3＋），潜血（2＋），赤血球 5～9/HPF

検査結果がProblem list #1，7，9に反映され，新たに#10も追加された．

Problem list ③

\#1　発熱（最高38.5℃・悪寒戦慄なし）・WBC 4,500・CRP 0.13
\#7　腎炎？の既往歴・PSL内服歴・
　　UA：蛋白（3＋），潜血（2＋），赤血球 5～9/HPF
\#9　下腿浮腫・Alb 2.9

疫学情報に強くなろう

🧑‍⚕️ 発熱が長期間だが，WBCやCRPは高値ではないね．この値だとcommonな感染症や細菌感染症はやや考えにくいですね．もちろん，それだけで一概に断定はできないが．

🧑‍⚕️ Albは2.9 g/dLでしたか．そこまで低くないね．**Alb≦3.0 g/dLではedemaがあってもなくてもいいんだ．Alb≦2.2 g/dLは必ずedemaが出ます．**

👦 へえ～．

🧑‍⚕️ ではそろそろ，最終診断に行こう．自己抗体とかは調べたんだろう？

👦 はい，抗核抗体（HOMO）640倍，dsDNA抗体640倍でした．

🧑‍⚕️ 陽性だったわけだ．**dsDNA抗体というのは，感度は高くないが特異度は高い．同じように特異度の高いものとしてはSm抗体がありますね．**自己抗体は疾患と一対一とは限らないことに注意しておきましょうね．それぞれの特性を理解しておくことが大事です．まあ今回の場合は全体的に考えるとSLEということですかね．

👦 はい，総合的に考えてSLEと考えました．

> ds抗体…感度：70～80％
> Sm抗体…感度：20～30％
> （文献20より）

🧑‍⚕️ いいでしょう．腎生検の標本を想像してみてください．

👦 ？！

🧑‍⚕️ **血液検査も画像検査も何でもそうだが，結果を予想・想像して取り組むことが君たちの初期研修で非常に重要だ．**常に，この患者さんのHbやWBC値など想像して検査をオーダーし，その結果と自分の予測を比べるようにしなさい．何気ないことのようだが，この積み重ねが君たちを成長させます．

👦 腎生検はFGS（巣状糸球体硬化症，最近はFSGSと略されることが多い）とかですかね．

🧑‍⚕️ そうだね．ただし，**SLEの腎臓はあらゆる表現型をとることも覚えておかないといけない．**この人はもうネフローゼ症候群と言っていいんじゃないかな？幸い，貧血もないし，クレアチニンもそんなに上がっていなさそうだね．**腎性貧血がある場合は，Hb値を10～12 g/dLに保つようにした方がよい**と言われています．ちなみに，**心不全患者の貧血もHbを10 g/dL以上に保つと予後がよい**と言われています．

> CKD患者へのエリスロポエチン製剤の投与開始はHb濃度10 g/dL以下とし，治療目標Hb値を10～12 g/dLとして12 g/dLを超えないよう，またHb濃度を意図的に13 g/dL以上にしないよう推奨されています（CKDガイドライン2012）．

🧑‍⚕️ GFR（糸球体濾過量）も大丈夫そうだね．GFRは，1/Cre×100でだいたいの値が出せます．**GFRは10（mL/分/1.73 m^2）以下になってくれば，透析を考えなければなりません．**

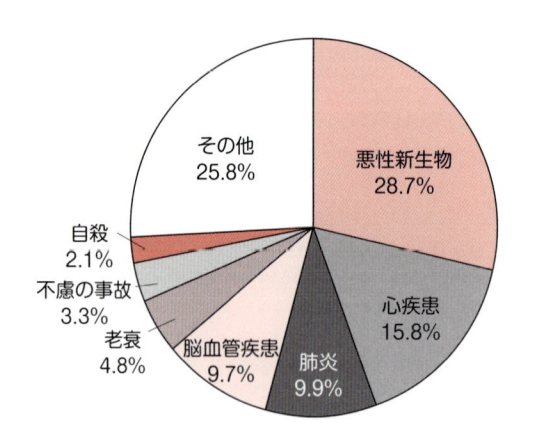

図3 主な死因別死亡数の割合（平成24年）
「厚生労働省 平成24年人口動態統計月報年計（概数）の概況」より

> 実は透析の基準について，日本国内にはクリアカットなものは存在しません．1992年の透析基準というものが存在しますが，基準の見直しの必要性が指摘されています．国際的にはeGFRが15 mL/分/1.73 m² を下回れば考慮というようになっています．日本腎臓学会ではCKD Stage 4以上で専門医紹介とし，透析療法について考慮，というようになっています．

透析になってからもいろんな合併症が起こってきます．例えば，**透析開始後約10〜15年以上経つとβマイクログロブリンが蓄積して透析アミロイドーシス**になります．膠原病というのは全身にその影響が及びます．あくまでも，全人的に診ることが大切です．きちんと診断をして治療を開始しても，次に何が起こるのかを常に考えましょう．**医療というのは先手必勝**だからね．

はい．

ところで，SLEの患者さんは沖縄ではどれくらいいるか知っていますか？

…う〜ん，わかりません．

う〜ん，じゃあ日本全体の死因の上位3位は何かわかりますか？

えーと，それ国家試験で勉強しました．えーと，がんと心疾患と…肺炎でしょうか．

じゃあ，それぞれどれくらいの人数がいるか知っているかな？

うーん…わかりません．

まず，**日本で一年間に死亡する人数はだいたい120〜130万人だ．さっき言ってくれたけど，1位はがんで36万，2位は心疾患で20万，3位は肺炎で12万，4位は脳血管疾患だ．**

…よく覚えていますね．

> 上記の数値は2012年のものです．各死因の割合は**図3**のようになり，上位4つで全体の6割を超えます．ちなみに，3位の肺炎と4位の脳血管疾患は2011年に入れ替わりました．

とても大切なことだからね．いいかい，100万人や1,000万に1人の病気の細かい知識だけでは臨床はできません．こういった数字がすぐに出てくることは，とても大事なことなんだよ．SLEの患者数は全国約6万人だ．他には，例えば全国の自殺者数はどれくらいかわかるかい？

- ……わかりません．
- 自殺者は約3万人，うち沖縄は全体の約1％だ．
- 沖縄だけで300人！…そんなにいるんですね！
- そうです，今や全国の自殺者数は交通事故死者数の数倍以上多いんだ．こういった数字がすぐに出てこないといけません．

> 統計によると2013年の自殺者数は約27,000人，また交通事故者数は約4,400人となっています．ちなみに，人口当たりの自殺者数は先進国4位，と先日新聞に載っていました．

- SLEの話に戻ると，SELの患者6万人のうち1,000人が沖縄県だ．沖縄の多くの人口がうるま市から浦添・那覇にいることを考えれば，研修医の君たちが1年間のうち外来で接する可能性はそんなに稀ではなく，むしろ思っているよりかなり身近であることが想像できるかな．**疾患の細かい理解も重要だが，こういった大まかな疫学情報も非常に重要**だということも心に留めておきましょうね．
- はい，ありがとうございました．

最終診断 → ● SLE＋ネフローゼ症候群

Dr.宮城の 覚えておきなさい！

- [ ] 同じ熱でも年齢，基礎疾患などの背景を加味する
- [ ] 薬剤熱のひかく3原則：
  ①比較的元気，②比較的徐脈，③比較的CRPが高くない
- [ ] 関節痛と関節炎は違う
- [ ] 疾患の細かい理解も重要だが，大まかな疫学情報も非常に重要
- [ ] 検査の前には常に結果を予想し，実際の結果と照らし合わせる！この積み重ねが成長させてくれる

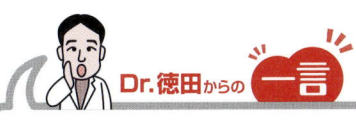

Dr.徳田からの一言

全身性エリテマトーデス（SLE）はさまざまな臓器の障害をきたす疾患であり，常に本症を考える，という習慣をつけておいてもよいくらい，いろいろな症状をきたすので要注意だ．以下にSLEで障害が起きうる臓器を示す．
- 皮膚：喋型紅斑・爪囲紅斑・光線過敏症・網状皮斑
- 粘膜：口腔内潰瘍

- 関節：関節痛・関節炎
- 脳　：中枢神経障害・精神障害
- 心臓：Libman-Sachs心内膜炎・心筋炎・心膜炎・冠動脈疾患（APS・動脈硬化など）
- 肺　：間質性肺疾患・胸膜炎
- 肝臓：肝障害
- 腎臓：ループス腎炎（ネフローゼ症候群も含む）
- 消化管：腹膜炎
- 尿路：ループス膀胱炎（両側水腎症も含む）
- 血液：汎血球減少症・リンパ球減少症・自己免疫性溶血性貧血
- 凝固：抗リン脂質抗体症候群（antiphospholipid syndrome：APS）

文献

1) Peterson DM, et al：Overview of the benefits and risks of exercise. UpToDate, 2014
2) Gleeson M, et al：The T cell and NK cell immune response to exercise. Ann Transplant, 10：43-8, 2005
3) Walsh NP, et al：Position statement. Part one：Immune function and exercise. Exerc Immunol Rev, 17：6-63, 2011
4) Rogers CJ, et al：Physical activity and cancer prevention：pathways and targets for intervention. Sports Med, 38：271-96, 2008
5) Jadeski L：Exercise and in vivo natural cytotoxicity against tumour cells of varying metastatic capacity. Clin Exp Metastasis, 14：138-44, 1996
6) 「Harrison's principles of internal medicine 17th ed」（Fauci AS, et al），Chapter 17：Fever versus hyperthermia. McGraw-Hill Medical, 2008
7) 「Current Medical Diagnosis and Treatment 2008」（McPhee SJ, et al），McGraw-Hill Professional, 2008
8) Schwartzberg LS, et al：Neutropenia：etiology and pathogenesis. Clin Cornerstone, 8 Suppl 5：S5-11, 2006
9) Klein C, et al：Congenital neutropenia. Hematology Am Soc Hematol Educ Program：344-50, 2009
10) Felson DT, et al：American College of Rheumatology; European League Against Rheumatism：American College of Rheumatology/European League Against Rheumatism provisional definition of remission in rheumatoid arthritis for clinical trials. Arthritis Rheum, 63：573-86, 2011
11) Norisue Y, et al：Phasic characteristics of inspiratory crackles of bacterial and atypical pneumonia. Postgrad Med J, 84：432-6, 2008
12) 「感染症レジデントマニュアル 第2版」（藤本卓司），医学書院，2013
13) 宮城征四郎：ベッドサイドの呼吸器病学（3）胸部理学所見による呼吸器疾患のオリエンテーション．Medicina, 27：348-50, 1990
14) Nath AR, et al：Inspiratory crackles-early and late. Thorax, 29：223, 1974
15) Nath AR, et al：Lung crackles in bronchieactasis. Thorax, 35：694-9, 1980
16) Mckinnon HD jr, et al：Evaluating the Febrile Patient with a Rash. Am Fam Physician, 62：804-16, 2000
17) 「ステップビヨンドレジデント3 外傷・外科診療のツボ編」（林 寛之），羊土社，2006
18) Walsh SR & Parada NA：Uremic Frost. N Engl J Med, 352：e13, 2005
19) Kuo CC, et al：Uremic frost. CMAJ, 182：E800, 2010
20) 「Kelley's Textbook of Rheumatology, 9th ed」（Firestein GS, et al），Saunders, 2012

※本稿は中部徳洲会病院研修医 外山雄三先生（当時）による，同院の教育回診の記録が元になっています．この場をもって謝辞と代えさせていただきます．

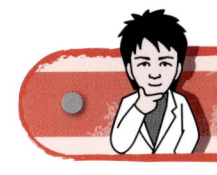

Dr. 岡田の 知っ得レクチャー

全身浮腫をみたら何を考えるか

● 全身浮腫をきたす病態

①心不全	④低栄養
②２型呼吸不全	⑤massive肺塞栓
③腎不全	

と本文では紹介されていましたが，浮腫の鑑別診断は状況によって変わるので，頻度順も完全に上のリスト通りとは限りません．

例えば，下のような頻度順のリストもあります．

①静脈の鬱滞	30%	④肝硬変	10%
②慢性心不全	30%	⑤ネフローゼ症候群	5%
③脂肪性浮腫	10%	⑥甲状腺機能低下	5%

文献1より

また内科外来のようなセッティングで出合う慢性の両側下腿浮腫については，下のようなデータもあります．

①肺高血圧症/境界型肺高血圧症（> 30 mmHg）	42%
②心不全	29%
③特発性	27%
④静脈不全	22%
⑤薬剤性（コルチコステロイド・NSAIDs, 等）	15%
⑥蛋白尿（> 1 g/日）	15%

文献2, 3より

そしてこれらの文献[2][3]では頻度が高いトップ3は，心不全・肺高血圧と特発性である，と結ばれています．ちなみに，ここでは"慢性"は"少なくとも72時間以上"とされています．

● 浮腫の評価

浮腫（edema）の評価について，pitting edema/non-pitting edemaという分類はよくありますが，さらにpitting edemaについてはfast edema/slow edemaという分類があります．pit recovery timeを測り，それが短いedemaをfast edemaと言います．fast edemaのほとんどが低蛋白血症に伴うedemaであるとHenryらの1978年の文献[4]に記されています．心不全など静脈圧の上昇により起こる浮腫はpit recovery timeが長いslow edemaです．pit recovery timeを測りedemaを鑑別して，血管内容量もきちんと評価します．

上記文献[4]では31人について調べその有用性を報告しています．ただし，その後実証されているかどうかについては不明です．

もう少し細かく言うと，浮腫の鑑別ではまず，pitting edemaかnon-pitting edemaかを判別します．

non-pitting edemaの場合，リンパ浮腫（術後や放射線療法後，フィラリアなどによる）や粘液水腫（甲状腺機能異常による）・脂肪浮腫（lipedema）のことが多いです．lipedemaは女性のみに認められる脂肪の異常蓄積で，足関節より末梢に脂肪の沈着はなく腫脹しないという特徴をもっており，この点で他と区別することができます．

・pitting edema⇒Naと水の貯留（Albも同じ）
・non-pitting edema⇒リンパ液or粘液水腫 or脂肪浮腫（lipedema）

pitting edemaのなかにfast edema・slow edemaという分類があり，先ほど書いたpit recovery timeの測定を行います．すなわち，浮腫部分を指でpitさせ，元に戻る時間を腕時計などで測定します．そこで40秒以内で戻る「早い浮腫（fast edema）」は低蛋白血症（低アルブミン血症）を伴う浮腫のことが多いというわけです．

Case 6

1) 「The Patient History : Evidence-Based Approach」(Tierney IM, et al), McGraw-Hill Companies, 2008
2) Mockler J, et al : Clinical inquiries. What is the differential diagnosis of chronic leg edema in primary care? J Fam Pract, 57 : 188-9, 2008
3) Trayes KP, et al : Edema : Diagnosis and Management. AFP, 88 : 102-10, 2013
4) Henry JA & Altmann P : Assessment of hypoproteinaemic oedema ; A simple physical sign. Br Med J, 6117 : 890-1, 1978

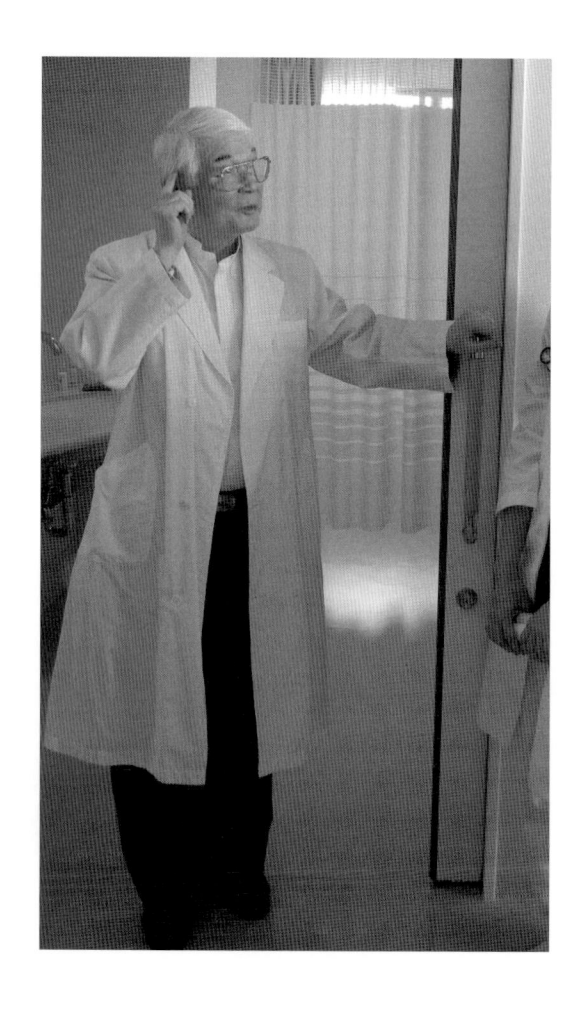

Case 7 　Basic編

知らないとイタいかも?!
咽頭痛をもう一度始めから
咽頭痛（18歳，女性）

　沖縄本島の海開きは3月で，5月にもなれば夏の装いです．時期が前後しますが，今回2年目の春を迎えた頃のものです．というわけで，そろそろ外来にも根拠なき自信が出てきた（？）時期，イタ〜い落とし穴の症例です．今回はPGY2（卒後2年目）のプレゼンターとPGY1のオーディエンスです．Basic編はこれで終わりです．次からはいよいよAdvanced編へ挑戦です．

症例のプレゼン

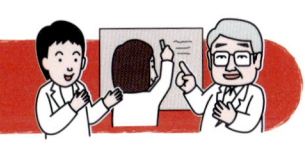

BMIもROSも練習あるのみ

症例　特に既往歴のない生来健康な18歳女性（155 cm，50 kg）
　　　　主　訴：咽頭痛

👨‍⚕️　まずBMIを計算してみようか．ん〜20程度じゃないかな？

🧑　…〔計算中（(φ(..。)〕．はい！ 正確には20.8です．すごいですね！ 頭の中，そろばんですか?!

👨‍⚕️　いやいや，訓練すればかなりの正確性でだいたいのBMIが瞬時に想像できるようになりますよ．BMIや性別，年齢を知ることは患者さんを想像するために必須の情報でとても大切です．でも，もっと大事なのは**一目患者さんを見たときにBMIの数値が想定できること**です．これも練習しかありません．あと，本当は**最初のプレゼンテーションのときにBMIを含めるとよいですよ**．では，現病歴を教えてください．

症例（続き）
　現病歴：生来健康な18歳女性．来院5日前から咽頭痛・発熱が出現し近医を受診して抗菌薬（セフジニル）を処方されたが症状が良くならなかったため当院救急外来受診した．
　ROS：頭痛あり．咳なし，鼻水なし．

👨‍⚕️　ふむふむ，咽頭痛ですか．前医で抗菌薬をもらっているようですが，何を考えて抗菌薬を前医は処方したと思いますか？

🧑　うーん，扁桃炎とかでしょうか？

👨‍⚕️　そうだね．扁桃炎でも細菌性を考慮したのだろうね．君たちは外来で咽頭痛を主訴に来院された患者さんに抗菌薬を処方するときに，何か基準をもっているかな？

表1 age-modified Centor score (McIsaac score)

	スコア
高熱＞38℃	+1
咳なし	+1
前頸部リンパ節腫脹・圧痛	+1
扁桃腫脹or滲出物	+1

年齢	スコア
3〜14歳	+1
15〜44歳	0
45歳以上	−1

合計スコアの評価については166ページの"知っ得レクチャー"参照

🧑 このあいだCentorクライテリアを教わりました．

👨‍⚕️ うん，それも一つです．**日本では風邪のような症状で医者にかかる人に，まだまだ簡単に抗菌薬が処方されてしまっている．きちんと本当に抗菌薬が必要なのか自分で考えることが大事です．**

> 研修医の先生が携行するマニュアル本ではお馴染みのCentorクライテリア（またはCentorスコア）ですが，ここではその改訂版である，age-modified Centor score (McIsaac score)と合わせて，紹介しましょう．**表1**左の4項目がご存知"Centorスコア"，そして右側の年齢補正を加えたものが，age-modified Centor scoreです．

👨‍⚕️ では，現病歴について，他の皆から何か追加で聞きたいことはあるかな？

🧑 …．

👨‍⚕️ 他の2年目の先生は外病院に出ているのかな，今日は1年目の先生が多いようだね．みんな，あまり聞きたいことはないですか？ シンプルな現病歴だったけど，まだ追加で聞きたいことは山ほどあるハズだよ．例えば，さっきも少し言ったが抗菌薬というワードから細菌感染症の可能性については考えないといけません．咽頭痛で細菌感染症から起こってきているのであれば，寒気や悪寒はどうだったか，など自然と疑問が湧いてくるでしょう．

🧑 あ〜．

👨‍⚕️ いいですか，君たちが今**追加で質問があまり浮かんでこなかったのは鑑別診断が頭に具体的に浮かんでいないからです**．咽頭痛について考えて，具体的な鑑別診断名を思い浮かべる．そうすれば，あれはどうだったのか，これはどうだったのか，という具合に自然に聞きたいことが出てくるようになるよ．

> 私が研修医の頃に習った格言の一つに**"No assessment without differential diagnoses（鑑別診断を想起せずしては何の評価も不能）"**というものがあります．まず鑑別診断名を思い浮かべないと適切なアセスメントは行えません．

🧑 え〜と，寒気はありましたが，悪寒や悪寒戦慄はありませんでした．

👨‍⚕️ なるほど．他のROSはどうですか？

🧑 …．すいません，さっき言ったもの以外は忙しくて聞けませんでした．

👨‍⚕️ ん〜いかんなあ．最初に君達が言ってくれたのは，ROSというよりはPP（pertinent positive：

重要陽性所見）とかPN（pertinent negative：重要陰性所見）というものだよ．プレゼンテーションの仕方によってはこのPP/PNを言ってから，ROSを言うこともあります．このPP/PNというのも大事です．でも，いつも言っているが，**ROSのない病歴聴取はgeneralに診たとは言えません**．誰でも始めは時間がかかるものです．でもね，最初に言ったBMIと同じです．これは，もう訓練するしかありません．慣れてきたら10分とかかりません．

はい．

それでは，既往歴以下お願いします．

症例（続き）
- **既往歴**：6歳のときに虫垂炎
- **薬剤歴**：なし
- **社会歴**：両親と3人暮らし，成績優秀
- **他のROS**：不明

ここまでのProblem list

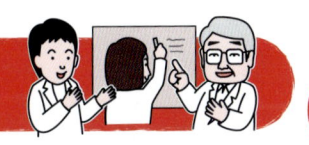

今回は非常にシンプルな病歴ですね．では，いつも通りProblem Listを作ることから始めましょう．

Problem list ①
- #1 咽頭痛
- #2 既往歴（虫垂炎，6歳時）
- # その他

咽頭痛の鑑別を広く考えてみよう

さて今回は咽頭痛の鑑別診断だ．この場合は18歳と若いけど，年齢に囚われることなく幅広く鑑別疾患を挙げてみようか．何でも始めは広く考えることが勉強です．

では危険なものから…うーん…心筋梗塞に，扁桃周囲膿瘍とかですか？

うん，見逃してはいけないものから挙げてくれたのかな．ただ，何の既往もリスクもない18歳に心筋梗塞は稀ということもわかったうえで考えていこうね．もちろん，皆が救急外来や時間外に来る高齢者の咽頭痛をみたときに，心筋梗塞を鑑別に挙げるのはとてもいいことだから，その姿勢は忘れないようにしましょう．他にも，まだまだあります．なかでも，急性喉頭蓋炎は忘れないようにしたいね．昔は日本でもジフテリアなんかもありました．今でもメキシコやロシアなどではあるけどね．

胸痛の4 pain killerに似たようなものとして，命に係わる咽頭痛 "killer sore throat"（**表2**）というのがあります．

Case7 知らないとイタいかも？！ 157

表2 killer sore throat

①心筋梗塞	⑤Ludwig's angina
②急性喉頭蓋炎	⑥Lemierre症候群
③扁桃周囲膿瘍	⑦破傷風※・ジフテリアなど
④咽後膿瘍	

※通常は咽頭痛よりもtetanusの文字通り開口障害がメインになってくることが多い

👨‍🦳 咽頭痛・頸部痛を訴える鑑別疾患は他に何があるだろうね？

🧑 風邪などのウイルス性疾患とか…．後は…うーん…．

👨‍🦳 頸部痛を考えるときに一つ気にしてほしいことがあります．それは頸部腫脹があるかどうか，です．もっと言えば，腫れる場所がどこかでも鑑別疾患は変わってきます．まあそれは後で言いましょう．まずは一般的に頸部が腫れているとき，考えないといけないのはどんなのがあるかな？

🧑 えー…咽頭炎はさっき言ったし…えー…．

👨‍🦳 虫歯や中耳炎は考えておかないといけない．中耳炎と起因菌はほとんど同じだけど，副鼻腔炎も考えておくことは必要だ．まあでも，さっき言ってくれたウイルス性疾患も大切だね．多くはないけど，整形外科的な発熱を伴う咽頭痛・頸部痛も鑑別に挙げられるといいね．膠原病では成人発症Still病なんかも有名です．その他の疾患としては亜急性甲状腺炎とかも挙げられるといいでしょう．後，**甲状腺腫で甲状腺が腫れているのをみたときは，膠原病の合併の可能性を考えることも思い出しておきましょうね．**

🧑 はい．

> 🧑 ウイルス性疾患として具体的には，ライノウイルス，コロナウイルス，アデノウイルス，パラインフルエンザウイルス，インフルエンザウイルス，コクサッキーウイルス，単純ヘルペスウイルス，EBウイルス，HIV，サイトメガロウイルス（HIV合併症）などが挙げられます．
> 　注目すべきは，ここにHIV感染症や，AIDSの初期が入ってくることです．さらに言えば，例えば救急外来のようなセッティングの場合，あらかじめわかっているHIV陽性者の場合の他に，そこで初めてわかるHIV陽性（"いきなりAIDS"とも表現されることもあります）の場合があることにも注意が必要です．

👨‍🦳 ではPGY1（1年目）の皆さんに問題です．この人は感冒，いわゆる"風邪"だと思いますか？

🧑 え〜…．

👨‍🦳 悩んでいるね．わかる人，解説お願いします．

🧑 この方の場合は"咽頭痛のみ"なので，感冒とは言い難いと思います．

👨‍🦳 うん，まあ補足しておくと，**感冒というには，基本的には鼻汁＋咽頭痛または咳，が必要なんだ．**

🧑 へえ〜．

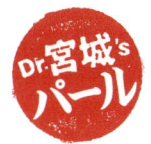

Dr.宮城's パール 「鼻汁＋咽頭痛または咳」の２つがあるとき，感冒と考える

principal signs（主症状）：鼻汁／鼻閉・咽頭痛・咳
つまり，感冒というにはこの３つのうちの2/3は満たしているべきでしょう．逆に，１つしか満たしていないときは感冒を安易に考えない方がいいと言えます．Heikknenらの感冒に関するレビューがあるので参照してください[1]．

> Harrison内科学の表現を用いるとcommon cold/ non specific URI（感冒）とは，"急性発症のcatarrhal syndromeで，マイルドでself-limitedなもの（平均１週間程度）"と記されています．
> 注）catarrhal：カタルという言葉はラテン語のCata+Rheinに由来しています（Cata= down（例：catabolism），Rhein=flow（例：diarrhea））

🧑‍⚕️ 特に外来で考えなくてはいけない咽頭痛の原因となるウイルスは何かわかりますか？

🧑 インフルエンザですか？ 感染力強そうですし．

🧑‍⚕️ そうです！ 感染力が強くて社会的側面から重要でもあるし，インフルエンザにはオセルタミビル（タミフル®）などの薬があることも，鑑別する意味がある理由だね．インフルエンザと感冒の区別の仕方はわかりますか？

🧑 インフルエンザだと筋肉痛とか関節痛がある，とよく言いますが…．

🧑‍⚕️ **インフルエンザの場合は，悪寒・筋肉痛があるんだ．**

Dr.宮城's パール インフルエンザウイルス感染症
①悪寒，②筋肉痛

この他に③急激発症，④流行がある，⑤感冒時とは桁違いの全身倦怠感，も参考になります．両者を比較したものとして**表3**のようなものがあります．

🧑‍⚕️ もう一つこういう比較的若い患者さんを診るときに考えてほしいウイルスがあるんだが…．

🧑 伝染性単核球症（IM）ですか？

🧑‍⚕️ そうです！ 伝染性単核球症の原因となるEBウイルスなども雑多なウイルスによる咽頭痛で片付けるのではなく積極的に見つけられるようにしましょうね．

> 時にごっちゃになっている方を見かけるので念のための補足ですが，伝染性単核球症を起こすうちの一つがEBウイルス（Epstein-Barr virus）というウイルスです．他にはサイトメガロウイルス（CMV）などでも起こります．EBウイルスのときは後頸部リンパ節が"ゴリゴリ"に腫れる印象がありますが，CMVによるものではそれがはっきりしない場合もしばしばある印象です．CMVのときは咽頭痛があまりない，というのも特徴の一つです．

Case7 知らないとイタいかも?!

表3 インフルエンザと感冒の比較

	インフルエンザ	感冒
発症	急激	比較的緩徐
熱	発熱多い 37.7〜40.0 ℃	発熱は少ない あっても，0.5 ℃の体温上昇程度
筋痛	多い，重度	少ない
関節痛	多い，重度	少ない
食欲不振	多い	少ない
頭痛	多い，重度	少ない，軽度
乾性咳	多い，重度	軽度〜中等度
malaise（気分不良）	重度	軽度
全身倦怠感	多い，2〜3週間続く	ごく軽度，短期間
胸部不快感	多い，重度	軽度〜中等度
鼻閉	ときどき	多い
くしゃみ	ときどき	多い
咽頭痛	ときどき	多い

色文字は特にその判別に有用性が高く，重度であるときはインフルエンザを示唆するもの．文献2より引用

🧑 国家試験では勉強しましたけど，まだ見たことないです．

👨‍⚕️ ふむ，そうですか．見つけるのにはいくつかコツが必要なんだ．まあそれは後でやりましょう．先にそろそろ身体所見を教えてもらおうか．

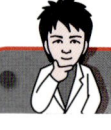

Dr.岡田の知っ得レクチャー

インフルエンザの余談

　余談ですが，influenzaという名前はイタリア語influenza（英influence）に由来します．当時，占星術師らは天体の運行・星々などからくる邪気の影響によって発生するものと考え，名づけられたようです〔マラリアも邪悪な空気（bad air）を意味するイタリア語のMal'ariaが由来です〕．この後，イギリスで流行した際に英語に持ち込まれ，世界的に使用されるようになります．さらに余談を重ねると，ややこしい名前のHaemophilus influenzaeは，1889年のこれまたインフルエンザウイルスによるインフルエンザが流行していた年に発見され，インフルエンザの原因と考えられたことに由来します．インフルエンザウイルスの発見はその後の1933年で，Haemophilus influenzaeはインフルエンザの原因ではないことが証明されますが，名前はそのまま残ったため，後の初学者はしばしば混乱することになるわけです．もっと言えば，Haemophilus influenzaeがインフルエンザ流行時に発見されたことはただの偶然とも言えないのですが，これ以上は余談が過ぎるので省きますね．大事なのは，かつては流感（流行性感冒）と言っていたくらいの病気ですから，インフルエンザを診断するとき，"流行がある"というのは一つの重要なファクターとなってくるということです．

身体所見も踏まえての評価

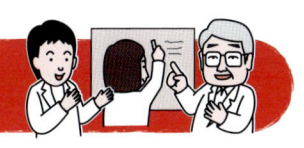

症例（続き）

身体所見：意識clear, not in acute distress
バイタルサイン：体温39.0℃, 血圧110/70 mmHg, 脈拍110/分, 呼吸数26/分, SpO$_2$ 98％（RA）
頭頸部：眼球の充血なし，蒼白なし
　項部硬直なし，髄膜刺激徴候なし，Jolt試験（−）
　咽頭発赤（＋），扁桃に白苔形成あり
　前・後頸部のリンパ節圧痛，腫大あり
胸部：呼吸音　両側清，心音　S1 S2 正常，S3/4なし，心雑音なし

身体所見からProblem listに♯3〜6が加わった

Problem list ②

♯3　発熱（39℃台）
♯4　バイタルサイン異常（頻脈，頻呼吸）
♯5　咽頭発赤，白苔形成
♯6　前・後頸部の圧痛腫脹

バイタルサインをよむ

👨‍⚕️　このバイタルサインはどう思いますか？

🧑　発熱38.5℃以上＋脈拍＞95に呼吸数増加もあるので，SIRSです!!

👨‍⚕️　そうだね．定義を復習しておきましょう．どんな定義だったかな？

🧑　①体温：38℃以上，ないし35℃以下
②脈拍：90/分より大
③呼吸数の増加：呼吸数増加（20/分より大）またはPaCO$_2$が32 Torr以下
④WBC数：12,000/μL以上 or 4,000/μL以下．or 未熟顆粒球が10％以上
のうち2つ以上，です．

👨‍⚕️　よろしい．重要なのは**4項目のうち3つがバイタルサイン**ということです．さて，ではこの患者さんは敗血症だろうか？重症敗血症だろうか？それとも敗血症性ショックだと思いますか？

🧑　え〜…確かにSIRSではありますが…敗血症かと言われると…う〜ん….

👨‍⚕️　僕はこの人が敗血症だとは思わないです．なぜかわかるかな？

🧑　….

👨‍⚕️　悪寒戦慄がありません！**敗血症かどうか考えるとき，最も重要なのは悪寒戦慄があるかどうか**

なんだ．

さて，敗血症ではなさそうとは言ったけれど，39℃の発熱があるわけだ．こういったとき，まずどのように考えるんだったかな？

「発熱は感染症かどうか」「感染症だとしたらそのfocusはどこか？」です．

素晴らしい．では，感染症だとすると，focusとしては？

咽頭痛なので，咽頭が一番考えられると思います．

では，その次は何を考えますか？

えー，**「organism（微生物）は何か？」**です．えー，Centorスコアでは，年齢は18歳・咳はなくて，熱と咽頭発赤があって，前頸部の圧痛あるし，3点です．ということで，溶連菌性咽頭炎ってことで決まり…，でいいでしょうか．

そうかな？ 大事な点を見逃しているね．後頸部，つまり耳介後部のリンパ節腫脹はどうだろう．どちらかというと全身性ウイルス性の感染症のときに耳介後部リンパ節腫脹が目立つことが多いんだ．

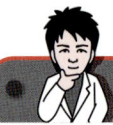

Dr.岡田の 知っ得レクチャー

ややこしいようでホントにややこしい，敗血症・重症敗血症・敗血症性ショック

どれも同じように思いますが，これらもきちんと定義があります．復習しておきましょう[3]．

● 敗血症の定義

既にCase5でも登場済みですが，sepsisの国際ガイドラインは2012年に更新されています．そのアップデートに伴い，sepsisの定義からSIRSの有無が削除されています（細かく言うと，2001年の定義に還った）．詳細は2012年のガイドライン[3]で確認してみてください．

SIRS項目が消え，結局はアバウトになりました．ニュアンスが伝わらないのを避けるため原文の表現をそのまま用いると，"Sepsis is defined as the presence (probable or documented) of infection together with systemic manifestations of infection."（文献3より引用）となっています．

● 重症敗血症の定義

以下のいずれかが該当
① 敗血症に起因する低血圧※
② 乳酸レベル高値

③ 2時間以上の適切な輸液蘇生を行っても尿量が0.5 mL/kg/時未満
④ 感染巣が肺炎でない場合のPaO₂/FiO₂＜250のALI（急性肺傷害）
⑤ 感染巣が肺炎である場合のPaO₂/FiO₂＜200のALI（急性肺傷害）
⑥ クレアチニン＞2.0 mg/dL
⑦ ビリルビン＞2 mg/dL
⑧ 血小板数＜100,000 /μL
⑨ 凝固障害（PT INR＞1.5）

※敗血症に起因する低血圧は次のように定義．
「収縮期血圧＜90 mmHg」または「平均動脈圧＜70 mmHg」または「収縮期血圧の40 mmHgを越える低下」または「他の低血圧要因がなく，その年齢における血圧より2SD以上の低下」

● 敗血症性ショックの定義

敗血症に起因する低血圧があり，それに適切な初期輸液蘇生を行っても持続する状態（つまりファーストコンタクト時に関しては，敗血症性ショックなのかは誰にもわかりません）．

👤 ？？？？？

👨‍⚕️ ふふふ，では検査所見にいってみようか．まずは血液検査教えてください．

検査結果も踏まえて最終診断へ

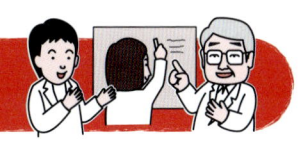

症例（続き）

検査データ

血算・生化学

WBC 15,700/μL（Neu 38％，Lym 52％，Mono 5％，Eos 3％，Baso 2％）
RBC 525万/μL，Hct 49.5％，Plt 30.5万/μL
AST 53 IU/L，ALT 46 IU/L，BUN 5.7 mg/dL，Cre 0.73 mg/dL
LDH 313 IU/L，γ-GTP 43 IU/L，CK 77 IU/L，Alb 4.0 g/dL，CRP 5.50 mg/dL
Na 134 mEq/L，K 4.0 mEq/L，Cl 80 mEq/L，血糖 98 mg/dL

溶連菌迅速キット（＋）

検査結果から Problem list に＃7，8が加わった．

Problem list ③

＃7　AST・ALTの軽度上昇，リンパ球優位
＃8　溶連菌迅速キット　陽性

溶連菌迅速キットは陽性だけど…

👨‍⚕️ さて，ここまで Problem list を作って何か気が付く人はいるかな？ 咽頭痛，後頸部のリンパ節腫脹，肝酵素の上昇，そしてリンパ球優位とくれば…？

👤 え〜…溶連菌（GAS）迅速キットは陽性でしたけど…伝染性単核球症ってことなんでしょうか？！

👨‍⚕️ そうです！ 今回のメインは伝染性単核球症です．**溶連菌迅速キット陽性＝溶連菌性咽頭炎，ではありません．** 慢性キャリア（chronic career）という群が存在することが知られています．あるいは，溶連菌感染症に加えて伝染性単核球症も合併した可能性もあります．風疹なども後耳介リンパ節が腫れますよね．つまり，この**頸部の後ろのリンパ節が腫脹したときは全身のウイルス感染症も考慮しよう．** おそらく，腋下リンパ節，鼠径リンパ節も腫れているはずだよ．触ってみたかな？

👤 合併もありなんですね…．すいません，触っていませんでした．後で，上の先生が診られたときに「腋下，鼠径リンパ節ともに腫大ありだよ」と言われたんでした…．すいません．

後で各々については補足しますが，GAS咽頭炎とEBウイルスによる伝染性単核球症は3〜30％の割合で重複感染する（ただし，咽頭のGAS chronic careerのみを厳密に判別する方法は確立されておらず，この数字自身曖昧なものと考えられます）という報告があります．市中感染症での原則は単独の微生物によるものなのですが，こういう重複する場合も考慮しないといけない，という点ではやや例外的と言えるかもしれません．他に重複感染をきたすものとして，Case1で登場した糞線虫とHTLV-1があったのでしたね．

　ただし，先に触れたように，このEBウイルスとGASの"重複感染"については，その確定においてさらに一考が必要です．実は，伝染性単核球症患者で咽頭の溶連菌迅速検査陽性または培養陽性のときは，感染の合併というよりまずcolonizationを考える[4]（要はGASという菌がその人のノドに住んでいて，特に悪さをしていない状態だった人が，新たにウイルスに感染してしまった，とでも言いましょうか）べき，という原則があるからです．つまり，GASの検査が陽性だったから"重複感染"だ！とlaboratory-centeredな考え方ではなく，他の病歴・身体所見や他の所見とも合わせて考えていく必要があります．

最終診断 →
- 伝染性単核球症
- 溶連菌性咽頭炎（GAS：group A β-hemolytic *Streptococcus*）の慢性キャリア，または合併

　ふむ，そうですか．やはりというわけだね．少し溶連菌感染症と伝染性単核球症について復習してみよう．治療薬に工夫がいりそうだね．治療方針はどうしたのかな？

　上級医の先生の指示を仰ぎ，アジスロマイシンを処方しました．

　なるほど．

　抗菌薬の処方に関しては，いくつか後で述べます．

　スポーツなどへの復帰時期まで教えてあげると完璧だね．あと，伝染性単核球症は基本的にはウイルス感染症なので，原則3週間以内の病気だ．ただ，時に慢性疲労症候群の原因となる，とも言われています．

　へえ〜．

　Katzの論文[5]によると，12〜18歳では，EBウイルスに感染し伝染性単核球症を発症した後，半年後に13％が慢性疲労症候群の基準を満たしていた，と報告されています．

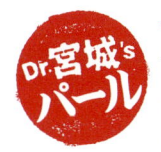

> **Dr.宮城'sパール** 伝染性単核球症：基本はウイルス感染症なので，それほど長くは続かず原則3週間以内
>
> なお，最悪の合併症の一つとして，脾臓破裂があります．ボディコンタクトを伴うスポーツへの復帰の条件として，①臨床症状の消失（発熱，咽頭痛，リンパ節腫脹など），②3～4週間のスポーツ（特にボディコンタクトを伴う）の休養，が推奨されています．文献上は症状出現から7週間休息すれば破裂の報告はありません．

咽頭痛に抗菌薬は必要？

🧑‍🦳 さて，咽頭痛と発熱の患者さんは非常に多い．君たちもしょっちゅうこれから出合うだろうから，今日は咽頭痛を起こすものについてもう少し勉強してみましょう．咽頭痛のマネジメントはとても大切です．皆はどんな患者さんに抗菌薬を処方していますか？

🧑 Centorクライテリアを習ってからは，3～4点以上の患者さんに抗菌薬を出しています．

🧑‍🦳 なるほど．ではCentorスコア3～4点以上の患者さんに溶連菌迅速キットや咽頭培養でGASの確認をしてから抗菌薬を処方しているのですか？

🧑 うーん．外来が忙しくなければキットで確認するようにしていますが…，最近は確認せずに抗菌薬を出してしまうことも多いです．

🧑‍🦳 そうですか．いろいろ議論があるところなのですが，患者さんが子供である場合は咽頭炎の15～30％はGASとされています（大人では5～15％）．大変頻度の高い感染症の一つです．しかしながらCentorスコアが4点であってもGASの可能性は35～50％という報告もあります[6]．**このクライテリアのみに頼って抗菌薬を処方すると，少なくとも半分以上の患者さんに不要な抗菌薬処方をしてしまうことになるね．**

🧑 35～50％…って，大して高くないですね．

🧑‍🦳 そうでしょう．一方迅速キットの特異度は95％以上と非常に高く，陽性の場合はそのまま信頼できます．ただ，感度はそこまで高くないと言われている．どう思いますか？

🧑 うーん，見逃しが多くなってしまいます…ね？あれ？そうすると，やはり疑わしきは抗菌薬ですか？？？

🧑‍🦳 わからなくなってきたときは，基本に戻って考えてみましょう．何のために抗菌薬を出すのかな？

🧑 何のため？細菌性なら…抗菌薬を出すのが普通では…？

🧑‍🦳 そんなことはないよ，例えば，中耳炎では小学生くらいの片耳のものであれば，抗菌薬を出しても，出さなかった場合と臨床経過，合併症に差がないと言われている．

🧑 え！そうなんですか！子供のころ，よく中耳炎にかかって薬をもらっていましたが…．

🧑‍🦳 いいかい，まず，GAS咽頭炎というのはそもそも予後のいい疾患ということを知っておかなくちゃいかん．では，なぜ抗菌薬を出すのかというと，適切な診断のあと抗菌薬で加療してあげれば，**咽頭痛などの急性期の症状を緩和したり，症状の期間を短くしたりできると言われているからです．**それと，もう一つは？

Case7 知らないとイタいかも？！ 165

- うーん….
- ヒントは合併症です．特に小児の場合に気を付けなくちゃいかん．
- あっ！合併症を減少させるためです．つまり扁桃周囲膿瘍などの侵襲性の合併症と，リウマチ熱やGAS後の腎炎の減少が目的ですか？
- 半分正解です．抗菌薬投与には急性期の侵襲性の合併症とリウマチ熱は予防効果があることが知られているけれど，**GAS後の腎炎については抗菌薬では予防できません**（**表4**）．
- 忘れてはいけないのは，小児の方が成人と比べて有意にリウマチ熱の発症頻度が高いということだ．つまり，溶連菌迅速キットが陰性でも症状からGAS咽頭痛が疑わしければ咽頭培養を採

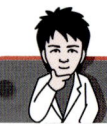

Dr.岡田の知っ得レクチャー

Centorクライテリアの"解釈"古今東西

既にCentorクライテリアとその改訂版であるMcIsaacスコアについては触れましたが，実はこの"解釈"については2014年現在，各団体によって意見が分かれています．まず，21世紀に入って10年程日常的に用いられてきた"解釈"としては以下のような対処が一般的でした．

Centorスコア	対処法
4点	エンピリックに抗菌薬処方
3点	エンピリックに抗菌薬処方 または，迅速キットを使用して陽性なら抗菌薬使用
2点	エンピリックに抗菌薬処方 または，迅速キットを使用して陽性なら抗菌薬使用 または，検査しない
1点以下	検査しない，抗菌薬は処方しない

文献7より

この"解釈"についてはこの論文[7]の発表自体，CDC・ACP（米国内科学会）・AAFP（米国家庭医療学会）・IDSA（米国感染症学会）の共同で発表されており，その後発表されたIDSAガイドライン2002でも，McIsaacスコア合計点について，McIsaacスコア合計点4点以上・1点以下がそれぞれCentorスコア4点・1点に対応する（2点・3点は同じ）という言及があるだけでほぼ同一の解釈です．

ところが，およそ10年ぶりに改訂されたIDSAガイドライン2012（以下IDSA2012）にはCentorクライテリアのようなclinical prediction rulesと一対一対応の表は見当たりません．それどころか，Centorクライテリアのワードの登場自身，ほとんど見られません．McIsaacスコアでは年齢による補正が項目に含まれていましたが，IDSA2012ではこの年齢やsick contact（曝露歴）・有病率を非常に重視しています．

では改めて年齢別に少し考えてみましょう．グループとしては，3歳以上の小児・青年期（15〜44歳）・青年期以降の成人の3つに分けられます．

まず，3歳以下ではGAS咽頭炎は原則まず稀であるとしています（曝露歴，要考慮）．加えて，3歳以下，殊に2歳以下においてはリウマチ熱のリスクがほぼ皆無です．一方，3歳から青年期までは最も罹患しやすく，さらにリウマチ熱のリスクの高い群に位置付けられています．そして，青年期以降では，罹患はありうるものの有病率は低く，そのうえその後のリウマチ熱の心配などがない群になります．

IDSA2012では，小児・青年期においてGAS咽頭炎が疑わしい場合は迅速検査を施行し，仮に陰性であってもなお，培養で最終確認（バックアップ培養）するべし，となっています．ただし，青年期以降の場合はそのバックアップ培養は必須ではありません．また明らかにウイルス性咽頭炎らしきとき（後述）はGASに関する検査は不要，ともされています．

※このややこしさは，一つには私の拙筆によりますが，主には2014年現在，ユニバーサルなコンセンサスが存在しないことに起因するのではないでしょうか．

表4　溶連菌性咽頭炎対して見込める抗菌薬の効果

①急性期の発熱，咽頭痛の緩和（約16時間の短縮）
②扁桃周囲膿瘍，頸部リンパ節炎，乳突蜂巣炎などの急性期の合併症の予防
③慢性期のリウマチ熱の発生頻度を低下させる（ただし，腎症は防げない）

取して次回外来フォローが望ましい．咽頭培養の感度は90〜95％とされているんだ．

> IDSAガイドライン2012ではこれを"バックアップ培養"と呼んでいます．

へー，勉強になります．結構咽頭培養って難しいんですよね．特に泣き叫んでいる子供に咽頭培養って，何かコツみたいのはあるんでしょうか？　いつも僕はスワブを口の中に入れて舌とか頬粘膜とかから採取しているんですが…．

そのやり方で，例えば溶連菌迅速キットなどは陽性になったことはありますか？

実は…僕が行ったものでGAS陽性は1件もなかったです．今まで僕がやったキットではすべて陰性だったんで，実はGASはとても少ないんじゃないかと思っているんですが…．

う〜む，それはね〜，残念ながら運が悪いのではなく，スワブの使い方に問題がありますね．この機会に正しいスワブの使い方を覚えましょう．

そうなんですね．はい，お願いします．

スワブは両側の扁桃と咽頭後壁の3カ所を狙って検体を採取しないといけないんです．　つまりそこ以外の粘膜にはスワブが触れないことが重要なんだよ．

えー！　そうなんですね！　いままで口の中に入れてグルグルとかき回して終わりでした…．

少しずつ覚えていこうね．あと，抗菌薬の種類に関してはペニシリン系のアレルギーがあったり，この患者さんのようにEBウイルスなどを合併していたり，といったことがない限りは原則ペニシリン系を処方しようね．理由はたくさんあるけど，わかりますか？

うーん，うーん…．値段とかでしょうか？

それも正解です．アモキシシリンだと患者さんの負担も軽減できることは確かだ．それ以外にも第一選択にペニシリン系が挙げられているのには多くの理由があるんだ．まず，耐性菌の問題．ペニシリン系に耐性であるGASは今まで全くといっていいほど報告がない．一方，テトラサイクリン系・ST合剤などは耐性菌が増えている．またその他の抗菌薬についてもシプロフロキサシンも耐性化が進んでいる．世代の新しいレボフロキサシンやモキシフロキサシンはまだ感受性が残されているが高価であることと，そもそも咽頭をfocusとする感染症の起因菌を考えれば，そんな広範囲のスペクトラムは全く必要ない．他にもペニシリン系のいいところがあります．スペクトラムが狭く原因菌以外の菌を殺しにくいこと，味もそんなに悪くないことなどかな．

Dr.宮城'sパール 溶連菌性感染症に経口薬で対処する場合，第一選択はアモキシシリン．安いし，効くし，味もよし?!

ベンジルペニシリンはもっと安いかも

先ほど，少し触れましたが，ここで処方方法について詳しく補足しておきます．

今までは，GAS咽頭炎に対しアモキシシリンを処方するときは1回250 mg 1日3，4回を10日間，というようになっていましたが，最近のIDSAガイドライン2012ではAMPC1,000 mgを1回/日で10日間が推奨されています（表5）．その理由としては1日4回の内服の場合，海外では非常にアドヒアランスが悪かったのです．実は，手間がかかる以外にもう一つ患者さんのアドヒアランスが低下する理由があります．GAS咽頭炎に罹患したことがある人ならよくわかると思うのですが，GAS咽頭炎の患者さんが抗菌薬を内服すると24～48時間で自覚症状が軽快することが多いのです．「症状が無くなりつつあるのに，まだ半分以上のお薬が残っている」，これでは全部飲み切るモチベーションが小さくなってくるのも頷けますよね．個人的には薬をきちんと飲めそうな人（つまりは勤勉な日本人）なら敢えて1回処方にこだわる必要はないと思っていますが（それに，まだしばらくは薬局の人は処方箋を見てビックリされるかもしれません）．そこで大事なのは，合併症の説明まで丁寧にすることです．たとえ症状が軽快しても最低10日間は内服の継続の必要があると念を押しましょう．

ではこんなときはどうしますか？

> 15歳男性．今年1年間で近医にて3回GAS咽頭炎として，そのたびにアモキシシリンにて対処されている．今回たまたま君の救急外来に同じような咽頭痛と鼻汁と咳で受診した．気を利かせた看護師さんがすばやく溶連菌迅速キットで検査してくれて見事（+）だった．

皆ならこの患者さんに対してどんなアプローチをするかな？

え〜…つまり，慢性的なGAS感染をしているGASキャリアーの咽頭痛ということですね．

そう．この患者さんに毎回アモキシシリンの処方は正しいことなのだろうか？ どう考えようか？？

表5 溶連菌性咽頭炎に対する抗菌薬の処方例（IDSAガイドライン2012より）

抗菌薬名	用量　用法	投与期間
アモキシシリン	50 mg/kg/回　1回/日（最大1,000 mg）経口 もしくは　25 mg/kg/回（最大500 mg）2回/日　経口	10日間
ベンジルペニシリン	27 kg以下：60万U 27 kg以上：120万U　筋注　1回/日	1日
セファレキシン	20 mg/kg/回　2回/日（最大500 mg/回）	10日間
アジスロマイシン	12 mg/kg/回　1回/日（最大500 mg）	5日間
クラリスロマイシン	7.5 mg/kg/回　2回/日（最大250 mg/回）	10日間

IDSAの表にあるペニシリンVは2014年現在日本では販売されていません．その近縁にあるものとして，ベンジルペニシリンの経口薬は日本で入手可能です．

うーん…，えーたぶん3つのパターンが考えられると思います．今回の咽頭痛の原因GASは前回のGAS咽頭炎と全く同じ菌で，再燃して今日受診したケース．2つ目はどこか別のGASがたまたま前回と時間を空けずして感染したケース．そして一番今回考えられるのはGASキャリアーの患者さんがウイルス性咽頭炎になったケース．

いいですね！ どうして今回の外来受診がGASキャリアーの患者さんのウイルス性咽頭炎を併発したと考えたんだい？

鼻水と咳があるので，溶連菌迅速キットが陽性だとしても今回はウイルス性だと感じました．

うん．よろしい，その通り．面白いことに冬の時期では児童の20％が6カ月間GASキャリアーになると言われているんだ．**症状から判定しないで溶連菌迅速キットに頼っていてばかりだと，何回でも抗菌薬を処方しなくてはならないはめになるよね．**

> IDSAガイドライン2012のなかでは表6のようなウイルス性とGASを比較した表も記載されています．

宮城先生，一つ質問いいですか？ そのGASキャリアーのGASは除菌しなくてもいいんでしょうか？？

いい質問だね！ 答えは除菌する必要はない，です．理由はいくつかあって，まずGASキャリアーから他の人には感染しない．また扁桃周囲膿瘍などに増悪しないことも知られています．それにリウマチ熱やGAS後腎炎も合併しにくいことが知られているんだ．怖い合併症になることのない自然治癒傾向の強いGASに対して除菌が必要な理由は少ないことは理解できるよね．

> ただし，除菌が有効，となる例外も存在します．詳細はIDSAガイドライン2012でご確認ください

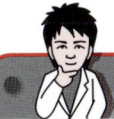

Dr.岡田の 知っ得レクチャー

narrow is beautiful！

抗菌薬の勉強を始めるうえで，大事なのは抗菌薬に対する形容詞は，基本的には"狭い"と"広い"であるということではないでしょうか．何となしに強いとか弱いとかいう形容詞を使っている人の処方する抗菌薬は大抵の場合信用できません．ましてや，古いから弱い，というのは論外です．というのも，同じ薬でもどこの臓器にどういった状態で棲んでいる何という菌に対してのものかで，効力が異なってくるからです．すなわち，ある薬同士を対象もなしに比較して，こちらの方がより strong！ なんていうことは起きえません．

今や全国的になりましたが，沖縄に伝わるclinical pearlsの1つに，"narrow is beautiful"というものがあります．カジュアルに言うと，咽頭で起こる通常のGAS感染症に対しては，ペニシリン系こそ最古にして最大効力，なのです．

ここで再び，GAS咽頭炎と伝染性単核球症（IM）の抗菌薬についてもう少し細かくみてみましょう．GAS咽頭炎とIMの合併については先に紹介しましたが，実際に合併が疑わしい場合はアジスロマイシン投与が望ましいとするエキスパートオピニオンも存在します．ただ，これも先に紹介した最近のIMにおける皮疹と抗菌薬に関するデータを鑑みると，純粋なペニシリン（日本ではベンジルペニシリンなど）経口投与も"あり"と言えるのではないでしょうか．

表6 ウイルス性とGASの比較

GAS感染症	ウイルス感染症
突然の発症の咽頭痛	結膜炎
5〜15歳	鼻炎
発熱	咳
頭痛	下痢
悪心嘔吐・腹痛	嗄声
扁桃・咽頭の炎症	離散性潰瘍性口内炎
扁桃の滲出物	ウイルス性発疹
口蓋の点状出血	
前頸部リンパ節炎	
春初旬・冬	
周囲に溶連菌性咽頭炎	
猩紅熱様の皮疹	

IDSAガイドライン2012より引用

🧑 うーん…．たくさん習って，頭がパンクしそうです．咽頭痛って，難しいですね．

👨‍⚕️ いやいや，難しいということがわかっただけでも進歩なんだよ．少しずつ学んでいきましょうね．

🧑 はい，ありがとうございました．

Dr.宮城の 覚えておきなさい！

- ☐ 鑑別診断なくして，評価不可
- ☐ "killer sore throat" に要注意
- ☐ 感冒と言うためには，最低「鼻汁＋咽頭痛または咳」が必要
- ☐ GASとEBウイルスのcolonizationに注意
- ☐ 抗菌薬，Narrow is Beautiful！

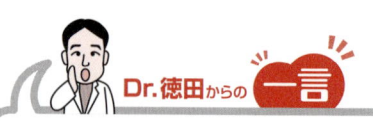

Dr.徳田からの一言

伝染性単核球症を起こす病原体はEBVのみではない．CMV，HIV，トキソプラズマなどもある．CMVによる伝染性単核球症は，咽頭痛をきたす頻度が少ない．HIV感染ではリンパ節腫脹や発疹をきたすことが多く，性行為歴（特にMSM）に注意する．トキソプラズマ感染は，動物の接触と生肉摂取（猫との接触やヤギの刺身，馬刺しの摂取）に注意する．

文 献

1) Heikkinen T, et al：The common cold. Lancet, 361：51-9, 2003
2) Montalto NJ, et al：An office-based approach to influenza：clinical diagnosis and laboratory testing. Am Fam Physician, 67：111-8, 2003
3) Dellinger RP, et al：Surviving sepsis campaign：international guidelines for management of severe sepsis and septic shock：2012. Crit Care Med, 41：580-637, 2013
4) Luzuriaga K & Sullivan JL：Infectious mononucleosis. N Engl J Med, 362：1993-2000, 2010
5) Katz BZ, et al：Chronic fatigue syndrome after infectious mononucleosis in adolescents. Pediatrics, 124：189-93, 2009
6) McIsaac WJ, et al：Empirical validation of guidelines for the management of pharyngitis in children and adults. JAMA, 291：1587-95, 2004
7) Ressel G, et al：Principles of appropriate antibiotic use：Part IV. Acute pharyngitis. Am Fam Physician, 64：870-875, 2001

※本稿は南部徳洲会病院研修医 山中俊祐先生（当時）による，同院の教育回診の記録が元になっています．この場をもって謝辞と代えさせていただきます．

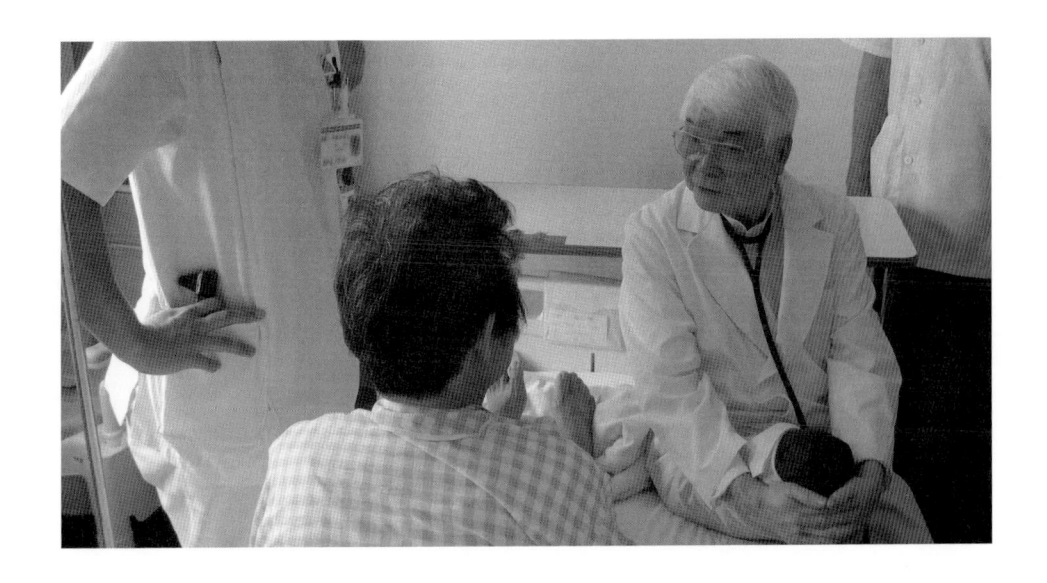

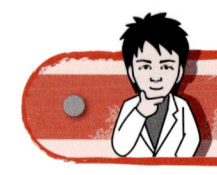

Dr.岡田の知っ得レクチャー

溶連菌（GAS）性咽頭炎

　成人の咽頭炎の5〜15％，子供で15〜30％を占める代表的な咽頭痛の原疾患．

　確定診断には簡易キットや咽頭培養が適していますが，ルーチンに両方する必要はありません．抗菌薬処方すれば48時間以内に，しなくても数日で症状軽快するとされています．詳細はアメリカIDSA[1]・ヨーロッパ[2]のガイドラインをご参照ください．

文　献
1) Shulman ST, et al : Infectious Diseases Society of America : Clinical practice guideline for the diagnosis and management of group A streptococcal pharyngitis: 2012 update by the Infectious Diseases Society of America. Clin Infect Dis, 55 : e86-102, 2012
2) ESCMID Sore Throat Guideline Group : Guideline for the management of acute sore throat. Clin Microbiol Infect, 18 Suppl 1 : 1-28, 2012

伝染性単核球症（IM）

　その名前はあまり知られていませんが，診断にはHoaglandクライテリア（発熱＋咽頭痛＋リンパ節腫脹かつ50％以上のリンパ球 or 10％以上の異型リンパ球）という基準も存在します．ただ，感度が50％と実際の臨床には不向きです（だから有名にならない？）．

　他には，L/W ratio（リンパ球数/WBC数比）という概念があります．L/W ratio＞0.35が感度90％，特異度100％で有効です．IMを疑った患者さんのリンパ球には注目したいところです．このケースの場合も，L/W比は0.35以上で，満たしています．

　さて，IMと言えば，日本の国家試験でもお馴染みの皮疹の話を思い出すのではないでしょうか．そうです．「伝染性単核球症の患者にアンピシリンやβラクタム系を処方した場合は高確率（90％）で皮疹を生じるため，禁忌！」と教わったあの一節です．

　ところが，この説についてどうも最近はそうではないらしいという風潮があります．まずそもそもこの90％の根拠論文が1970年代後半よりさらに前のものがほとんどなのです．歴史的によく引用されてきたものとして，PullenらによるLancetのもの[1]や下に紹介する米国小児学会のPediatricsのなかで紹介されている文献群も1967年のものです．比較的新しいHorwitzら[2]による，"The incidence of rash associated with beta-lactams initially was reported to be as high as 70 to 90 percent"，との報告も1977年のものです．1977年というのは白黒テレビ放送が廃止され，王選手がホームラン世界記録756号を達成し，ピンクレディーが絶頂期を迎えていたあの頃です．つまり2014年現在から言えば，最早懐メロの時代の話というわけです．

　単に古いから間違っているというのも危険な考えですが，最近の知見はどうなのでしょうか．先ほど紹介したPediatricsの2013年の報告[3]では，IMと診断された18歳以下のうちアンピシリンを投与された群で29.5％の皮疹を認め，他の抗菌薬（ペニシリン，アモキシシリン/クラブラン酸，セファロスポリン，マクロライド）でも認めたもののいずれも16％以下であった，となっています．また抗菌薬全体では投与群と投与しなかった群に有意差は認められなかった，とも報告されています．ただし，アンピシリン投与群に関しては抗菌薬非投与群と比

べて皮疹を有意に生じやすく抗菌薬投与群のなかでも最も皮疹を生じやすい，となっておりアンピシリンに関してはやはり避けた方がよいと言えそうです．他にも，同じ2013年にHocquelouxら[4]は，IM患者184人中の34人の皮疹を生じた群のなかで，ペニシリン系とそれ以外の抗菌薬で皮疹を生じる率はそれぞれ16％，22％で有意な差は認められなかったとも報告しており，"最早ペニシリン系が90％の確率でIM患者に皮疹を引き起こすということをドグマとして若手に今後教えるべきではない"と結んでいます．

少なくとも，いずれも過去の90％台とは大きくかけ離れた数字，というのは言えそうです．

文 献

1) Pullen H, et al：Hypersensitivity reactions to antibacterial drugs in infectious mononucleosis. Lancet, 2：1176-8, 1967
2) Horwitz CA, et al：Heterophil-negative infectious mononucleosis and mononucleosis-like illnesses. Laboratory confirmation of 43 cases. Am J Med, 63：947-57, 1977
3) Chovel-Sella A, et al：Incidence of rash after amoxicillin treatment in children with infectious mononucleosis. Pediatrics, 131：e1424-7, 2013
4) Hocqueloux L, et al：Do penicillins really increase the frequency of a rash when given during epstein-barr virus primary infection? Clin Infect Dis, 57：1661-2, 2013

"Centorクライテリア"のもう二歩，三歩先へ

Case 7

● Centorクライテリアの有効性に"？"

本文中でも触れたように，GAS咽頭炎のマネジメントに関しては，IDSAガイドライン2002の考え方が長らく用いられてきました．この考え方は今でもAAFP（American College of Family Physicians：米国家庭医療学会）では"現役"です．

今回のいくつかの補足情報は主にIDSAガイドライン2012（以下IDSA2012）を参照しています．IDSA2012では既述のように迅速キットや培養で確認してからの抗菌薬投与を推奨しています．そもそも，IDSA2012ではCentorクライテリアの登場自体がほぼ皆無です．

さて，ここにIDSA2012が発表された同年の夏に報告された興味深いデータがあります[1]．

この報告では，咽頭痛患者を対象に，それまでよりもはるかに多い20万人規模でのCentorスコアおよびMcIsaacスコアの検討が行われています．その結果をみると，合計点が0点でも約9.5％，GASが検出されており，さらに小児に限れば0点でも何と17％です！この数値だけ見ると，とても"有用"とは言い難い印象です．

CentorスコアおよびMcIsaacスコアのようなclinical prediction rule（臨床予測ルール：CPR）に関しては，数多の研究が行われてきました．それらを受けて，IDSA2012はCPRの採用を見送った（歴史から言えば，はじき出した？）と考えられます．また最近の複数の文献で，「小児のGAS咽頭炎のマネジメントにおいては如何なるCPRも当てにならない」との記述が見られます[2]．比較的最近のLe Marechalらの研究[3]では，McIsaacスコアをはじめとした複数のCPRを対象にメタアナリシスで検討しています．その結果，『JoachimらによるCPR以外は当てにならなかった』と結論づけています．そうなると，Joachimらって！？と気になるところですが，この辺りまでくると，ややマニアの気配すら漂ってくるので，この稿ではここら辺に留めておこうと思います．

これまた最近のLittleらの論文[4]では，"Fever PAIN"という新しいスコアを提唱しCentorスコアより有用性があるとしています（**表1**）．

● Dr. Centorの逆襲

とまあ，こんな具合に最近では叩かれることの多いCentorスコアですが，実はそのDr. Centor自身の最近のコメント[5]を読んでみると，これまた勉強になることがたくさんありました．

このなかで，「GAS咽頭炎とは，そもそも多くの場合抗菌薬がなくても治癒するものであるということ—放っておいても発症から2，3日，長くても4，5日の間にピークを迎え，その後軽快に向かう，言わば，"just a sore throat（ただの咽頭痛）"なるものである」ということが"前提"として述べています．

咽頭痛の患者を対象に行われたスタディ[6]では，"delayed antibiotics（遅まきの抗菌薬）"でも"化膿性の合併症"の予防に関しては初診時からの抗菌薬介入と比較して有意差がない，とされています．リウマチ熱に限れば，発症から9日目の介入でも意味がある，としている報告[7]もあります．

個人的には，要は迷ったら，2，3日後に再診とし，その折に臨床経過，バックアップ培養の結果などを加味し，次の段階に進めばよい，と考えます．実際，ヨーロッパの咽頭痛のガイドラインはそれを一つのオプションとして採用しています．

さらに，Dr. Centorからの"逆襲"は続きます[8][9]．

Dr. Centorは言います，『一体，いつまで"GAS"にこだっているんだ？』，と．

例えば，GAS迅速キットでは同じ*Streptococcus*でもGroup GやGroup Cは捉えることはできません．

さらにもう一つ，ISDA2012にも登場するトピックとしては，*Fusobacterium necrophorum*なる嫌気性菌に関するものがあります．最近の青年期の咽頭炎の*Streptococcus*以外の起因菌として注目されているこの*Fusobacterium*，何が怖いかというと，扁桃周囲膿瘍を起こす菌でもあり，killer sore throatの一つLemierre症候群の起因菌でもあります．そして，Lemierre症候群に至れば致死率は5〜14％に達します．以下に，15歳〜24歳の100万人の咽頭炎の人の有病率，イベント率を反映させた**表2**を示します[10]．

GASと*Fusobacterium*の有病率が完全にイーブンにされているところはやや引っ掛かりますが，このなかで，Dr. Centorは『先進国ではリウマチ熱よりも実はLemierre症候群の方が頻度が高く致死率も高い"合併症"である．ゆえに，そこまで考慮して加療する必要がある』というように仰っています．

この*Fusobacterium*，EBウイルスなどによるIMに罹患する同年代に感染しやすく，おまけにマクロライドが効きにくいという，またしても話をややこしくしそうな性質をもっています．ただ，ベンジルペニシリンなどのペニシリンは結構有効なので，ややこしいようで，結局一周回って始まりの抗菌薬—ペニシリンにたどりつけば話は落ち着くのかもしれません．

ここまで勉強して私はようやく，Dr. Centorの『一体，いつまで"GAS"にこだわっているんだ？』の意味を理解しました．要は，治療介入する甲斐のある，あるいは介入するべき咽頭炎を起こす微生物はGASだけではない，ことを示唆していたのです．Dr. Centorはさらに，Group Cや*Fusobacterium*

表1 Fever PAINスコア

Fever：熱（24時間以上の発熱）	
P	：purulence（化膿性）
A	：attend rapidity（症状出現から3日以内に来院）
I	：inflamed tonsils（扁桃炎）
N	：no cough or coryza（咳，鼻水なし）

の5項目をチェック

文献4より

表2 15歳〜24歳の100万人の咽頭炎

	100万人当たり		100万人当たり
GAS咽頭炎	100,000	*Fusobacterium*咽頭炎	100,000
リウマチ熱	50	Lemierre症候群	250
リウマチ熱による死亡	1	Lemierre症候群による死亡	11

文献10より転載

によるる咽頭炎の場合にもCentorスコアが"有用"である，との見解を述べています．

これらを考慮すると，研究対象をGAS咽頭炎のみではなく，GASにGroup C, *Fusobacterium*, などを加えた"治療介入する甲斐のある，あるいは介入するべき咽頭炎を起こす微生物"を研究対象としたスタディが待たれるといったところでしょうか．十数年後のガイドラインでは結局，Centorスコアが前面に出ていたりして…．

現時点では，各グループがそれぞれの立場で同一疾患に対してさまざまな意見を表明している状況です．まあ，この辺りの違いは，感染症専門医とプライマリケア医とのスタンスの違いと言っていいのかもしれません．ひとまずここでは今後の動向に注意が必要，ということで結んでおきましょう．

文献

1) Fine AM, et al：Large-scale validation of the Centor and McIsaac scores to predict group A streptococcal pharyngitis. Arch Intern Med, 172：847-52, 2012
2) Shaikh N, et al：Accuracy and Precision of the Signs and Symptoms of Streptococcal Pharyngitis in Children：A Systematic Review. J Pediatr, 160：487-93.e3, 2012
3) Le Marechal F, et al：Streptococcal pharyngitis in children：a meta-analysis of clinical decision rules and their clinical variables. BMJ Open, 3：e001482, 2013
4) Little P, et al：Clinical score and rapid antigen detection test to guide antibiotic use for sore throats：randomised controlled trial of PRISM (primary care streptococcal management). BMJ, 347：f5806, 2013
5) Centor RM, et al：Avoiding sore throat morbidity and mortality：when is it not "just a sore throat?". Am Fam Physician, 83：26, 28, 2011
6) Little P, et al：Antibiotic prescription strategies for acute sore throat：a prospective observational cohort study. Lancet Infect Dis, 14：213-9, 2014
7) Catanzaro F, et al：The role of the streptococcus in the pathogenesis of rheumatic fever. Am J Med, 17：749-56, 1954
8) Centor RM：Adolescent and adult pharyngitis：more than "strep throat"：comment on "Large-scale validation of the Centor and McIsaac Scores to predict group A streptococcal pharyngitis". Arch Intern Med, 172：852-3, 2012
9) Centor RM：When should patients seek care for sore throat? Ann Intern Med, 159：636-7, 2013
10) Centor RM：Expand the pharyngitis paradigm for adolescents and young adults. Ann Intern Med, 151：812-5, 2009

Case 8　Advanced編

オッカムとヒッカム
This is the Geriatric Medicine
ふらつき（77歳，男性）

　さて，いよいよAdvanced編に突入です．時期は研修医2年目の夏．沖縄の夏はアツ〜いイメージがありますが，実は都市部より，はるかに過ごしやすいことは既にご紹介しました．とは言っても，砂浜の砂はアツ〜くなっており，この時期には海ではしゃいで足の裏に熱傷をつくる都会からのリゾート客で，夜の時間外外来は大繁盛（？）となります．さらにここ沖縄では夏でもインフルエンザの流行があります．もちろんいつも通り地元の人は来院されるわけで，熱中症に観光客にインフルエンザ，と夏の病院は外に負けず劣らずアツ〜くなることもざらです．Advanced編だからといって，重箱の隅をつつくような細かい知識やトリッキーなclinical reasoningは必要ありません．これまで通りやっていきましょう．

症例のプレゼン

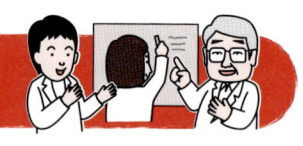

low-yield symptomを見極める

症例　元タクシー運転手の77歳男性（155 cm，47.5 kg）
主訴：ふらつき

👨‍⚕️　"ふらつき"を訴えて来る患者さんは多いですよね．このふらつきという主訴を聞いただけでは，たくさんの疾患を想定しないといけませんね．

👨‍⚕️　こうゆうのを "low-yield symptom" と言います．

👨‍⚕️　だからまず，その患者さんの訴えるふらつきというものが，医学的にどうゆうカテゴリーのものになるかを，注意しながら情報を集めていかないといけません．"めまい"も似たようなものです．例えば，同じめまいでも中枢性と末梢性がありますね．どういうふうに違うか覚えているかな？

👨‍⚕️　耳からくる場合だと，蝸牛症状があります．

👨‍⚕️　そうだね．とても簡単に言ってしまうと，蝸牛症状があるときは，原則中枢性よりも末梢性を考える．ただしさっきも言ったように，始めは"ふらつき"なのか"めまい"あるいは，失神寸

前のような感じだったのか，患者さんの口からだけではうまく表現できないことが多いんだ．そのためにもきちんとした現病歴やROSが重要になってくるんです．

はい．

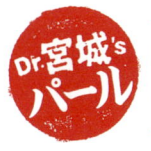

Dr.宮城'sパール　めまい：蝸牛症状があるときは，原則中枢性よりも末梢性を考える

中枢性でも前庭神経核や前庭神経路（脳幹部梗塞などの中枢性前庭障害）では前庭症状が出現します．

> めまい，は非常に"low-yield（それだけでは鑑別診断は超大量）"な症状です．まず，患者さんの訴えるめまいが，われわれがめまいと認知しているものと一致しているかどうかから確かめないといけません．つまり，一概にめまいといっても，vertigo（回転性めまい）や，dizziness（浮動感），lightheadedness（頭がふらふらする感じ）の他，presyncope（前失神）の場合もあります．vertigoでも患者さんの何割かは「回転している感じ」は訴えません．さらに言うと，めまいで怖い原因の一つに脳卒中がありますが，その際に起こってくる第四脳室付近での脳浮腫・脳ヘルニアは見逃せば致死的である一方，発見すれば予防可能あるいは何らかの対処ができる類のものです．かといって，盲目的な全例CTもナンセンスです．この辺りがめまいを勉強すれば勉強するほど自分にめまいがしてくる，と言われる所以かもしれません．
> 「救急・ERノート1 もう怖くないめまいの診かた，帰し方」（羊土社）にまとまった図がありますので，示します（**図1**）．

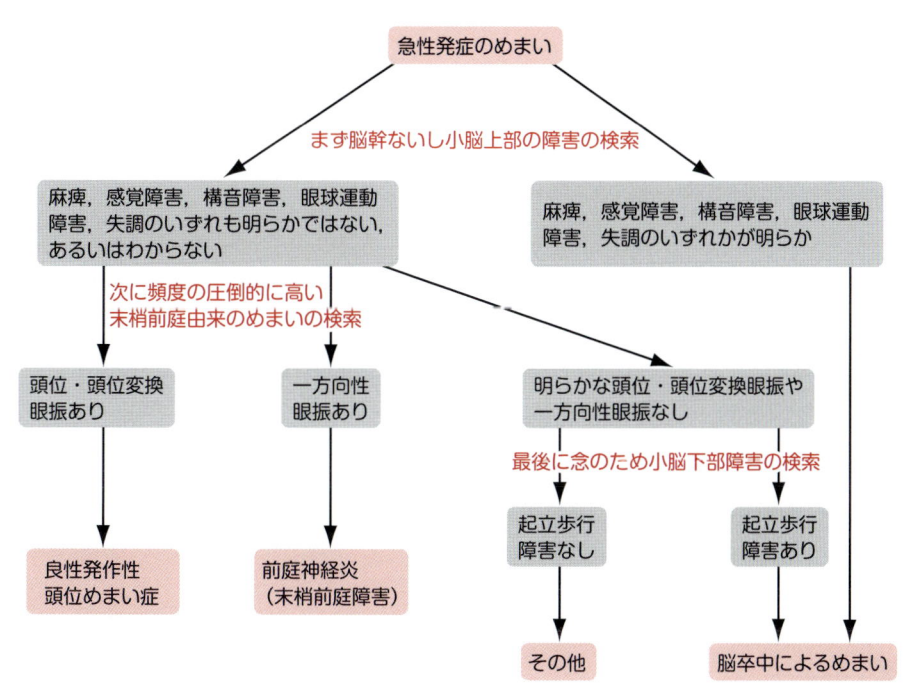

図1　めまい診療の流れ
文献1より転載

Case8　オッカムとヒッカム

🧑‍⚕️ では，現病歴を教えてください．

症例（続き）

現病歴：7月（来院1カ月前）に入った頃から以前より活力が低下してきたとのこと．2，3日前からふらつき感があった．来院前日より下痢と嘔吐があった．下痢は10回以上で水様下痢，色は黄色であった．嘔吐も10回以上，吐物は胃液様であった．その晩から食事はとれなくなり，スポーツ飲料を飲んでいた．気分が悪く眠れなかった．翌日，めまいと歩行困難が出現したため近医受診し，検査結果にて異常所見（K 6.4 mEq/L，BUN 60 mg/dL，Cre 2.4 mg/dL）を認めたために当院紹介受診となり，車椅子にて来院された．
大分前から日常的に労作時呼吸困難を認めるようになっている．
腹痛（－），気分不良で眠れない，家では体温測定なし．
周囲に同様の人なし，自分しか食べていないというものはない．海外渡航歴なし．

🧑‍⚕️ ふらつきの他にめまいの症状が出てきたんだね．消化器症状に関する病歴聴取は非常にいいですね．このように，**下痢・嘔吐にアプローチする際は，食事内容・最後の食事から何時間以内の発症か，周囲に同じような人はいないか，海外渡航歴はなかったかなど，問診で聞きましょうね．また，下痢についてはその回数を確認することが重要です**．重症度分類を復習しておきましょう．

👦 1日の回数が10回以上なら最重症，4〜6，7回なら中等症でそれ以上は重症，それ以下は軽症です．

🧑‍⚕️ うん，そうだね．下痢のときの微生物としては，ウイルスが60％，細菌が20％，寄生虫が5％，と言われています．非経口感染も10％ある．通常細菌性やウイルス性はだいたい曝露から24〜48時間後の発症が多い．早いものでも発症まで6時間はかかります．6時間以内のときは毒素性を考えないといけません．ところで，下痢の人をみたら全例培養を採らないといけないと思いますか？

👦 うーん…全例はいらないと思いますが．

🧑‍⚕️ うん，基本的には全例には必要ありません．**培養は重症下痢・血便 or 潜血反応・発熱・便好中球陽性，のときに考慮します**．この条件下では80％が陽性です．ルーチンに便培養を出していると1.6〜5.6％が陽性だが，あまりする意味がありません．そもそも，ほとんどの腸炎に抗生物質は不要だからね．この患者さんではどうかな？

👦 重症下痢なので，便培養の適応です．

🧑‍⚕️ そうです．この患者さんの下痢はsevereだから，培養適応です．塗抹は確認しましたか？

👦 …あ，いえ．

🧑‍⚕️ う〜ん，そうですか．培養適応と判断した後も，培養を提出して終わりではないよ．便のスメア（塗抹）もとても大切です．白血球や菌体がリアルタイムで確認できるのだから．

👦 はい．

個人的には外来や救急外来で**右表**の重症度分類をよく使っていますが，厳密にはLambertiらの文献[2]で述べられているように現時点では下痢症の重症度の定義について世界的に広く受け入れられているものはないようです．要は，脱水がどれくらいひどいか，日常生活に支障をきたすほどか，などが"重症度"と言えそうです．それを踏まえて**右表**の分類はよくそれを表していると思います．

下痢の重症度

	1日の回数
最重症	10回〜
重症	〜10回
中等症	〜6回
軽症	〜3回

呼吸困難にもう一歩迫る

さて，ROSはどうですか？

症例（続き）

ROS：体重減少なし
ずっと前から乾性咳嗽（＋），ここ2，3日は増悪傾向，痰はなし
労作時呼吸困難：以前からあり
歩行：小刻みで前のめりに歩行
腹痛なし

ん〜．そういえば，現病歴のところでも1カ月前からの活力低下がある，と言っていたね．労作時呼吸困難は今ROSでも言ってくれたけど，現病歴のところでも言ってくれていたね．それでいいです．このように特に大事なROSは，pertinent positive/negative（重要陽性事項/陰性事項）として述べるんだ．それか，さっきみたいに現病歴の際に入れてくれてもいいよ．

はい．

というわけで，ここで気になるのはそのpertinent positiveである，労作時呼吸困難（DOE）だ．これについてみんなでディスカッションしてみましょう．その前に，呼吸困難と息切れの違いはわかっているかな？

え〜…どちらも呼吸が苦しくて一緒のような気がしますが…．

違います．**呼吸困難や呼吸苦というのは本人の主観**です．それに対して，**息切れというのは客観的所見**として観察が可能だ．負荷後に呼吸回数が上昇して，それは低酸素血症を反映していることが多い．このように同じ「息が苦しい」という訴えでも，**息切れの有無などで緊張の度合いが大きく変わります．**

ん〜そういうふうに考えるんですね！確かに違いますね．

労作時呼吸困難はよくDOE（dyspnea on exertion）と表現されます．これに対して，労作時息切れはSOBOE（shortness of breath on exertion）と表現されます．ちなみに，呼吸困難と呼吸苦で，医学用語として正しいのは呼吸困難，のようです．

呼吸が苦しいという訴えの場合，**動くと苦しくなるというのは拡散障害，安静時でも苦しいというのは心臓か呼吸器に問題があることが多いんだ．**あと，貧血のときでも受け取るヘモグロビンが減少しているので，息切れをきたします．

👦 なるほど〜．

👴 では，この患者さんのDOEについては何を考えていこうか？

👩 え〜既往をまだ聞いていないので何とも言えませんが，やはり心臓は考えておかないといけないでしょうか．

👴 そうだね．**多くは心臓や肺に問題があること**が多いです．後は何か知っているかな？

👦 ん〜…あ，過呼吸とかはどうでしょうか．

👴 はい，確かに過呼吸でも息は上がるね．人間の1回換気量はどれくらいだったかな？

👦 え〜500 mLくらい…だったと思います．

👴 そうです．過呼吸発作のときは，その1回換気量が1,000 mLくらいになります．僧帽筋を使って呼吸するようになります．ちなみに健常人でも過呼吸になると，ときどきWheezeが聴こえることがあるよ．これは一度に大量の空気を出入しようとするためだ．ただ，過呼吸発作ではSOBOEにはならない．低酸素血症にならないからね．過呼吸の簡単な診断方法は知っているかな？

👦 え〜…，"助産婦の手"とかですか？

👴 ふふ，そんなのよりもっと簡単です．**患者さんに言って，息を止めるよう指示すればいい．そこで止められなければ，過呼吸発作だ**．ね，簡単でしょう？

👦 ん〜〜！シンプルですね．

👴 簡単な方法だけど，これで同じく頻呼吸になるKussmaul呼吸との区別もできます．**Kussmaul呼吸の人は指示すれば，4〜5秒は息止めが可能なんです．**

👦 その方法，スゴイですね．

👴 そうでしょ．後は，バイタルサインです．**過呼吸発作の場合は呼吸数以外のバイタルサインは正常の範囲内なハズです．**

👦 確かにそうですね．

👴 ただ，過呼吸発作と診断しても，一つ気を付けないといけないことがあります．たこつぼ心筋症は過呼吸を何度も繰り返している人に多いことがわかっているんだ．だから，過呼吸と診断しても心電図のことは少し頭に置いておくようにしましょうね．

👦 そうなんですね，わかりました．

👴 さて，呼吸困難の話に戻ると，**SOBOEの疾患の大まかな分類としては5つです．**①呼吸（COPD急性増悪など），②心不全，③貧血，④筋疾患，⑤神経疾患，だ．少し細かいけど，COPDについては肺気腫型ではSOBOEが出るが，慢性気管支炎型では出にくいんだ．

👦 へえ〜．

👴 次に②心臓についてだけど，その前に僕はね〜是非皆に聞いていてほしかったROSがあるんだ．何だかわかりますか？

👦 …いえ．

表1　夜間尿をきたす疾患

夜間尿（多量頻回）	①糖尿病，②尿崩症，③（慢性）心不全，④慢性腎不全，⑤高Ca血症，⑥多飲，⑦アルコール依存症
夜間尿（少量頻回）	①尿路感染症（膀胱炎），②前立腺肥大

🧑‍⚕️ 夜間尿です！**心不全を疑っているのなら夜間尿は必ず聞かないといけません．**それにたとえ心不全を疑っていなくても，この人のような**中年以上の男性の場合は，必ずROSで夜間尿の有無を聞かないといかん．**なぜだかわかりますか？

🧑 え〜…．あ，前立腺ですか！

🧑‍⚕️ そうです．だから中年以上の男性の場合は必ずROSで夜間尿の有無を聞かないといけないわけだ．そうでなくても，60歳以上なら必ず夜間頻尿の有無は聞かないといけません．女性では前立腺以外を考えるが，多いのは膀胱炎などの尿路感染症だ．中年以降の男性の夜間頻尿のうち7割が前立腺によるとも言われています．

🧑‍⚕️ **ROSのない病歴聴取は全人的医療でない**，というのはいつも言っているね．まあでも今回は，夜間尿は聞けていなかったけど，それ以外はきちんとROSを言ってくれていたね．次からはその患者さんの鑑別診断を思い浮かべながら，そのROS陰性や陽性が何を意味するのかまで考えながら行うと，もっとよくなるよ．

🧑 はい！

🧑‍⚕️ さて，では夜間尿だが，定義はわかるかな？

🧑 えー，尿意で夜2回以上起きることです．

🧑‍⚕️ そうです．それでは，夜間尿を起こすものとしてどういうものがあるかな？ 心不全と前立腺はさっき言ったね．

🧑 えー…，後は高Ca血症とか多飲症とか…糖尿病とかですか？

🧑‍⚕️ うん，夜間尿と言えば，**表1**に示したもので，多量頻回と少量頻回の2つに分けられます．**これくらいは反射的に出てこないといけません．後，夜間尿を疑うときは，昼間の眠気についても聞きましょう．**夜間の尿があるということは，昼は傾眠傾向になっているかもしれません．

Dr.宮城's パール

60歳以上は必ず夜間頻尿の有無を問診で聞くこと
女性の場合は膀胱炎が多い，中年以降男性は7割が前立腺

🧑 なぜ，心不全で夜間尿になるんでしょうか？

🧑‍⚕️ 心不全の場合，夜間の就寝後，全身の水の再分布が起きるんだ．日中は還ってこなかった分の水分が静脈還流として還ってくる．すると，心負荷が大きくなります．この負担を小さくするために利尿に働くホルモンが作動してより多くの尿が作られる．その結果，夜間尿となる．

Case8　オッカムとヒッカム

- なるほど，ありがとうございます．
- 心不全を疑うときは，夜間発作性呼吸困難（paroxysmal nocturnal dyspnea：PND）についても聞いておきたいね．PND は何かわかるかな？
- …ん〜…夜に呼吸が苦しくなることだと思いますが．
- ん〜，もう少し具体的に覚えておいた方がいいよ．PND というのは起坐呼吸と似ているように思うが，起坐呼吸のようにポジション（体位）を変えてすぐには出てこない．PND は，夜間臥床後数時間してから呼吸困難が出現してきます．就寝後1時間過ぎから3時間くらいの頃が多い．臥位になった後に体液が再分布し，肺の間質への貯留量が増えることが原因とされている．

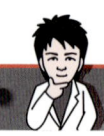

Dr.岡田の 知っ得レクチャー

夜間尿を考える

　Case 5 で扱った多尿・頻尿，に続き，夜間尿というのもとても奥が深い症状・ROS 項目のように思います．夜間尿でどんな疾患を考えなければならないか，についてここではできるだけ単純化してみます．

　夜間尿の機序は基本的に次の3つです．

　①膀胱が正常に貯めこめない，②日中はそうでもなかったが"夜の尿量"が多い，③睡眠障害．

　まず，夜間頻尿というくらいですから，日中も頻尿があるような疾患の場合，夜間も頻尿になっても不思議はありません．日中の尿の回数をあまり気にしていない患者さんでも，夜間尿の質問をすると夜間尿あり，となり，よくよく話を聞いたら頻尿だった，というのはしょっちゅうある話です．注目すべきは，②③の機序です．これは夜間尿に特徴的と言えそうです．なので，ここでは夜間尿をきたす疾患のうち，頻尿をきたすもの，を省いたものを表に整理します．機序についても細かいことを言い始めると，互いに密接にリンクしていることが多くわかりにくくなるので，できるだけここでは単純化してみました．なお，通常，夜間尿と言えば夜間"頻尿"のことであり，他にも夜間"多尿"：1日尿量の35％以上が睡眠の時間の尿となる，というのもありますが，これは内科外来や救急外来ですぐさま使うには向いていない印象を受けます．

表　機序別にみた夜間尿の原因

機序	疾患
日中うまく溶質を排出できる機序に障害 尿濃縮能力の障害 バソプレシン作用の障害	浮腫を起こす疾患　・心不全 　　　　　　　　　・慢性腎不全 　　　　　　　　　・低アルブミン血症，ネフローゼ症候群 　　　　　　　　　・肝硬変 　　　　　　　　　・その他，静脈不全などの末梢性浮腫を起こす疾患 高齢 その他，利尿作用のある薬，アルコール，栄養障害，など
睡眠に関連	睡眠障害 睡眠時無呼吸※ restless leg 症候群
未解明の機序	高血圧症

※閉塞性 SAS などの睡眠時無呼吸症候群については，さまざまな機序が言われています

> 心不全を疑うとき，P・N・Dを聞こう！
> P：PND＝夜間発作性呼吸困難
> N：nocturia＝夜間尿
> D：dyspnea on exertion＝労作時呼吸困難
> なお，東京女子医科大学から心不全とPND・睡眠時無呼吸に関する論文[3]が出ています．

重要なのは，**寝てすぐに出現するものではないことと，「呼吸困難」ではなく「変な咳」と表現する人もいる**ということです．この患者さんは乾性咳嗽があったね．PNDでないか，はっきりさせておく必要があるよ．ところで，同じように夜に呼吸困難になるものとして，喘息があるけど，喘息の場合だと夜のいつ頃に苦しくなるかな？

えー…，明け方だと思います．

そうです，明け方から朝方にかけての時間帯や寝掛けに起こります．優位神経が交感神経と副交感神経とでシフトしている最中に起こりやすいんだ．このように**夜間呼吸困難というのはタイミングを明確にしておかないといけません**．横になってすぐ苦しくなるのは急性心不全の起坐呼吸を思わせるし，寝てからしばらくしてから出てくるようなPNDはどっちかと言うと慢性心不全を思わせます．

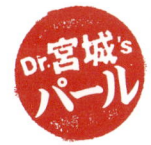

Dr.宮城's パール　夜間咳嗽・夜間呼吸困難は横になって（寝て）から，どのくらいで症状が出るかが大事

- すぐ　　　　　→ 急性心不全の"起坐呼吸（orthopnea）"
- 2, 3時間後　→ 慢性心不全の"夜間発作性呼吸困難（PND）"
- 朝方　　　　→ 喘息（優位神経が交感神経と副交感神経とでシフトしている最中などに）

Case 8

うーん，問診で聞かないといけないこと結構あるんですね．

起坐呼吸のときはポジション（姿勢）も大切です．**後傾なら肺野の異常・心不全・心筋炎を，前傾なら心膜の異常・喘息発作などの呼吸不全を考えます．**一言に呼吸困難と言っても考えることがいろいろあるでしょ．

はい．

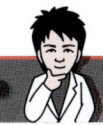

Dr.岡田の 知っ得レクチャー

夜間発作性呼吸困難（PND）の尋ね方

　PNDは夜間臥床後数時間してから呼吸困難が出現してくる．問診の際「呼吸が苦しくありませんか？」の質問に「NO」と言っていた人でも「夜中，寝て2, 3時間してから咳で起きてしまうことはありませんか？」と聞くと，「そういえば…」と，よくよく聞いてみると典型的なPNDを訴える人も少なくありません．まとめて「夜寝てしばらくしてから息が苦しくて目が覚めることや，よくわからない咳が出ることはありましたか？」というのが，具体的にPNDの有無を聞くのにはいいかもしれません．その際，一緒に「夜中にトイレで起きる回数も増えていませんか？」と，『夜間尿』の問診もしておくと，効率的です．

> 喘息で前傾呼吸になるのは横隔膜の動きを助けるためです．他にも，なぜ前傾・後傾が楽なのかはそれぞれの姿勢での各臓器の位置関係によるみたいです．

情報収集・集約から推論へ

うん，では呼吸困難についてはとりあえず今はこれくらいにして，主訴に戻りましょう．この患者さんの主訴・病歴は"ふらつき"ということだったが，他のROSの"小刻みで前のめりに歩行"というのも気になります．何か異常がありそうですね．麻痺はないか，は知りたいですね．後は，Parkinson症候群とかも考えられますね．はい，それでは，既往歴などを教えてください．

症例（続き）

既往歴：脳梗塞（本人記憶ないとのこと），慢性心不全，心房細動
　10年前に胆嚢摘出術
　7年前　心不全にて入院
　5年前　心房細動にて入院

薬剤歴：エナラプリル（1日1回5 mg）
　フロセミド（1日1回10 mg）・スピロノラクトン（1日1回25 mg）
　ジゴキシン（1日1回0.125 mg）・アスピリン（1日1回100 mg）・ベラパミル（1日1回120 mg）
　デキストロメトルファン（1回15 mg 1日3回）・カルボシステイン（1回250 mg 1日3回）
　アジスロマイシン（1日1回500 mg）
　クロルフェニラミン（1回2 mg 1日3回）・プランルカスト（1回112.5mg 1日2回）
　アロプリノール（1日1回100 mg）
　ラクトミン（1回1 g 1日3回）

アレルギー：なし

家族歴：長女，次女，三女に高血圧

社会歴：二男三女，長男戦死，次男健在（特記事項なし），妻死去
　以下本人より聴取するも時間（何年前など）ははっきりせず．
　若い頃は那覇在住で米軍の運転手．後に沖縄本島中部に転居し，60歳頃までタクシーの運転手をしていた．現在は週に2回デイサービスに通っている．家では洗濯物を干すなどはしており，2階の自分の部屋まで手すりにつかまって移動している．食事摂取は普段から少なめとのこと．子供は5人いて，皆既に独立．今は長男夫婦と孫3人と生活している

嗜好歴

飲酒：今は飲まない．10年程前までは毎日泥酔するくらい飲んでいた
喫煙：2～3本/日×40年吸っている

海外渡航歴：なし

飼育歴：前に犬を飼っていた．今はいない

居住環境：築10年程．コンクリートで3階建て

🧑‍⚕️ 丁寧な情報をありがとう．社会歴もかなり詳しく聞けていて，いいですね．すべてがはっきりとはしなかったみたいだけど，「本人から聴取」と今言ってくれたみたいに，**どこからの情報なのかしっかりカルテに記載することはとても大事です**．後で見返したときにその情報の確かさなどが問題になることもあるからね．後，自分にしかわからない書き方をする人がいるけど，そんなのはカルテとは言いません，ただのメモです．**カルテはその日の当直医のためと思って書きなさい**．普段その患者さんを診ていない人でもパッと見てわかるくらいのものでないといけません．

🧑 はい．

🧑‍⚕️ 脳梗塞の既往歴について本人からははっきりとわからなかったんだね．既往歴がうまくとれないとき，**処方薬から既往や状態を把握できることがあります**．この患者さんも薬剤を見れば，利尿薬からは心不全，ジゴキシンやベラパミルからは心房細動がありそうということがわかるね．でもこの2つは入院歴があると言っていたね．フロセミドを飲んでいるということは，うっ血性心不全のタイプだったかもしれないなあ．後，ACE阻害薬を飲んでいるということは高血圧があったかもしれません．**心不全の約1/3は高血圧患者の拡張不全が原因とも言われているからね**．

🧑‍⚕️ お酒もタバコもやっていたようだし，アロプリノールも飲んでいたということは高血圧・高尿酸血症の他に高脂血症や糖尿病も隠れているかもしれません．去痰薬や鎮咳薬・アジスロマイシン・抗ヒスタミン薬は何なのかなあ．咳に対して出されていたんだろうか．タバコも長年吸っているから，COPDや慢性気管支炎のようなものはあるのかもしれないねえ．後はさっき話したPNDも咳と訴えることがある．その場合はもちろん心不全の治療をしないと治りません．

🧑 実際に診療現場で既往歴の情報が得られず困ることは多いですよね．今回のように薬剤からある程度の疾患は思い浮かべることができますし，入院歴や手術歴など客観的に得られる情報を集めるだけでもかなり手助けになります．あと，既往歴の情報収集の際にはMIISIA（読み方：ミーシャ），という覚え方もあるので紹介しておきます．

MIISIA	
M :	medication（薬剤）
I :	inpatient（入院歴）
I :	illness（他の疾患）
S :	surgery（手術歴）
I :	injury（外傷等）
A :	allergy（アレルギー）

Case 8

🧑‍⚕️ それにしても随分，たくさんと薬を飲んでいるね～．このような患者さんを"poly-pharmacy"と言います．**欧米では5種類以上の薬を飲んでいるときに，poly-pharmacyと言うんだったね．**

🧑 このpoly-pharmacy, については既にCase 3でも触れましたね．そちらも参考にしてみてください．

Case8 オッカムとヒッカム

ここまでの Problem list

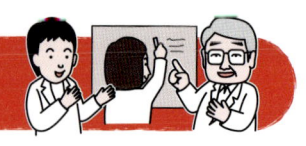

ではいつも通り，まずは Problem list を作るところから始めるとしよう．

これまでの情報から以下の Problem List ①が作られた．

Problem list ①

#1 　ふらつき
#2 　嘔吐を伴う下痢（very severe）
#3 　労作時呼吸困難
#4 　乾性咳嗽
#5 　歩行障害？
#6 　既往
#7 　嗜好歴（飲酒，喫煙）
　　その他

だいたいの問題に関して既にコメントはしたけれど，今の時点でどのようなものが考えられるだろうか．

急性腸炎による脱水や電解質異常，後はそれらによる心不全の増悪などでしょうか．

いいですね．電解質異常は紹介の時点で指摘されていましたね．それでは，それらを念頭に身体所見などを聞いてみましょう．

皆の現時点の鑑別診断（DDX）リスト
・脱水
・電解質異常
・心不全

身体所見を踏まえての評価

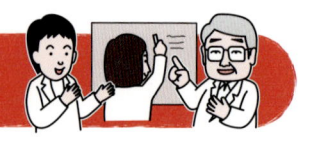

症例（続き）

身体所見：意識清明
バイタルサイン：体温 37.0℃，血圧 133/70 mmHg，脈拍 78～85/分，呼吸数 35/分，SpO₂ 94 %（RA）
GA：sick・甘い口臭あり
頭頸部：瞳孔径正常範囲 左右差なし，対光反射正常
　　　　　眼瞼結膜貧血なし・眼球結膜軽度黄染？
　　　　　舌湿っている

頭頸部リンパ節腫脹なし，項部硬直なし，髄膜刺激徴候なし
胸部：腋窩乾燥あり
　副呼吸筋発達（＋），short trachea（＋）
　呼吸音　浅呼吸，努力様．左肺にcrackles？（はっきりしない）
　心音　irregularly irregular，S1 S2正常，S3/4なし，心雑音なし
腹部：平坦・軟
　腹部全体に圧痛（＋），反跳痛（－）
　腸蠕動音亢進，Murphy徴候ははっきりしない
四肢・皮膚：下腿浮腫（－），足背動脈触知（＋）
神経学的所見：
　CN Ⅱ－Ⅻ：正常範囲
　指鼻指試験・回内回外試験：異常なし
　上肢MMT5/5，下肢MMT重力に抗うことはできるが呼吸困難強く，起立できず
　温痛覚・触圧覚・深部感覚：異常なし
　歯車様固縮・振戦なし

身体所見からProblem listに♯8〜12が加わった．

Problem list ②

♯8　バイタルサイン異常
♯9　口臭
♯10　腹部所見，黄染？
♯11　irregularly irregular
♯12　胸部crackles？，副呼吸筋発達（＋），short trachea（＋）

バイタルサインをよむ

🧑‍⚕️　このバイタルサインはどうですか？

👨　**呼吸数が30を超えています！　低酸素か敗血症に要注意です．**他は…ほぼ正常値でしょうか．

🧑‍⚕️　そうです！　脱水のみでは呼吸中枢は刺激されないはずです．脈圧は大きくなっていますね．脈圧が大きくなっているかどうかは，どうやって見分けるんだったかな？

👨　収縮期圧の半分を目安に考えます．

🧑‍⚕️　そうです．**脈圧は正常では40 mmHg程度以下だが，収縮期の半分の量を超えていたら大抵の場合"脈圧は大きい"と言えます．**そしてその脈圧を上げる原因物質はカテコラミンなんです．動物は生命の危機に瀕したとき，生体反応として交感神経が賦活されてカテコラミンが放出されるからね．実際に私たちが病院で出合うものとしては，**痛み・熱・低血糖・呼吸不全・急性心不全，**などがあります．

Case8　オッカムとヒッカム　187

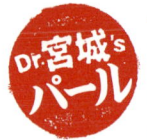

> **Dr.宮城'sパール**
> 正常の脈圧：40 mmHg 程度
> 脈圧が大きい（広い）：脈圧＞収縮期血圧の50％
> 脈圧が小さい（狭い）：脈圧＜収縮期血圧の25％
>
> （文献4より）

また脈圧というのはstroke volume（一回拍出量）に比例する．正常の場合でいうと血圧120/80で脈圧40 mmHgのとき，1回拍出量は80 mL〜100 mLと推測できます．慢性的に脈圧が高いものとしては，貧血・大動脈弁閉鎖不全症・甲状腺機能亢進症などがあるね．このときは両側の膝窩動脈が強く触知でき，bounding pulseと言います．脈圧が上昇するということは倍量拍出しなければならなくなる，だから長いと左室拡大や肥大になってきます．

なるほど〜．

> large bounding pulsation → 頸動脈が大きく脈打っているのがわかる．いわゆる，"大脈"が体の表面で観察できるということです．膝窩動脈の後ろに手を当ててその大脈を感じる手法もあります．
>
> 原因　① 心拍出量増加：発熱・貧血・甲状腺機能亢進症・大動脈弁閉鎖不全症・動静脈瘻・動脈管開存症
> 　　　　心拍数低下による心拍出量↑：徐脈・AVブロック
> 　　　② 末梢血管抵抗の減弱・末梢血管拡張
> 　　　③ 動脈壁コンプライアンス低下：加齢，動脈硬化

> **Dr.宮城'sパール**
> 脈圧上昇 → 2倍拍出しなければならない
> 　　　　　→ 左室拡大/肥大

SpO_2は90％以上あるね．これだけあれば重症肺炎や重症心不全の可能性は低そうだね．ただし，こうやって数字を評価していくときは，数字が正常値でも，それが"正常"とは限らない，と覚えておきなさい．正常範囲の数値を見たら，常に2つのことを考えないといけません．『本当に正常』か『修飾されている・移行期にある』のをみている，という2つの可能性です．

例えば，薬によるmodify（修飾）があります．βブロッカーを飲んでいる人は脱水状態でも頻脈は出にくくなるし，ジギタリスを飲んでいる人は消化管出血をしていても心拍数や血圧の変化がわかりにくくなります．糖尿病の患者さんにβブロッカーを出さないのは低血糖がわかりにくくなるから，というのが一つの理由ですよね．他にも，感染症で発熱の患者さんは，最初熱があっても状態がどんどん悪くなれば，最終的に低体温に向かうことがあり，その途中だけをみれば正常範囲にあるようにみえることもあります．高血圧で普段血圧が160 mmHgある人が血圧100 mmHgで来たら，ショックの可能性を考えないといけません．

この患者さんにもジゴキシンやベラパミルなどの修飾因子がありますね．わかることは，心房細動がある程度レートコントロールされている，ということですね．後は体温の修飾因子としては腎不全の可能性がありますね．腎不全の患者さんは体温が上がりにくいので，計測値に＋

表2　口臭で鑑別

小便の臭い	尿毒症 → つまりはアンモニア臭
腐ったリンゴの臭い	糖尿病（高血糖・糖尿病性ケトアシドーシス）→ つまりはケトン（アセトン）臭
くさい臭い	嫌気性菌感染症 → つまりは口臭が臭い人（poor oral hygiene）の口臭
イオウ臭	肝硬変・肝性脳症→理科の復習ですが，いわゆる一般的に硫黄臭と言われている臭い（通称：イオウの臭い or 温泉の臭い？）は正しくは硫化水素臭．厳密には硫黄元素自身は無臭

🧑 1℃して考えるのでしたね．

👨‍🦳 口臭を所見としてとれているのはよいですね．**医者というのは常に五感をもって診察に臨まないといけません．**嫌気性菌感染症のときはとてもくさい臭いがするでしょう．

🧑 はい．

👨‍🦳 肝硬変の人の口臭はイオウのような臭いがするし，尿毒症の人は小便の臭いがします．糖尿病性ケトアシドーシスのときの口の臭いは皆もう経験したかな？

🧑 アセトン臭ですね！

👨‍🦳 そう，糖尿病性ケトアシドーシスや高血糖のときは腐ったリンゴの臭いがする，のは有名だね（表2）．あと，DKAと言えばKussmaul呼吸だね．先ほど過呼吸の話をしたときに出てきたが，**Kussmaul呼吸というのは大きな呼吸で換気量は増えるんだけど，呼吸数はあまり増えなくて多くの場合30回以下なんだよ．**DKAのときの血糖は800 mg/dL程度まではありえます．高浸透圧性では血糖1,500 mg/dL以上になることもあります．

👨‍🦳 消化器症状があったから，腹部所見は当然非常に重要になってくるね．平坦・軟，ということなので，消化管穿孔は考えにくいですね．汎腹膜炎のときは板状硬になる，というのはみんな知っているね．他にも**ベッドをゆすって痛がることも多いんだよ．**ちなみに**尿管結石の人はストレッチャーで暴れます．**だから同じ腹痛で運ばれてきた患者さんでも，ベッドの上で暴れているのを見たら血尿をチェックします．面白いでしょ？

🧑 へえ〜．

> イメージとしては，腹膜炎の人がストレッチャーで暴れることはあまりありません．動くのも痛いからで，大抵はじっとしています．一方，尿管結石の人は「痛い！」とストレッチャーの上で"もんどりうっている"イメージです．
> ちなみに，血尿チェックは陰性でも否定はできません．例えば尿管を閉塞している状態では尿所見は当てになりません．

👨‍🦳 黄染があるかもしれない，ということですが，ビリルビン値によって体のどの部分に色調変化が見られるかが違ってきます（Case 3参照）．この患者さんはみんなが目を見て迷ったくらい，ということは高くても2.5 mg/dLくらいじゃないかな．黄疸があったら腹水もみること！他にも女性化乳房・vascular spider（クモ状血管腫）もしっかりみないといけないよ．後は，黄疸をきたして来るような人には輸血歴があるかどうかもしっかり聞いておきましょうね．

irregularly irregular というのは？

(先生) この，irregularly irregular というのは何かわかるかな？

(研修医) えー，リズムも脈もめちゃくちゃということです．心房細動のせいかな，と思いました．

(先生) うん，そうだね．心房細動の他には，PVC（心室性期外収縮）・PAC（心房性期外収縮）もあります．この2つは"regular with occasional irregularity"とも言われます．要は，だいたいはregularリズムなんだけど，ときどきirregularになるということです．

> ちなみに，二段脈・三段脈などの段脈発作は，"regular with expected irregularity"（irregularだが予測可）とも言われます．

(先生) でも君の言ってくれたように，ずっとirregularly irregularであれば，まず心房細動だと思っていい．心房細動というのは大抵その患者さんの脈に触れればわかります．遠くにいる患者さんのモニターの音が聞こえてきただけでもわかるからね．後，もう一つ覚えておいてほしいのは，**心房細動に出くわしたときは，常にその原因を考えましょうね**．この患者さんの心房細動はだいぶ前から言われていたみたいだけど，**diffuseな急性心筋梗塞（AMI）のときなんかは，心房細動が新しく出てきたりする**から注意が必要です．

(研修医) はい．

(先生) 他にもAMIは不整脈を起こします．このAMIというのは"あらゆる不整脈を起こす病態"というものになるんだ．知っていると思うけど，場合によっては電気ショックが必要になることだっ

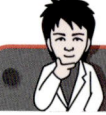

Dr.岡田の知っ得レクチャー

regular？ irregular？

心拍・脈拍の所見について，よく使われる表現があります．
"RRR, nl S1/2, no S3/4, no M/R/G"
= "Regular Rhythm & Rate, normal S1・S2, no S3/4, no Murmur/Rubs/Gallops"

日本語では「リズムは整＆脈は正常，Ⅰ音Ⅱ音正常，Ⅲ音Ⅳ音なし，心雑音/心膜摩擦音/ギャロップリズムなし」といったところでしょうか．

この"RRRじゃない"場合は，以下の4つに分かれます．各々，代表例だけ挙げてみます．

		rhythm（リズム）	
		regular（洞性リズム）	irregular
rate（レート）	regular	regularly regular（リズムもレートもregular）・正常	irregularly regular（リズムはirregular，レートはregular）・稀．心電図で確かめる必要性があります
	irregular	regularly irregular（リズムはregular，レートはirregular）・洞性徐脈，洞性頻脈・二段脈，三段脈，などの段脈発作・2度ブロックWenkenbach型	irregularly irregular（リズムもレートもirregular）・心房細動（ずっとリズムも脈も不整）・心室性期外収縮，心房性期外収縮・心房粗動＋ブロック

てありますね．ついでに言っておくと，この"あらゆる不整脈を起こす病態"は他にもあります．知っているかな？

うーん…．

他には心筋症やジギタリス中毒があります．心筋症によるものではβブロッカーやACE阻害薬が有効です．ジギタリス中毒は昔に比べればずいぶん減りました．昔，僕が沖縄中部病院にいた頃なんかは，**ジギタリスを見たらジギタリス中毒を疑え**と言われていたくらいでした．でも，この患者さんのようにまだ使われている薬だからね，減ったけれども忘れてはいけません．ジギタリス中毒のときはフェニトインや透析で治療します．AMIも心筋症もジギタリス中毒も全然治療が違うでしょ（**表3**）．

そうですね！

表3　"あらゆる不整脈"を引き起こす病態

病態	対処法
AMI	電気shock必要時も
心筋症	βブロッカー，ACE阻害薬
ジギタリス中毒	フェニトイン，透析

　宮城先生の言葉にもあるように，ジギタリスを見る機会はかつてよりも少なくなったらしいとはいえ（実際，私自身は過去を知らないのですが…），まだまだ現場で見る機会はあります．右はジギタリスの植物の写真です．よく直腸診のことをジギタールと言いますが，どちらもラテン語で「指」という意味のdigitusに由来します．ジギタリスの名前は，花が指サックの形に似ることに由来するようです．ちなみにこのラテン語は"アンクル"の語源にもなっています．

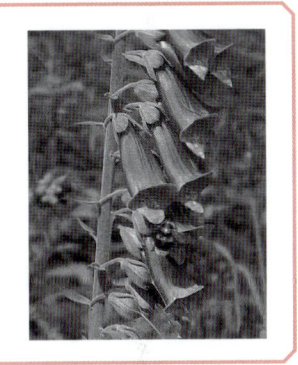

COPDの所見

COPDの所見がしっかりとれていますね．もうみんな覚えたかな？

気管短縮（short trachea），胸鎖乳突筋の発達，吸気時の鎖骨上窩の陥凹と吸気時の頸静脈の虚脱です（Case 4参照）．

素晴らしい．**これらは普通，肺気腫や慢性気管支炎でみられるんでしたね**．本人の話では，1日2〜3本ということだが，本当はそれ以上に喫煙していたのかもしれないなあ．最初にも少し言ったけど，**同じCOPDでも慢性気管支炎はあまり呼吸困難を訴えない．逆に肺気腫はよく訴えます．**

COPDと言っても，いろいろあるんですね．

そういうことです．cracklesはわかりにくかったんだね．

はい．左にあるかないか，ぐらいでした．

うっ血性心不全のとき，一番先に異常が出やすいのは右側胸部と言われています．これはリン

表4 脱水だと…

severeな脱水だと2L/日失われることも
水平臥位でも頸静脈が怒張しない
turgor低下
舌の乾燥
腋窩の乾燥
尿量低下
肺音は聴取し難くなる
BUN/Cre開大
高齢者は発熱することもあり

パ流の解剖学的な理由によります．vanishing tumor も同じです．今回，**cracklesがわかりにくかったのは，脱水があったからかもしれませんね．**脱水だと主訴のふらつきも説明がつくしね．脱水についても復習しておこう．一言で脱水と言っても，severeな脱水だと1日2Lもの量が失われることもある．身体所見では，臥位でも頸静脈が怒張しないとか，舌・腋窩の乾燥，などがあったね．他にはどんなのがあったかな？

🧑 尿量低下やBUN/Creの開大です．

👨‍⚕️ そうですね．後，**高齢者は脱水で発熱することも**あるから，それも覚えておきましょうね（**表4**）．

> 血管内の容量減少の有無を確かめる負荷試験として有名なものには，簡易Tiltテスト（modified tilt test）・Schellong test，があります．
> （ちなみに研修医の先生がたまにカルテに「Tiltテスト陰性」と記載してあることがありますが，アメリカからやってきたお医者さんがそれを見つけるとしばしばビックリします．その理由はTiltテストと，動画検索をしてみてください）

👨‍⚕️ では，だいぶ長くなってきたので，この辺りで，各問題点について，考えられる鑑別疾患を2，3つずつ挙げてみてください．

🧑 はい．
- ＃1　ふらつき：①脱水，②電解質異常，③心不全
- ＃2　嘔吐を伴う下痢（very severe）：①急性胃腸炎，②心因性（過敏性），③冷え性
- ＃3　労作時呼吸困難：①間質性肺炎，②肺気腫・慢性気管支炎，③心不全
- ＃4　乾性咳嗽：①間質性病変，②上気道炎，③GERD，④異型肺炎
- ＃5　歩行障害？：①呼吸困難のせい？，②電解質異常，③Parkinson症候群
- ＃7　嗜好歴（飲酒，喫煙）：①アルコール性肝障害，②COPD
- ＃8　バイタルサイン異常：①sepsis，②呼吸器異常 → ＃9と関連，③間質性肺炎，④その他（心疾患など）
- ＃9　口臭
- ＃10　腹部所見，黄染？：①感染性胃腸炎，②肝炎，③アルコール性肝障害，④その他

👨‍⚕️ よろしい．それぞれについていろいろ考えてくれたね．超音波検査は是非みておきたいところ

だねえ．よし，では皆の考えが合っているかみていきましょう．まず，動脈血ガス（ABG）は必要だろうか？

必要だと思いました．

そうだね．呼吸数が30を超えているし，必要だね．ではその他の検査データなどを教えてください．

検査結果も踏まえて最終診断へ

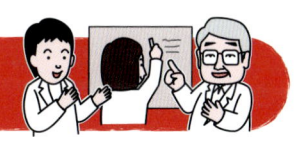

症例（続き）

検査データ

動脈血ガス（room air下）

pH 7.280，PCO$_2$ 29 Torr，PO$_2$ 81 Torr，HCO$_3^-$ 13.6 mEq/L，Lac 1.8 mg/dL

血算・生化学

WBC 9,390/μL，RBC 501万/μL，Hb 15.4 g/dL，Hct 48.5 %，Plt 50.5万/μL

T-Bil 1.6 mg/dL，AST 143 IU/L，ALT 198 IU/L，ALP 393 IU/L

LDH 330 IU/L，γ-GTP 134 IU/L，s-Amy 79 IU/L，Lipase 29 IU/L

BUN 74.4 mg/dL，Cre 2.85 mg/dL

CK 150 IU/L，CK-MB（実測値）6.9 IU/L（5 %）

トロポニンT陽性（定性），アンモニア 10 μmol/L以下

CRP 4.22 mg/dL，血糖 136 mg/dL，BNP 2,302.2 pg/mL

Na 130 mEq/L，K 6.7 mEq/L，Cl 102 mEq/L

尿検査：pH 5.0，蛋白（3＋），ブドウ糖（－），ウロビリノーゲン normal，ケトン体（－），潜血（1＋），尿比重 1.020，赤血球 1〜4/HP，白血球 1〜4/HP，細菌（＋），尿細管上皮（＋），尿中Na 37 mEq/L

心電図：不整，明らかなT波増光，P波消失はない

胸部X線写真：CTR50 %

心エコー：左室拡大（＋），LVDd 57 mm，心肥大（－），IVS/PW 10/11 mm
全周性に hypokinetic motion（severe）
LV EF 20.1 %（M-mode）

検査結果から Problem list に♯13〜17 が加わった．

Problem list ③

♯13 動脈血ガス

♯14 BUN 74.4 mg/dL，Cre 2.85 mg/dL

♯15 肝胆道系酵素異常

♯16 電解質異常

♯17 心エコー所見

検査値をよむ！

👨‍⚕️ ABGの結果はどうですか？

🧑 アシデミアがあります．代謝性アシドーシスと呼吸性代償があると思います．

👨‍⚕️ ふむ，AG（アニオンギャップ）はどうかな？

🧑 え〜，14.4で少し上昇しています．

👨‍⚕️ よくAGが上昇するものとしては，どんなのがあるのだったかな？

🧑 え〜…乳酸とかDKAとかですか．

👨‍⚕️ そうだね．**よく出合うものとしては，乳酸アシドーシス・糖尿病性ケトアシドーシス（DKA）・腎不全による尿毒症**などがあったね．脱水はひどくなれば乳酸アシドーシスを起こすけど，乳酸の上昇はなかったね．今までのディスカッションから考えるとアシドーシスの原因のメインは腎不全による尿毒症が一番考えられるかなあ．脱水がトリガーとなって，糖尿病性ケトアシドーシスが起こってくることもあるけど，血糖はそんなに高くなかったね．ケトアシドーシスと言えば，アルコール性のケトアシドーシスもあることを知っておかないといけないよ．またアルコール性ケトアシドーシスが糖尿病性ケトアシドーシスを引き起こすこともあります．

👨‍⚕️ BUN/Cre比はいくらですか．かなり大きいね．

🧑 74.4÷2.85で，26.1です．

👨‍⚕️ はい，やはり大きいですね．脱水はありそうですね．ここまでの脱水だと，"acute tubular necrosis（急性尿細管壊死）前状態"と言ってもいいかもしれません．先ほど，超音波が気になると言ったが，心エコーだけでなく腹部エコーも見たかったんだ．なぜだかわかるかな？

🧑 腎不全の評価ですか？

👨‍⚕️ そうです．**腎不全に合ったときは，まず腹部エコーで腎後性かどうかをチェックしましょう．**すぐわかるからね．もちろん萎縮があるかどうかとか水腎症があるか，とかも大事だよ．

👨‍⚕️ ビリルビン値は1.6とあまり高くなかったみたいだね．そうするとさっき僕が言ったのと合わせると，だいたい君たちの感覚で正しかったわけだね．こんなふうに**検査値が出るときは自分の予想と照らし合わせながらみないといかんよ．**そうしないといつまで経っても上達しません．

🧑 はい．

👨‍⚕️ AST/ALTが143/198，と少し肝酵素が上昇しているね．心不全のときにはこういうデータはよくみられるんだが，どういう病態を考えるかな？

🧑 うーん…．

👨‍⚕️ 多いのはうっ血肝（congestive liver）です．もしそうだとしたら，心不全の治療をしないとよくならない．**心不全で肝腫大になると，食欲が落ちるんだ．**心不全では食欲低下や倦怠感だけが患者さんの訴えのときもあります．そういうときこそ，ROSは聞くようにしないといけません．特に始めの方で話した心不全のROSなんかはね．ただ，この患者さんの場合は体液貯留というよりは脱水の状態にある．とすると，うっ血肝は少し考えにくいかもしれませんねえ．上がり方も比較的マイルドだし胆泥貯留などは考えられるかもしれないねえ．後は，肝酵素は全

身の炎症でも非特異的に軽度上昇します．

🧑 ただ，この方は以前に胆嚢摘出術を受けられたようです．

👴 ふむ，そうだったね．そうするとこの場合は考えなくてよいかな．ただ，一般的にはもし胆嚢に由来するものなら，食事を再開すれば少しずつ改善するんだ．

🧑 なるほど．

> "隠れ胆嚢炎"に気を付けろ！
> 　術後の患者さんやICU患者さんに多いのですが，食事を食べなくなったことで肝胆道系酵素が上昇することがあります．普段食事を摂取しているときは食事の度にCCK-PZが出て胆嚢がしっかりと収縮しているのですが，経口摂取がなくなると，このCCK-PZが出なくなり，胆泥が貯まりやすくなります．外科系の病棟やICUでよく見かけます．私は個人的に"隠れ胆嚢炎"（市中の胆嚢炎に比べあまりにも忍ぶように起こるので）と呼んでいます．

👴 他は，ナトリウムが低いね．**ナトリウムが低いときは3つの病態を考えましょう**．何だと思う？

🧑 え〜，Naが単純に足らないか，水でNa濃度が薄まってしまっているか，と相対的にNa濃度が下がっている？

👴 だいたいいいですね．まず，Naの摂取量（intake）が不足しているとき．このときは当然頑張って体が吸収しようとするから，尿中Naは0に近づく程少なくなる．もう一つは，Naが貯留した体液で薄まってしまって，容量負荷（overloading）となっている状態．要は心不全のような状態だね．このときは，尿中Naは正常範囲になる．最後にSIADHの状態だ．これは相対的にNa濃度が低くなっている場合だね．ADHがたくさん出ているわけだから，尿の比重は大きくなるし，尿中Naは20 mEq/L以上，血中の尿酸値は4 mg/dL以下になるよ．**ちなみに，感染症があるとSIADHを起こしやすくなります．感染症で低Naになることもあるし，感染症でSIADHになることもあります．**後，さっき高血糖の話をしたけど，**血糖が上昇すると水が引き込まれるため見かけ低Naとなることがあります．**

> 例えば，レジオネラは低Naをきたすものとして有名です．また肺がんがSIADHを起こすことは日本の医師国家試験にもよく出ますが，肺炎やその他の肺疾患でもSIADHになることがあります[5]．

Dr.宮城's パール　低Naのときに考える3病態（図2）
① overloading（心不全）→尿中Na 普通
② SIADH→尿中Na > 20 mEq/L，血中尿酸 < 4 mg/dL，比重↑
③ Na intake 不足→尿中Na ≒ 0

詳細は，研修医の先生が携帯しているマニュアル本（最近は○○フォン?!）にも載っているので省きますが，その他の高齢者の低Na血症の原因として薬剤性やMRHE（ミネラルコルチコイド反応性低Na血症）があります．頻度はそんなに多くない印象ですが，よく似たものとして，CSW（cerebral salt-wasting）もあります．

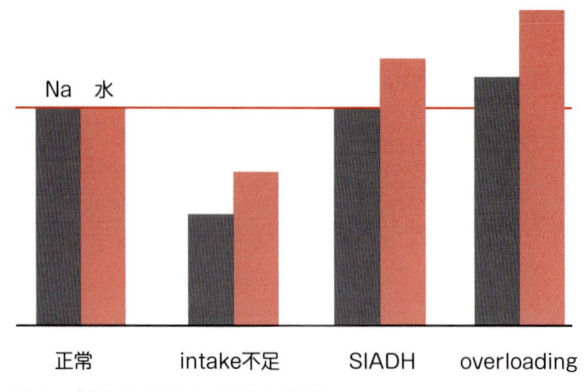

図2　低ナトリウムを示す病態

"心不全"で思考停止しない

🧑‍⚕️ 全周性にhypokinetic motion（severe）と言っていたね．最初の方でディスカッションした内容を考えれば，心不全状態はあると言っていいんじゃないかな．ところで，さっき言ってくれた身体所見のとき，PMIは言ってくれていたかな？

🧑 あ，いえ．診ていませんでした．

🧑‍⚕️ うーん，心不全を鑑別に挙げてくれたんだから，PMIはしっかりみないといけません．では，PMIとは何だったか復習しましょう．

🧑 心尖拍動を感じる場所です．

> PMIとはpoint of maximal impulseの略で，心拍最強点（心尖拍動の位置）のことです．心尖拍動を評価するのには，視診と触診があります．

🧑‍⚕️ そうです，**前傾姿勢で座位時に掌を胸部に当て拍動を一番掌に感じる場所**のことです．では，PMIの何をみて，それでどういうことがわかるのかな？

🧑 場所がずれていないか，をみます．

🧑‍⚕️ うん，まず正常部位というのをわかっていないといけません．**正常の位置というのは，鎖骨中線外側2cm以内，高さは第4〜5肋間です**．そしてこの正常部位からのずれや感触をみることで，**表5**のように考えることができます．ただし，触知困難という所見がわかるには普段から所見をとっていないとわかりませんよ．でも，心タンポナーデの場合は心音も聴こえなくなるけどね．こんなふうにX線を撮る前に自分の手で触って評価できる癖をつけておきましょう．

🧑‍⚕️ ではこの患者さんの心臓の話に戻りましょう．EFが20.1％と言っていたから収縮不全がメインのようだね．この患者さんのもともとの収縮能はわからないが，**EF 35％以下になってくるとびまん性壁運動低下（diffuse hypokinesis）となり，心肥大になり，簡単に心不全になりやすくなってしまうんだ**．本当ならⅢ音・Ⅳ音が聴こえる方が考えやすいけどねえ．ひどければ，summation gallopが聴こえたハズだ．一応，Ⅲ音とⅣ音の復習もしておきましょう．

表5　PMIで考えられること

正常部位より外か下	掌全体に触れる → 心筋症を考える 掌に吸い付いてくるような感じ → 肥大型 掌全体に大きく触れる → 拡張型 掌全体ではなく，どちらかというと点や線（指の先一本）で触れる → 心拡大
正中に寄っていたら	肺気腫・左気胸　考慮
触知困難	心タンポナーデ・気胸・肺気腫（後，肥満もわかりにくくします）

🧑 えー…，Ⅲ音は心収縮能力低下，Ⅳ音は左室の拡張不全…だったと思います．

👨‍⚕️ そうです．Ⅲ音は30歳以下の正常な人でも聴こえることがあります．Ⅳ音は心肥大・心筋障害で左室のコンプライアンスが低下している状態のときに心房が収縮することで聴こえます．左室が厚い人はⅣ音が聴こえ，EFが低く収縮不全の状態ではⅢ・Ⅳ音両方聴こえます．Ⅲ音とⅣ音が区別できなくなってしまうときにsummation gallopと言います．ところで，この人の心不全の原因については考えてみたかな？

🧑 え…原因，ですか？

👨‍⚕️ そうだよ．**何も心不全と診断してもそこで終わりではないよ．**そもそもこの患者さんは心不全の既往歴や入院歴があるのだから，心臓が悪いのがベースにあるわけです．だけど，何かがきっかけになったから病院に来たんじゃないか，というふうに考えないとダメだよ．

🧑 なるほど….

👨‍⚕️ まあこの場合は，腸炎による脱水や腎不全で体内バランスが乱れたのが一番の原因かなあ．一般に**心不全の増悪原因としては，感染・低栄養・貧血・虚血性心疾患・腎不全の増悪・弁膜症・内服の乱れ・過度の飲水・不整脈，などがあります．**

🧑 ん〜…よくそんなにスラスラ出てきますね！

👨‍⚕️ はっはっは，君達に比べれば数えきれないほど心不全の患者さんに出会ってきたからね．でも心不全を考えた後にもっと大事なのは**その都度その心不全のバックグラウンドやタイプを考えることです．**

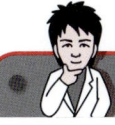

Dr.岡田の知っ得レクチャー

オッカムのかみそりとヒッカムの格言

私がベテラン医師に教わったその診断を考えるうえの教えとして，「65歳以上の患者さんは多元的に，65歳以下の場合は一元的に，病態を考えよ」というものがあります．まさにこれと同じような言葉が，オッカムのかみそり（Occam's razor）とヒッカムの格言（Hickham's dictum）です．

・オッカムのかみそり：観察されるすべての事象の源は1つ

・ヒッカムの格言：Patients can have as many diseases as they damn well please（疾患は訴えと同じ数だけある可能性がある）

オッカムのかみそりは50歳以下，ヒッカムの格言は50歳以上に当てはまる，と言われています．

Case 8

この患者さんの話に戻るけど，胸部X線写真ではうっ血像ははっきり見えなかったと言っていたが，脱水があると見えにくいんだ．加療していくと，影がはっきりしてくることがある．入院後の写真が気になるね．その他には**胸部X線写真で気管支の分岐が90°以上だと，左心房拡大**というのも覚えておくといい．ただし，心不全の診断はCTやX線でするものではありません．心不全の写真がすべて肺うっ血像になっているとは限りません．いろんな型があるからね．**心不全と思っても，治療するときにはその患者さんの心不全の型やバックグラウンドを考えて治療することが大切**です．

この患者さんは腎不全やpoly-pharmacyというバックグラウンドのうえにカリウムも高い．K 5 mEq/Lを超えていてこんな背景のときにはスピロノラクトンは危険です．また，すべての心不全にフロセミドで治療すればいいというものではありません．心不全のなかでループ利尿薬の適応はうっ血性心不全の一部，overloadが著明なときだけです．はい，ではいくつかの問題が絡み合っているようだけど，最終診断にいってみましょう．

> 心不全 →（ループ）利尿薬，と考えるのはやや短絡的です．特に急性期の心不全を考えるとき，右心不全なのか左心不全なのか，あるいは両心不全なのか．重症度やclinical scenario分類はどうか，慢性心不全が背景のとき何が心不全を増悪させたのか，まで考える必要があります[6) 7)]．しばしば救急外来で，とりあえずルートを確保して容量負荷をガンガンかけながら，利尿薬を静注しているシーンに遭遇しますが，これでは痛んでいるポンプに右手で水を入れながら左手で排水口から水を引いているようなもので，何がしたいのかわかりません．何も考えずに「居酒屋に入ったらとりあえず生」よろしく「心不全にとりあえずフロセミド」はときに致命的に（特に右心不全時など）なり兼ねないことを頭に置いておく必要があると思います．

最終診断 → ● 急性腸炎による脱水症による心不全・腎不全増悪

Dr.宮城の 覚えておきなさい！

- ☐ "low-yield symptom" を聞いたら，見極める必要あり
- ☐ 数字が正常値でも，それが正常とは限らない
- ☐ 処方薬から既往や状態を推測できる
- ☐ 医者たる者，常に五感をもって診察に臨むべし
- ☐ ジギタリスを見たらジギタリス中毒を疑え
- ☐ 心不全と診断して終わりではない．そのバックグラウンドやタイプまで考えろ

Dr. 徳田からの一言

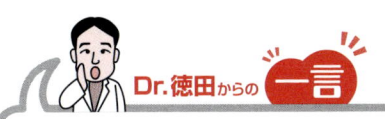

low-yield symptomの代表選手に倦怠感がある．急性発症の倦怠感で見逃してはならないものに，下記のような原因がある．

F	Failure（臓器不全：心・呼吸・肝・腎不全）
A	ACS（急性冠症候群）・Anemia（貧血）
T	Tumor（悪性腫瘍）・Tablet（薬剤性）・Temp（熱中症・低体温）
I	Infection（感染症）・Inflammation（炎症・膠原病およびその類縁疾患）
G	Glucose（低血糖・糖尿病性ケトアシドーシス・高血糖性高浸透圧性症候群）
U	Upper head＝brain（頭蓋内疾患・精神心理疾患）
E	Electrolyte（電解質異常・脱水）・Endocrine（内分泌疾患）

文献

1) 「救急・ERノート1 もう怖くないめまいの診かた，帰し方」（箕輪良行/編），羊土社，2011
2) Lamberti LM, et al：Systematic review of diarrhea duration and severity in children and adults in low- and middle-income countries. BMC Public Health, 12：276, 2012
3) Yagishita-Tagawa Y, et al：Association between sleep apnea and overnight hemodynamic changes in hospitalized heart failure patients with and without paroxysmal nocturnal dyspnea. Cardiol, 61：348-53, 2013
4) 「サパイラ 身体診察のアートとサイエンス 原書第4版」（Orient JM/著，須藤 博 他/監訳），医学書院，2013
5) Ellison DH & Berl T：Clinical practice. The syndrome of inappropriate antidiuresis. N Engl J Med, 356：2064-72, 2007
6) Yancy CW, et al：2013 ACCF/AHA Guideline for the Management of Heart Failure：A Report of the American College of Cardiology Foundation/American Heart Association Task Force on Practice Guidelines. Circulation, 128：e240-319, 2013
7) Mebazaa A, et al：Practical recommendations for prehospital and early in-hospital management of patients presenting with acuteheart failure syndromes. Crit Care Med, 36 Suppl：S129-39, 2008

※本稿は中頭病院研修医 亀山（旧姓：田名）麻子先生（当時）による，同院の教育回診の記録が元になっています．この場をもって謝辞と代えさせていただきます．

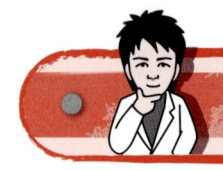

Dr. 岡田の知っ得レクチャー

心不全で起こる再分布

ご存知のように，心不全の病態機序については多くのことがわかってきていますが，その実態は数多の因子が複雑に絡み合っており，すべてが解明されているわけではありません（だから，たくさんの薬が提案されています）．最もシンプルなのは腎血流からの視点です．

心不全の状態のとき，日中動いているときは十分な腎血漿流量（renal plasma flow）が糸球体まで行かず「全身の水（厳密には食塩水）が足らない！」と判断した腎臓はレニン-アルドステロン系を作動させます．すると余計に水分・塩分を体に貯めこみ，日中の尿は少なくなります．その腎臓への血流の状況は夜間就寝した際には改善されます．そうすると「今度はなんだ，水分足りているじゃないか．と言うか，むしろ多すぎでしょ（日中のうっ血増悪）」ということになり今度は利尿へと動き出す，というものです．

心不全時には図のように体液全体の再分布が起こっていますが，腎臓内でも再分布が起こっていると言われています．もともと，酸素濃度については腎皮質から腎髄質に向けて勾配が存在します．髄質血流は総腎血流のわずか10％程度しかないため，腎髄質は血流の低下がひとたび起これば虚血に陥りやすい部分です．特に髄質外層の尿細管は酸素を消費するNa再吸収を行っており，髄質血流が減ると低酸素が増悪し腎障害が進行すると考えられています．心不全時には健常時に比べれば腎臓全体の血流は当然落ちます．しかし，このとき何とか髄質の血流を保とうと，腎臓はまずNaClを再吸収しようとします．その後には交感神経が賦活されたり，エンドセリンやNOシステムなどのサイトカインによる調整を受けたりして[2)～4)]，皮質へ向かう血流は絞られ相対的に皮質より髄質に血流が向かうように調整されます．すなわち"腎臓内での再分布"が行われま

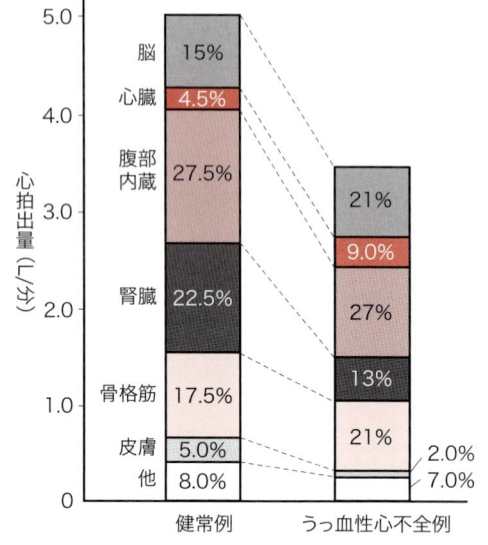

図　心不全時の体液の再分布
文献1より

す．

その他にも心腎連関や心腎症候群の概念が提唱されているように，心臓と腎臓には密な関係が知られています．

文　献

1) Zelis R & Flaim SF：Alterations in vasomotor tone in congestive heart failure. Prog Cardiovasc Dis, 24：437-59, 1982
2) Brezis M, et al：The pathophysiologic implications of medullary hypoxia. Am J Kid Dis, 13：253-8, 1989
3) Abassi Z, et al：Regulation of intrarenal blood flow in experimental heart failure：role of endothelin and nitric oxide. Am J Physiol, 274：F766-74, 1998
4) Eppel GA, et al：Neural control of renal medullary perfusion. Clin Exp Pharmacol Physiol, 31：387-96, 2004

脱水でみられる身体所見，高齢者の場合は注意

Shimizuらの報告[1]では，**表**に示すように高齢者における脱水の身体所見についてまとめられています．それによると65歳以上の方では，いわゆる一般に脱水時の身体所見と言われているものは，特異度はそれなりにあるものの感度が高くなかったようです．そのなかで使えるものとして「腋窩の乾燥」が挙げられています．なお，血液検査ではNa値が最も有用だったようです．

ちなみに，脱水とよく言いますが，英語では，"dehydration"，"volume depletion"というように分けて使います[2]．水や電解質に関する書籍には必ず解説されているので，ここではこれ以上は割愛しますね．

文献
1) Shimizu M, et al：Physical signs of dehydration in the elderly. Intern Med, 51：1207-10, 2012
2) Mange K, et al：Language guiding therapy：the case of dehydration versus volume depletion. Ann Intern Med, 127：848-53, 1997

表　脱水の有無と身体所見

	No. 人数		意識レベルの低下	腋窩乾燥	舌の乾燥	くぼんだ目	turgor低下	capillary refill timeの延長
脱水がある群	9	身体所見(+)	1	4	5	2	2	2
脱水がない群	18	身体所見(+)	5	2	7	3	5	3
		感度	11%	44%	56%	22%	22%	22%
		特異度	72%	89%	61%	83%	72%	83%
		オッズ比	0.4	4.0	1.4	1.3	0.8	1.3

文献1より引用

PMI正常と異常所見

PMIは正常だと下記のようになります（**図**）
- 鎖骨中線外側2 cm以内（胸骨中線または正中線からの距離：7〜10 cm）
- 高さ：第4〜5肋間
- 面積：1〜2.5 cm^2（正常なら1円玉以下くらい）

この正常というには2つの"成分"があります．一つは"強さ"で，これは拍動の強さ・持続時間・面積，に表われます．もう一つは"部位"です．PMIに言及する多くの場合，この部位が正常部位よりも左外側に下方にずれていないか，を確かめています．つまり，正常より"強さ"が大きいか，"部位"がより外側により下方になっていれば，異常です．

めちゃくちゃ簡略化して言うと，強さは心肥大の，部位は心拡大の有無を反映します．例えば，心肥大で強さは増しますが，心肥大だけで心拡大を伴っていないとき，"部位"の異常をきたさないことはありえます．つまり"強さ"も"部位"も異常になっているときは心拡肥大を示唆します．とはいえ実際にあるデータは一対一対応ではなく，次に示すように入り組んだものです．そもそも心拡大と心肥大は互いに関連しているので独立したデータ化はできませんし，厳密に分けること自体意味がありません．

基本：強さは心肥大（例：長径2.5 cmを超える）
　　　部位は心拡大（例：外へ，下へ移動する）

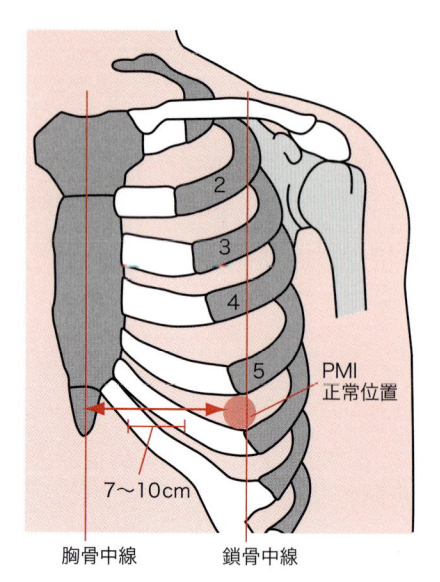

図　PMI 正常位置

● "accentuated impulse" とは

左側臥位時で，PMIの長径が3cm以上のとき，左室拡大があるとするものです．このときの感度/特異度は92％/91％と報告されています[1]．なお，強さをみるとき，すなわち面積や長径を評価する際にはこの左側臥位の方がより正確，とされています．ただし，左側臥位で部位の評価はしません．上記報告[1]のなかでも，左側臥位でのPMIの位置評価に適さないことが示されています．

● "shifted portion" とは

外側・下方へずれている場合は心拡大を示唆し，うっ血性心不全への感度/特異度は65％/95％と報告されています[2]．

● その他の評価方法

他にも，Harisson内科学には
- 左室肥大→PMIの強さ・持続時間・面積が↑
- さらに左室拡大を伴ってくる（大動脈閉鎖不全症や拡張型心筋症）と，外側下方へ移動する

との記載があります[3]．
またサパイラ[4]では，面積が大きい＝50円玉以上で怪しく，100円玉以上は明らかに異常，としており，この面積が大きいとき，左室拡張末期容量増加・左室重量の増加を反映しているとしています[5]．
この他，Dr.ウィリス ベッドサイド診断やUpToDateにはさらに詳しく述べられています．

文　献

1) Eilen SD, et al：Accuracy of precordial palpation for detecting increased left ventricular volume. Ann Intern Med, 99：628-30, 1983
2) 「Bedside Diagnostics Examination, 5th Revised 版」(DeGowin EL, et al), p344, Collier Macmillan Ltd, 1987
3) 「Harrison's Principles of Internal Medicine, 18th ed」(Longo D, et al), Mc Graw-Hill Professional, 2011
4) 「サパイラ　身体診察のアートとサイエンス 原書第4版」(Orient JM/著，須藤 博 他/監訳), 医学書院, 2013
5) Heckerling PS, et al：Accuracy and reproducibility of precordial percussion and palpation for detecting increased left ventricular end-diastolic volume and mass. A comparison of physical findings and ultrafast computed tomography of the heart. JAMA, 270：1943-8, 1993

Case 9　Advanced編

激アツ！その熱，何の熱？！
40℃超で何を考えるか？
意識障害（51歳，男性）

初期研修も半分が過ぎ，研修医になって2年目の秋が来ました．沖縄では，10月になってもまだまだ夏は続きます．これまでの内科ローテーションの間にさまざまな意識レベル低下の症例も経験しました．そんな時期に経験した，忘れられない"激アツ"の症例です．

症例のプレゼン

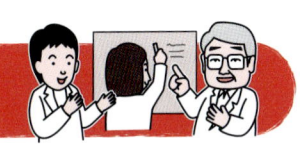

薬剤歴からもう一歩踏み込む

症例
うつ病にて通院中，複数の向精神薬服用中の51歳男性（175 cm，80 kg）
主　訴：意識レベル低下

👨‍⚕️　かなり大きな体格だね〜．主訴はレベル低下だね．この服薬歴は非常に重要です．なぜだかわかるかい？

🧑‍⚕️　はい，**意識障害と精神科疾患の関連も考えないといけないからでしょうか．**

👨‍⚕️　そうだね．**それともう一つ大事なのは，向精神薬との関連も考慮しなくてはならないよ．**

症例（続き）
現病歴：うつ病にて近医通院中，複数の向精神薬を服用していた．来院1日前の晩に意識レベルが低下した．その後"痙攣のような動き"が出現したのを家人に目撃され，1時間後に救急搬送．搬送中，"全身性のshivering様の不随意運動"を救急隊員が確認．家人によるとこのようなことは初めてとのこと．

👨‍⚕️　ふむふむ，意識障害のケースのようだが，背景がありそうだね．急激な薬の服用中止などはあったのだろうか？

🧑‍⚕️　家人の方は，ここ数日について服用しているかどうかは把握していない，ということでした．

👨‍⚕️　はっきりしなかったわけだ．大量服薬の可能性はあったのかな？

🧑‍⚕️　自宅では痕跡はなかったようで，そういったエピソードも今まではないようです．

👨‍⚕️　なるほど，では既往歴，教えてください．

> **症例（続き）**
> **既往歴**：くも膜下出血，うつ病（疑い）
> **薬剤歴**：
> 　4環系抗うつ薬 ミアンセリン
> 　炭酸Li
> 　クロルプロマジン
> 　ベンゾジアゼピン系 フルニトラゼパム
> 　スルピリド
> 　アロプリノール
> **社会歴**：母と2人暮らし，大酒家，ヘビースモーカー

🧑‍🦳 随分，たくさんと薬を飲んでいたようだね〜．うつ病と言ってくれたけど，リチウムを飲んでいるね．大うつ病ではなく，たぶん双極性障害ということじゃないかな．

👦 なるほど，あまり深く考えていませんでした．

🧑‍🦳 うん，前にも言ったが**既往歴がわからなくても処方薬からある程度推測できること**を覚えておきなさい．既往歴の情報を本人や周りから集めるのはとても大切なことです．

👦 はい．

🧑‍🦳 既往歴については，くも膜下出血という脳血管イベントの既往もあるんだね．ところで，この人は50代だが結婚はしてないのですか？

👦 母親と2人暮らしということまでしかわかりませんでした．

🧑‍🦳 そうですか．しかし，**50代まで独身というのはproblem**（Case 2参照）です．リストに書いておきなさい．原因となるような背景があることも少なくありません．**患者さん自身に興味をもてば自然と疑問が湧いてくるはずだ**．この患者さんははっきりとうつ病という診断名があったことがわかっているんだね．みんなが普段外来や初診のときはうつ病というはっきり既往歴がないときでも，うつ病を疑うときはあると思うけど，そういうときにうつの質問はしているかな？

👦 ん〜，すいません．あんまり覚えられてなくて，やっていません．

🧑‍🦳 ふむ．うつ病の場合，疲れて朝から寝ている人が多いイメージもあるが，必ずしもそういう人ばっかりではありません．仮面うつ病というのもあるくらいだからね．まあ確かに質問項目すべてを最初の段階でやるのは時間がかかるし難しいように思うかもしれないが，**気分の落ちこみや自殺への思いがないかどうか，くらいは最低限聞いておきましょうね**．

👦 はい．

ここまでのProblem list

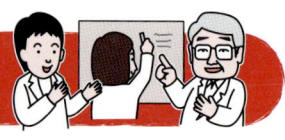

🧑‍🦳 はい，では問題はいくつかありそうだが，まずはいつも通りProblem listを作るところから始めるとしよう．

これまでの情報から以下のProblem list①が作られた.

Problem list ①

#1　意識障害＋全身性のshivering様の不随意運動
#2　既往歴（精神科疾患，くも膜下出血）
#3　薬剤歴
#4　嗜好歴（大酒家，愛煙家）
#5　社会歴（50代で独身，母と2人暮らし）
#　　その他

意識障害へのアプローチ

まず，意識障害について考えましょう．**意識障害はいつもAIUEO TIPSで考えるんだったね．**もうみんな覚えたかな？

はい．

A：alcohol（アルコール）
I：insulin（低/高血糖）
U：uremia（尿毒症）
E：encephalopathy〔脳症（高血圧性脳症・肝性脳症）〕，electrolytes（電解質異常），
　　endocrine（内分泌疾患）
O：overdose（薬物中毒），oxygen（低酸素）
T：trauma（外傷），temperature（低/高体温）
I：infection（感染症）
P：psychosis（精神疾患），porphyria（ポルフィリア）
S：shock（ショック），stroke（脳血管障害），seizure（痙攣）

Dr.岡田の知っ得レクチャー

うつ病のスクリーニング

　うつ病の診断にあたってはDSM-5の基準に当てはまっているかを見極める必要がありますが，一般の内科の忙しい外来ではこれらをすべて調べている時間が常にあるとは限りません．そこで登場したのが"2質問"法[1]またはPHQ（patient health questionnaire）-2です．
①During the last month, have you often been bothered by feeling down, depressed or hopeless?
②During the last month, have you often been bothered by having little interest or pleasure in doing things?

　最初の「気分の落ちこみがあるかないか？」に加えて，「趣味や前は楽しみだったことに興味がもてなくなったか？」を聞けばいいわけです．これだけなら内科外来中でも何とかなりそうです．
　この2質問法，ここ10年程もさまざまなスタディで吟味されていますが，悪くない結果です．日本では厚生労働省のデータで感度95％以上，というのがあります．

- はい，いいですね．じゃあ，この人にはどういうのが考えられるかな？
- これまでの話からだと，U（尿毒症）は可能性が低く，Iの低・高血糖は△．他は現時点ではすべて考えうると思います
- そうだね．それでは身体所見にいこう．まずバイタルサインから．

> 既に学生レベルでもお馴染みとなってきたAIUEO TIPS．やはり，初期研修の早めの時期にマスターしておきたいところです．ちなみに，福井大学救急部では，ローテーターはこれを30秒以内に全部言えないと救急部ローテーションを卒業できないとか，できないとか…．

身体所見を踏まえての評価

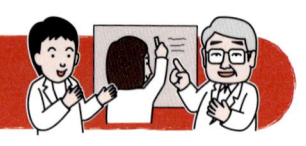

症例（続き）

身体所見

意識：JCS Ⅲ-300

バイタルサイン：体温 39.0℃，血圧 161/108 mmHg，脈拍 156/分，呼吸数 36/分，SpO_2 100 %（5L）

頭頸部：瞳孔 2.5 mm，左右差なし．対光反射やや緩徐
左水平性眼振（急速相：左，緩徐相：右）を伴う左共同偏視あり
項部硬直なし，髄膜刺激徴候なし

胸部：呼吸音　両側清
心音：S1 S2正常，S3/4なし，心雑音なし

神経：筋トーヌスの亢進あり，深部腱反射 上下肢軽度亢進
診察時，持続的な振戦なし・ときどきミオクローヌス様の不随意運動

四肢・皮膚：発汗増加軽度あり，目立った外傷所見なし
チアノーゼ・浮腫なし

身体所見からProblem listに#6〜8が加わった．

Problem list ②

#6　体温39℃台
#7　バイタルサイン異常（血圧上昇，頻呼吸，頻脈）
#8　左水平性眼振・筋トーヌス亢進・深部腱反射軽度亢進

体温40℃超へ迫る

- 発熱もあるし，バイタルサインも大きく変化しているね〜．まず発熱に関してはどうですか？
- …意識障害＋発熱で髄膜炎でしょうか？　脳炎もありますかね？

これこれ，先を急いではいけないよ．まず基本的な考え方として，**「発熱＝感染症」ではない**！それにいつも言っているように，**患者さんの熱をプレゼンテーションするとき，もし情報があれば常に最高○○℃でした，という情報も付けておくんだったね．**

すいません，そうでした．え〜，家では最高40℃超の熱があったそうです．

40℃超ですか，かなり高いね〜．ではここで熱について復習しておこう．これは発熱の分類ではどういったものになるかな？

え〜，38.5℃を超えているので，high feverと言えると思います（Case 6参照）．

うん，そうだね．あるいは家では40℃を超えていたということだから，hyperpyrexia（超高熱or 異常高熱）の可能性もある．そもそもこの人は発熱ではなく，hyperthermia（高体温症）かもしれんよ．**40℃を超えるような場合は，①hyperpyrexia（異常高熱症），②hyperthermia（高体温症），の2通りがあるんだ．** hyperpyrexiaはsweaty skinになるが，hyperthermiaの場合はdry skinになる．そして，hyperpyrexiaには解熱薬の効果があるけど，hyperthermiaの場合，効果はないんです．この2つは同じようにとても高い体温になるが，それぞれ病態が違うからね．

ん〜と…．

少しややこしかったかな．ただ大事なのでもう一度言っておきましょうね．40℃を超えるような高い体温をみたら，それは発熱ではなく高体温症かもしれないということです．**「高い体温＝発熱＝感染症」ではない，ということです．**

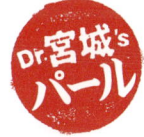

Dr.宮城's パール 40℃超のとき，①hyperpyrexia（異常高熱症），②hyperthermia（高体温症），の2通りを考える

> 少しややこしくなってきたでしょうか．体温というバイタルサインについて，208ページ「知っ得レクチャー」で補足しておきますね．

では，この症例ではどういうのが考えられるだろうか？

発熱については，
①感染症，②中枢神経系の異常，③薬剤性（向精神薬の中断または急な増量に伴う病態）
辺りでしょうか．

なるほど，では感染症と考える場合は，次に何を考えるのだった？

「focusはどこか？」です．この例では，中枢神経・尿路感染・呼吸器感染を可能性の高いfocusとして，またはそれらに起因するsepsis（敗血症）を鑑別として考えました．

その通り．**感染症を想定するとき，最初の思考は「focusはどこの臓器か？」，そして「その臓器にどんなorganismがいるか？」**だったね．

繰り返すが，**「発熱＝感染症」ではない**．しかし，致命的なsepsisは安易に除外できません．sepsisとすれば，必ず聞いておかないといけないことは何だったかな？

Case 9 激アツ！その熱，何の熱？！

- え〜，悪寒戦慄はあったか？ ですね．
- そうです．熱があったら，これは必ず聞かないといけないんでしたよね．では，もう一つ．寒気・悪寒・悪寒戦慄の定義は言えますか？
- えー…．
- ん〜む，まだのようだねえ．きちんとおさらいしておきましょうね（Case 5参照）．
- 今回の症例では，"痙攣"が悪寒戦慄だった可能性もありますが，意識障害もあったため，はっきりとはしませんでした．
- なるほど．この人の血液培養は採ったのかな？

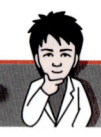

Dr.岡田の知っ得レクチャー

体温上昇・発熱・高体温

まずは以下の引用をご覧ください．

「研修医Kの坐剤で解熱を図るなんて，古典的熱射病に大量輸液するなんて…そんなオーダーをしては打ち首獄門だ．基本的に発熱と高体温は違うことを知っていなければならない．発熱とは，感染などで，外因性発熱物質や内因性発熱物質の刺激を受けて，視床下部のセットポイント（サーモメーターみたいなもの）が，体温を高く保つように調節された状態であり，それ自身で免疫能を上げるという利点があるといわれている．つまり，体自身が熱を上げるように命令していると考えればいい．一方，高体温は，熱産生の異常な増加，熱放射の障害，外部からの加熱から，体温が上昇したものであり，視床下部は関係ない．高体温には，熱中症，悪性高熱症，悪性症候群，甲状腺機能亢進症などがある．したがって，高体温の代表的な熱中症は，視床下部は関係せず，坐剤は無効であるばかりか，坐剤の代謝で余計発熱を惹起してしまうので，坐剤はむしろ禁忌であり，冷却（cooling）が原則である．」〔「ステップビヨンドレジデント2 救急で必ず出合う疾患編」（羊土社）より〕

まず始めに，"体温上昇"と"発熱"は同じではないことを知っておく必要があります．

体温上昇には，
①発熱（fever）
②高体温（hyperthermia）
の2つがあります．

上記の引用や内科・生理学の成書に記されているように，これらは異なった機序で起こる異なった現象です．

"体温が上昇している患者さん"をみたとき，まずこれら2つのどちらなのかを考える必要があります．一方で，日常の診療において，多くのスタッフは結局そのほとんどがfeverであることは経験的にわかっているので，体温上昇＝feverということになっていても大抵の場合支障はありません．

くどいようですが，つまりは"体温上昇のうち発熱という病態であることが大抵なのですが，それらは一対一対応の関係でなく，他に高体温という別の病態も存在する"，ということです．このことを頭のどこかに置いておかないと，いつか足元をすくわれるときがくるかもしれません．

病態がはっきりしなければ，最初はただの"体温の上昇"というわけです．同じようなことは"高血圧"にも言えます．つまり，本態性高血圧症の既往があるかどうか定かでない人の初診時に測定した血圧が高いとき，それは"high blood pressure"であり，"hypertension"ではありません．

hyperpyrexiaとhyperthermiaの違い

	皮膚	解熱薬	冷却
hyperpyrexia	sweaty skin	効果あり	効果△※
hyperthermia	dry skin（∵血管攣縮）	準禁忌	効果あり

※まず解熱薬．単独では時に逆効果．
文献2，3を参考に作成

🧑 はい．

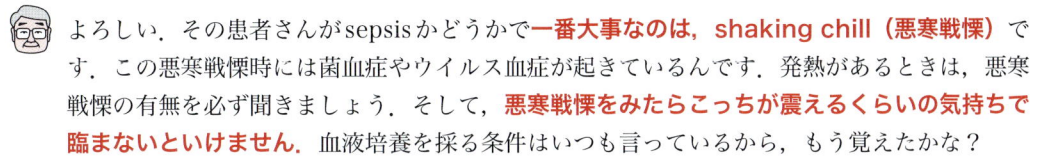

👴 よろしい．その患者さんがsepsisかどうかで**一番大事なのは，shaking chill（悪寒戦慄）**です．この悪寒戦慄時には菌血症やウイルス血症が起きているんです．発熱があるときは，悪寒戦慄の有無を必ず聞きましょう．そして，**悪寒戦慄をみたらこっちが震えるくらいの気持ちで臨まないといけません**．血液培養を採る条件はいつも言っているから，もう覚えたかな？

🧑 ①体温38.5℃以上，②白血球数4,000以下or 12,000以上/μL，③抗菌薬静脈注射前，④severe high fever（Case 5参照），のどれかがあれば，です．

👴 よろしい．始めにバックグラウンドが大事だと言ったが，それは血液培養の際にもかかわってきます．例えば，**糖尿病がある人やステロイド大量服薬中の人，後アルコール依存症の人なんかは，普通の人よりも血液培養採取の閾値をぐっと下げないといけません**．

👴 さて，この症例の発熱への考え方として研修医の皆さんが挙げてくれたものに加えるとすると…何だろうね，僕はやはり最高40℃超というのがキーになるような気がするなあ．**40℃を超える，と聞いたら浮かぶものは数えるほどしかないんだ**．

> こういうものをhigh yield symptomと表現することがあります．

👴 例えば，**慢性感染症で40℃まで発熱することはない**．皆，何か他に知っているかな？

🧑 ん〜，痙攣重積とかは場合によってはあるかもしれません．

👴 いいですね．他にも悪性症候群や甲状腺中毒症，そしてサリチル酸などの薬物中毒も大事です．これらはどれも薬の情報がとても大事になってきます．始めに少し薬のことを聞いたのはそういうことです．特に悪性症候群なんかは薬をちゃんと飲んでいたかとか，途中で止めていないかとかまでしっかり聞かないといけません．

🧑 はい．

👴 甲状腺中毒症はみたことはあるかな？

🧑 はい．こないだ40代と若めの人でしたが，心不全症状ありで入院した人を担当しました．

👴 そうですか．甲状腺中毒症がもっとひどくなれば，甲状腺クリーゼ（thyroid crisis）になります．**意識障害は錯乱が多くて，下痢になることも多い．このときの体温は40℃以上になることもあるんだ**．他のバイタルサインとしては，脈圧が広がり，頻脈や不整脈にもなります．甲状腺の家族歴なんかは聞いてみたかな？

🧑 んー，「大きな病気をした人はいない」とは言っていましたが，甲状腺の病気に関してどうか，は聞きませんでした．

👴 **「大きな病気をした人はいますか」というふうに聞いてもよくつかめないことが多いです**．大きいと思うかどうかは人それぞれ違うからね．ピンポイントで聞いた方がはっきりします．甲状腺疾患の人の家族歴を聞くと，まあまああるよ．

🧑 なるほど．

👨‍⚕️ 甲状腺機能亢進症の人の発熱をみたとき，さっき言った thyroid crisis を考えることも大事なんだけど，**内服が始まっている人に関しては感染症についても注意が必要です．** 無顆粒球症が副作用であるからね．肛門や咽頭・喉頭の感染症が多くなるので，そこら辺も注意しないといけません．もう一つ，甲状腺機能亢進症の人のフォローについて言っておくと，**毎回 T3・T4・TSH を測っている人がいるが無駄です．心拍数でもある程度わかります．** 50回以下はやりすぎ，〜80回以下ならコントロール良好，120回以上ならコントロール不良，というように，です．

👦 へぇ〜．

👨‍⚕️ そう思うと，毎回のカルテにバイタルサインを記録しないなんてことはなくなるハズです．後の発熱の原因としては肺塞栓（PE）も忘れてはいけません．**肺塞栓は発熱するんだ！** 当てはまるものがあるかな？

👦 バイタルサインとしては，頻呼吸・頻脈が当てはまると思います．PE からショックになり，意識障害というストーリーも考えられるんでしょうか．

👨‍⚕️ そうだね．ただ普通ここまでの高熱はないかな．いつもここでやっているように，**診断を考えるときは，①most likely，②likely，③less likely but danger，で考える．** 典型的ではないが，この時点では③ "less likely but danger" という範疇で鑑別に入れておいてよいかもしれないね．なぜ今，PE の話をしたかというとね，この人は抗精神病薬も服用していたでしょう．**クロルプロマジンなどのメジャートランキライザーを飲んでいる人には肺塞栓が起こることがあるんです，**覚えておきなさい．

体温40℃以上の例として本文中にもいくつか出てきましたが，その他にも以下のようなものがあります．
①悪性症候群・悪性高熱症
②セロトニン症候群
③甲状腺中毒症 or thyroid storm（甲状腺クリーゼ）
④痙攣重積
⑤サリチル酸中毒
⑥麻薬中毒
⑦その他の薬剤性：アトロピン，フェノチアジン系抗精神病薬，等
※慢性感染症⇒40℃まで上昇することはほとんどない

Dr.宮城's パール

・甲状腺クリーゼ（thyroid storm）[4]
　発熱は40℃以上になることも
　脈圧上昇，頻脈，不整脈も伴う
　意識障害（錯乱が多い）

バイタルサインをよむ

👨‍⚕️ 呼吸数が30を超えているね〜．こんなときに考えるのは基本的には2つの病態でしたね？

はい，①hypoxia（低酸素血症），②sepsis（敗血症）です．

その通り．呼吸数≧30に加え，頻脈もあるね．中年くらいの年齢だったら，安静時の心拍数は85〜90/分くらいまでが普通だろうね．今回の頻脈が洞性（sinus）リズムだとしたら，上限です．**sinusリズムの上限は「220－年齢」**，この人だと約170/分になるね．**180/分を超えてくるようならむしろ心房細動などの不整脈によるもの**，などを考慮しないといけません．特に高齢者は（220－年齢）以上の洞性頻脈にはまずなりません．その場合，まず考えるべきは不整脈です．あるいはそうでなかったら薬剤性を考える（アミノフィリンなど）！

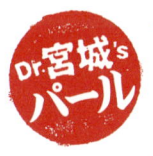

Dr.宮城's パール

- sinusリズムの上限は「220－年齢」
- 180/分超のとき心房細動などの不整脈や薬剤性を考慮

sinusリズムの上限値については，"マニュアル本"[5]にも明記されています．
ちなみに，Afという略し方は和式です．米国ではA fib（エーフィブ）と言ったりするみたいです．

ちなみに若者であれば上記上限値よりも10〜15%の上昇の"のりしろ"や，運動負荷の場合は活動係数を掛け合わせることもあるようです．

また例え，sinusリズムでも，脈拍≧150/分となってきたら，有効な拍出が保てなくなってくる恐れがあることを考えなくてはいけません．

なお，一般に"regular & narrow（リズムは整で，QRS間隔が狭いもの）"の頻脈をみたとき，
・100〜140/分：洞性頻脈 or 促進接合部頻拍
※100〜120/分：accelerated junctional tachycardia
・140〜160/分：心房粗動（with 2：1 block）
・160〜220/分：上室性頻拍（AVNRT・AVRT・AT）
というシンプルな考え方もあります．

検査結果も踏まえて最終診断へ

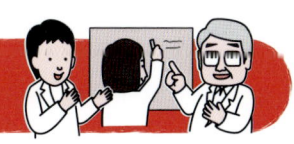

さてでは，この患者さんの評価にABG（動脈血ガス）は必要だろうか？

呼吸不全の有無・酸塩基平衡の評価からも必要と思います．

うん，他に必要な検査はどんなのがあるかな？

やはり，血算（CBC）を含めた採血と頭部CTと髄液はみたいところです．

よろしい，では検査データを教えてください．

症例（続き）

検査データ

動脈血ガス：（来院時5L　酸素マスク下）pH 6.9, PCO_2 22.1 Torr, PO_2 180.9 Torr, HCO_3^- 4.6 mEq/L

血算・生化学：

WBC 35,700/μL, RBC 501万/μL, Hct 48.5％, Plt 50.5万/μL
AST 49 IU/L, ALT 26 IU/L, BUN 5.6 mg/dL, Cre 1.08 mg/dL
LDH 413 IU/L, γ-GTP 79 IU/L, CK 890 IU/L, Alb 3.5 g/dL, CRP 2.51 mg/dL
Na 133 mEq/L, K 4.3 mEq/L, Cl 88 mEq/L, Ca 10.1 mg/dL
血糖 263 mg/dL, D-dimer 陰性

尿検査：尿沈渣・定性：異常なし，ケトン体（−）

胸部X線：特記すべき異常所見なし

頭部CT：今回のエピソードに関連ありそうな所見なし

髄液所見：外見（髄液）清，pH 7.6, 比重：1.006
蛋白：60 mg/dL
糖定量：82 mg/dL
細胞数：10/mm³（多核球 7/mm³, 単核球 3/mm³）

Problem listにこれまでのディスカッションから#6に最高40℃超が加わり，また検査結果からWBCが加わった．さらに新たに#9が加わった．

Problem list ③

#6 　体温39℃台（最高40℃超）・WBC 35,700/mm³
#9 　アシデミア/代謝性アシドーシス

アシドーシスの評価は？

まず，アシドーシスがあるね．どうアセスメントしよう？

アニオンギャップの上昇する代謝性アシドーシスのうち，sepsis・低酸素・痙攣による乳酸アシドーシス・薬剤中毒を考えました．

この人では否定的だが，一般的には他の原因としてケトン体・尿毒症・サリチル酸などがあったね．

> 日常でよく合う代謝性アシドーシス：乳酸アシドーシス・糖尿病性ケトアシドーシス・腎不全による尿毒症
> 　私は，"とうにゅうにょう（豆乳尿）"と覚えています．

次に，くも膜下出血の既往があったが，CT検査に大きな所見はなかったんだね．髄液はどうかな？

🧑 そんな大した所見はないと思いました．

👨‍🦳 そうだね，少し気になるのは細胞数かな．**髄液（CSF）の細胞数が5より多いときはpleocytosisと言います．**まあ確かにこの値では細菌性髄膜炎はそんなに考えないねえ．Gram染色はしてみたかな？

🧑 はい，でも菌体は見えませんでした．

👨‍🦳 そうですか．

最終診断，絞られたのは？

👨‍🦳 ではそろそろまとめていきましょう．今までのProblemから何が鑑別に挙がってくるかな？

🧑 え〜と，私は3つ考えてみました．
①sepsis
②悪性症候群
③症候性てんかん
ただ，①のsepsisのfocusについては，中枢神経・尿路・呼吸器については可能性が低く，focusが不明だが可能性は残ると考え，髄液培養・血液培養を提出しました．またウイルス性脳炎の可能性を考え，抗ヘルペス薬を開始し，補液中心に経過観察することにしました．

👨‍🦳 うん，そうですね．この人は筋トーヌスの亢進などもありましたね．服薬歴もそうだし，私も悪性症候群辺りが怪しいと思うなあ．培養は何か出たのかね？

🧑 いえ，一昨日提出しましたが，今のところ，陽性結果はまだ返ってきていません．

👨‍🦳 そうか，培養結果が出るまでは何とも言えないですね．抗ヘルペス薬をすぐに開始したのはとてもよかったですよ．**ヘルペス性脳炎はPCRの結果や培養の確定を待ってから薬を開始したのでは遅いんだ．**特にごく普通に社会生活を送られていた人が，治療の遅れによって人格変化などの後遺症をもたらすこともある．疑ったら，すぐに開始しないといけないよ．

🧑 はい，ありがとうございます．実は，その悪性症候群についてなんですが，その後悪性症候群の可能性について精神科医にコンサルトしたところ，「悪性症候群，またはセロトニン症候群の疑い」であるという話になりました．

👨‍🦳 セロトニン症候群？！ん〜…，もうこの群星沖縄での教育回診を始めて数年になるけど，その名前を聞いたのは初めてだね．調べてみましたか？

🧑 あ，はい，自分なりには…．

👨‍🦳 それでいいんだ．んじゃ，僕に少し教えてくれるかな？

🧑 え〜…と，悪性症候群については

- くも膜下出血という中枢神経系の既往歴，およびアルコール多飲者であり，中枢神経系の脆弱性は考えられる
- 急な服薬中止をしていた可能性
- 服用していた起こしやすい薬としてクロルプロマジン・スルピリドの他，Li・4環系抗うつ薬などでも原因になりうる

Case9 激アツ！その熱，何の熱？！ 213

といった背景と，

> ・意識障害，高熱，自律神経症状（頻脈・頻呼吸・発汗上昇）
> ・CK値の上昇，白血球増加，代謝性アシドーシス

という身体所見・検査所見から，今回の例では，Caroffの診断基準をすべては満たしていないものの，Levensonの悪性症候群診断基準を満たしていました．

🧑 ただ，セロトニン症候群にみられる症状も認めました．

> ・左水平性眼振を伴う左共同偏視 "ocular clonus"
> ・ミオクローヌス様の不随意運動
> ・筋固縮は認めなかった（ただし，筋固縮の症状自体は両疾患の鑑別には決定的でない）

The Hunter Toxicity Criteria Decision Rules（本症例最後の「知っ得レクチャー」参照）のうち，セロトニン作動薬服用に関するエピソードがあり，今回の例では起こしやすい薬剤に該当するのはLiと考えました．それと38℃以上の発熱＋ocular clonusもあるため，セロトニン症候群も否定はできない，となりました．

そこで，当てはまるものとしては悪性症候群の方が多かったのですが，抗セロトニン薬シプロヘプタジン投与と補液などの全身管理のみで経過を観察することになりました．

👨‍🦳 ん〜なるほど，そうですか．それで経過はどうなりましたか？

経過
入院後坐剤使用後，半日程で発熱改善．
入院2日目には意識レベルも会話がかろうじて可能レベルに回復．
バイタルサイン：血圧 110/60 mmHg，体温 37.4℃，脈拍 97/分と比較的安定化．
WBC 14,800/μL，RBC 451万/μL，Hct 41.9％，Plt 32.7万/μL
AST 410 IU/L，ALT 83 IU/L，BUN 11.6 mg/dL，Cre 1.14 mg/dL
LDH 2,800 IU/L，CK 86,000 IU/L，CRP 9.73 mg/dL
Na 140 mEq/L，K 3.7 mEq/L，Cl 100 mEq/L
甲状腺ホルモンはTSHが正常より低値のほか，正常範囲（FT3 2.400 pg/mL，FT4 1.42 pg/mL，TSH 0.226 μU/mL）
さらにその翌日，会話可能なレベルにまで意識状態，全身状態ともに回復傾向になった．
（後日このカンファレンスの後，血液培養・髄液培養も陰性として結果が返ってきた）

👨‍🦳 発症も急性だったが，2，3日で回復したようだね．

🧑 はい．ただし，経過から悪性症候群の臨床経過なのかセロトニン症候群に対して抗セロトニン薬が効果を発揮したのかは明確には区別できませんでした．

👨‍🦳 ありがとう，私も勉強になりました．**悪性症候群の診断基準を満たしていたけど，その鑑別診断としてセロトニン症候群も忘れてはならない**ということも勉強になったわけだね．

🧑 はい，ありがとうございました．

最終診断 ➡ ● セロトニン症候群

ちなみにこの症例の担当をしたのは著者だったのですが，この症例カンファレンスには後日談があります．それは昼間，著者のいた病院に外線がかかってきました．

👨 はい．

👴 宮城です．

👨 え？ 宮城先生？！ えーと，お世話になってます．

👴 こちらこそ．ん〜とね，こないだの症例なんだけどね，僕もセロトニン症候群について勉強してみたよ．

👨 え？！ あ，はい．

👴 こないだのケースカンファレンスの患者さん，あれはねぇセロトニン症候群のバイタルサインだよ，うん．勉強になったよ，ありがとう．ではまた会いましょう．

👨 え？！ あ，はい！ ありがとうございました．

私は終始宮城先生から直接お電話というのにビックリしていたのですが，宮城先生はカンファレンスの後，自分がはっきりと覚えていないものや定かでないと思ったものなどについて必ずご自身で調べられるそうです．医師としてヒヨコ同然だった私達研修医を目の前にしても，「常に共に学ぼう」という姿勢は今でもはっきり印象に残っています．今でも，何年目になってもその姿勢は見習いたいなあ，というふうに思います．

Dr.宮城の 覚えておきなさい！

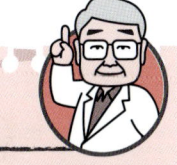

- ☐ 患者さん自身に興味をもてば，problemの背景にも自然と疑問が湧いてくるはず
- ☐ メジャートランキライザー内服中の人には肺塞栓症・静脈血栓症などが起こることがある．危険因子を有している場合（不動状態・長期臥床・肥満・脱水状態，など）には，より一層の注意を！
- ☐ "体温上昇"と"発熱"は別
- ☐ "発熱＝感染症"ではない，そして"発熱がない＝感染症がない"とは言えない！
- ☐ 40℃以上のときは，①hyperpyrexia，②hyperthermia，の2通りを考える

Dr. 徳田からの一言

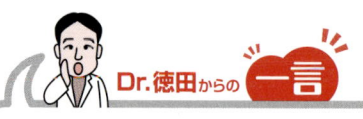

異常高体温を呈する疾患は重篤なものが多い．鑑別診断と初期治療は迅速に行う．下記は主要な鑑別である．

- 感染症：敗血症・脳炎・髄膜炎・インフルエンザ
- 薬剤性：悪性症候群・セロトニン症候群
- 環境性：熱中症（熱射病）
- 内分泌性：甲状腺クリーゼ・褐色細胞腫クリーゼ
- 遺伝性：悪性高熱症
- 膠原病：血管炎

ここで重要な点は，これらの原因が重なることがあるということ．特に，敗血症の合併は多く，この治療を怠ると予後に影響する．しかも，敗血症の除外は容易にはできない．「熱中症＋敗血症」疑いの場合，熱中症の治療のみでなく，並行して敗血症の治療も必要である．

文献

1) Arroll B, et al：Screening for depression in primary care with two verbally asked questions: cross sectional study. BMJ, 327：1144-6, 2003
2) Laupland KB：Fever in the critically ill medical patient. Crit Care Med, 37 (7 Suppl)：S273-8, 2009
3) 「Harrison's Principles of Internal Medicine, 18th eds」(Dan Longo, et al), McGraw-Hill Professional, 2011
4) Nayak B, et al：Thyrotoxicosis and thyroid storm. Endocrinol Metab Clin North Am, 35：663-86, 2006
5) 「The Washington Manual of Critical Care」(Kollef MH, et al), Chap19, Lippincott Williams & Wilkins, 2013

※本稿は当時大浜第一病院研修医であった著者による，同院の教育回診の記録が元になっています．

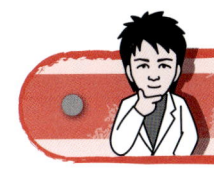

Dr.岡田の知っ得レクチャー

髄液の細胞増多症・pleocytosis とは

　髄液中の細胞数は健常者では 1 mm³ 中 0 ～ 2 個です．5 個までは限界値，6 個以上のとき，細胞増加（pleocytosis）とします．20 個までを軽度増加，20 ～ 50 個を中等度増加，50 個以上を高度増加とする分け方もあります．

　なお，このpleocytosisの分類については1980年の記述とやや古い文献ですが，**表**のようなものもあります．

　そして，このpleocytosisのもう一つのポイントは，感染症以外でもきたしうる，ということです．これについての詳細は感染症関連の成書の"非感染性髄膜炎"の項などに詳しく述べられています．

　ここでは先ほど**表**で引用した文献から，その一例を挙げてみましょう．

- 化学性髄膜炎（ミエログラフィーや硬膜下薬剤投与等，水銀・ヒ素）
- 血管炎
- SAH
- Behçet 病
- 鉛脳症
- サルコイド（Type B のことも）
- 腫瘍（白血病が最多，糖は 0 になることもある）
- 痙攣（他の除外後に．大抵の場合 pleocytosis は軽度で，すぐに消失する）

文 献
1) 「Handbook of differential diagnosis in infectious diseases」(Shulman JA, et al), p25-42, Appleton-Century-Crofts, 1980

表　pleocytosis の分類

	Type A	Type B	Type C
髄液中の細胞数（/mm³）	500 ～ 20,000	25 ～ 500	5 ～ 1,000
一番多い細胞の種類	90％ PMLs	単核球（早期は PMLs）	単核球（早期は PMLs）
糖	ほとんどのケースで低値	低値 or 正常	正常，稀に低値
蛋白（mg/dL）	100 ～ 700	50 ～ 500	＜ 100
	・細菌性髄膜炎 ・脳膿瘍破裂 ・アメーバ性脳髄膜炎	・肉芽腫性髄膜炎 ・結核 ・真菌	・ウイルス性髄膜炎 ・ヘルペス性脳炎 ・感染後 / ワクチン後脳炎 ・髄膜の周辺の感染症 　脳膿瘍 　硬膜下 / 外膿瘍 　脳血栓性静脈炎 　後咽頭膿瘍 　中耳炎 / 副鼻腔炎 ・全身細菌性感染による toxic encephalopathy ・その他の感染症 　リステリア / リケッチア髄膜炎 　脳マラリア 　トキソプラズマ，等

文献 1 より

Case 9

セロトニン症候群って何？

今回登場したセロトニン症候群と悪性症候群（NMS）についてみてみましょう．**表1**に両者を比較しています．では，各々もう少し詳しくみてみましょう

● 悪性症候群の診断基準

悪性症候群のCaroffらの診断基準

下記の①〜⑤をすべて満たす．
①発症前7日以内の抗精神病薬の使用の既往（デポ剤の場合，発症の2〜4週間前の使用の既往）
②高熱（38℃以上）
③筋強剛
④以下のうち5項目
　意識障害・頻脈・振戦・尿失禁・白血球増加・代謝性アシドーシス
　頻呼吸，あるいは低酸素症
　発汗，あるいは流涎
　CK値の上昇，あるいはミオグロビン尿
⑤他の薬物性，全身性，精神神経疾患の除外
　ただし，Caroffらによる診断基準は基準が厳しいために，これを満たさない不全型や軽症型も存在します．

また，他の診断基準として

悪性症候群のLevensonらの診断基準

以下の大症状の3項目を満たす，または大症状の2項目＋小症状の4項目を満たせば確定診断
【大症状】
①発熱，②筋強剛，③血清CKの上昇
【小症状】
①頻脈，②血圧の異常，③頻呼吸，④意識変容，⑤発汗過多，⑥白血球増多

このLevensonらの悪性症候群診断基準は早期発見に向いている，とされています．

ただし，各診断基準には特徴があり，現在のところ何れも絶対的なものではなく今後改善の余地があるとされています[3]．

なお，日本でのデータとしては**表2**があります．

● セロトニン症候群

以下，少し学生レポート風ですが，あまり聞き慣

表1　悪性高熱症，悪性症候群，セロトニン症候群の比較

	malignant hyperthermia（悪性高熱症）	neuroleptic malignant syndrome（悪性症候群）	serotonin syndrome（セロトニン症候群）
原因	・遺伝的に骨格筋小胞体に異常がある人 ・吸入麻酔薬（ハロタン等） ・サクシニルコリン	・向精神薬使用中 ・ドーパミン作動薬中止 ・ドーパミン拮抗薬	・SSRI ・MAO阻害薬 ・セロトニン作動薬（特に増量等の変化）
病態	細胞内Ca濃度が急激に上昇することによる	視床下部のドーパミン受容体の抑制による	発症メカニズムは完全に解明はされていないが，症状は左の2疾患とオーバーラップする
発症		比較的緩徐発症，日〜週	急激発症，24時間以内
症状	・筋固縮 ・横紋筋融解 ・心血管系のイベント	・鉛管状固縮 ・無動，錐体外路症状 ・横紋筋融解 ・失禁 ・唾液分泌過多，自律神経失調 ・反射低下	・筋固縮は稀 　むしろ，活動性の亢進 　（振戦・ミオクローヌス） ・下痢 ・反射亢進
回復		日〜週（平均9日）	24時間以内 （ただし，薬剤の半減期等により異なる）

文献1，2を参考に作成

れない病気なので簡単にまとめておきます．

【概略】
　主な原因は中枢神経におけるセロトニン作動性の増加です．中脳から延髄に至る脳幹のシナプス後膜の5-HT1A・5-HT2Aの刺激によって起こると考えられています．その発症のほとんどに薬剤が関連し（薬剤自身の作用・相互作用・中毒作用，服用中止など），多くは24時間以内に発症します．軽度の振戦から意識障害を伴う致命的な高体温まで，軽症から重症まで幅広い症状を呈します．SSRIなど，セロトニン作動薬の普及に伴い，有病率も上昇傾向にあるとされていますが，このセロトニン症候群の診断名自体広く認知されているとは言い難く，診断に至ってない例もかなりあると推察されます．
　セロトニン神経伝達を増加させる薬剤のいかなる組み合わせにも可能性があります（後述）．
　適切なマネジメントが施行された後の予後は一般によい，とされています．

【病歴・身体所見】（図1）
精神状態の変化：興奮・不安・せん妄・意識障害
自律神経症状：発汗・頻脈・高体温・血圧上昇・嘔吐/下痢
神経筋症状：振戦・アカシジア・深部腱反射亢進・筋クローヌス・筋固縮・両側Babinskiサイン・粘膜の乾燥・腸管蠕動亢進・皮膚紅潮．
　症状は下肢に表れることが多い
バイタルサイン：頻脈・血圧上昇
　→重症例：高体温・脈圧増大・不安焦燥
頭頸部：眼球クローヌス（緩徐で継続的水平性眼球運動）・瞳孔散大

表2　悪性症候群の主要徴候

	厚生労働省 % (n = 75)	沖縄県立中部病院 % (n = 75)
①発熱（38℃以上）	75	96
②意識障害	59	77
③錐体外路症状		
筋強剛	89	92
無動無言	81	84
振戦	69	79
ミオクローヌス	21	不明
ジストニア	14	不明
④自律神経症状		
発汗	87	79
唾液分泌過多（流涎）	58	35
閉尿	51	37
頻脈	85	91
血圧の変動	56	77

文献4より引用

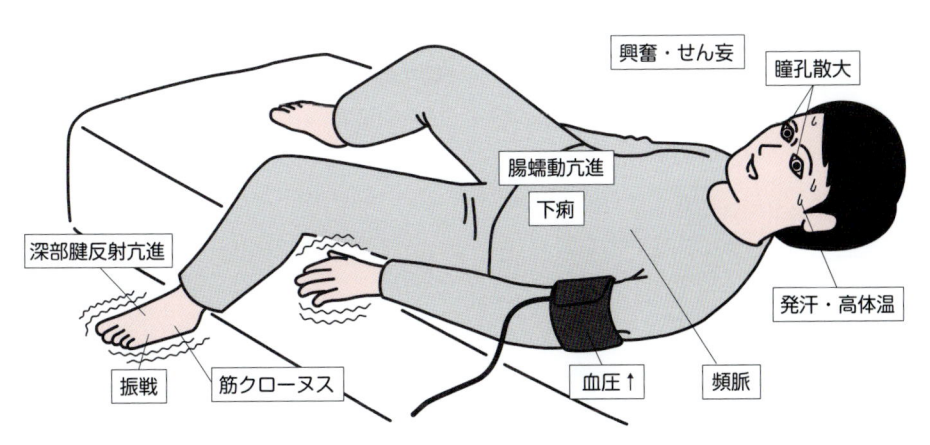

図1　セロトニン症候群の身体所見
文献5を参考に作成

神経所見：上述

【診断】

いくつかの診断基準が提唱されていますが，現在はThe Hunter Toxicity Criteria Decision Rules[6] が一般的です（感度84％，特異度97％）．

セロトニン作動薬服用に関するエピソードと以下のうち一つが当てはまること．
① 自発性のクローヌス
② 誘発性クローヌス＋不安焦燥または発汗
③ 眼球クローヌス＋不安焦燥または発汗
④ 振戦＋反射亢進
⑤ 筋強剛
⑥ 38℃以上の体温＋誘発性クローヌスまたは眼球クローヌス

診断は臨床診断であり，特異的に確定診断する検査はありません．丁寧な問診・身体所見をとり，各々の鑑別診断について評価することが肝要ということではないでしょうか．

【治療】

軽症の場合，
① セロトニン作動薬の中止
② バイタルサイン安定化を目指した全身管理
などで十分なことが多いようです．中等症以上の場合，抗セロトニン薬を考慮する必要があります．

【鑑別診断】

悪性症候群（表3）
熱中症・抗コリン薬中毒・交感神経興奮性薬中毒
脳炎・髄膜炎・敗血症・心筋壊死

セロトニン症候群は主にセロトニン作動薬が，悪性症候群は主にドパミン拮抗薬が原因となります．

表3　セロトニン症候群と悪性症候群の鑑別

	セロトニン症候群	悪性症候群
発熱（38℃以上）	46％	90％以上
意識状態の変化	54％	90％以上
自律神経症状	50～90％	90％以上
筋強剛	49％	90％以上
白血球増加	13％	90％以上
CK値上昇	18％	90％以上
AST/ALT上昇	9％	75％以上
代謝性アシドーシス	9％	しばしば
腱反射亢進	55％	稀
ミオクローヌス	57％	稀
ドパミン作動薬	症状悪化	症状改善
セロトニン拮抗薬	症状改善	効果なし

文献7より引用

しかし，ドパミン作動薬がセロトニン症候群の素因となりうること，セロトニン作動薬が悪性症候群の素因となることなどを考えると，両者は病態生理学的には異なる経路を通りつつも，最終的には共通した症状を呈し，同じエンドポイントへたどり着くものという説もあります．一方で，薬と症状の用量依存性に有意差を見出して，これらは全く別の病態とするという説もあります．

● セロトニン症候群を引き起こしやすい薬剤

セロトニンに関連するあらゆる薬剤で起きる恐れがあります．ざっと例を挙げただけでも**図2**の❶〜❻があります．

またこれらに加えて，poly-pharmacyはリスクであると，2005年のNEJM[5] にも明記されています．

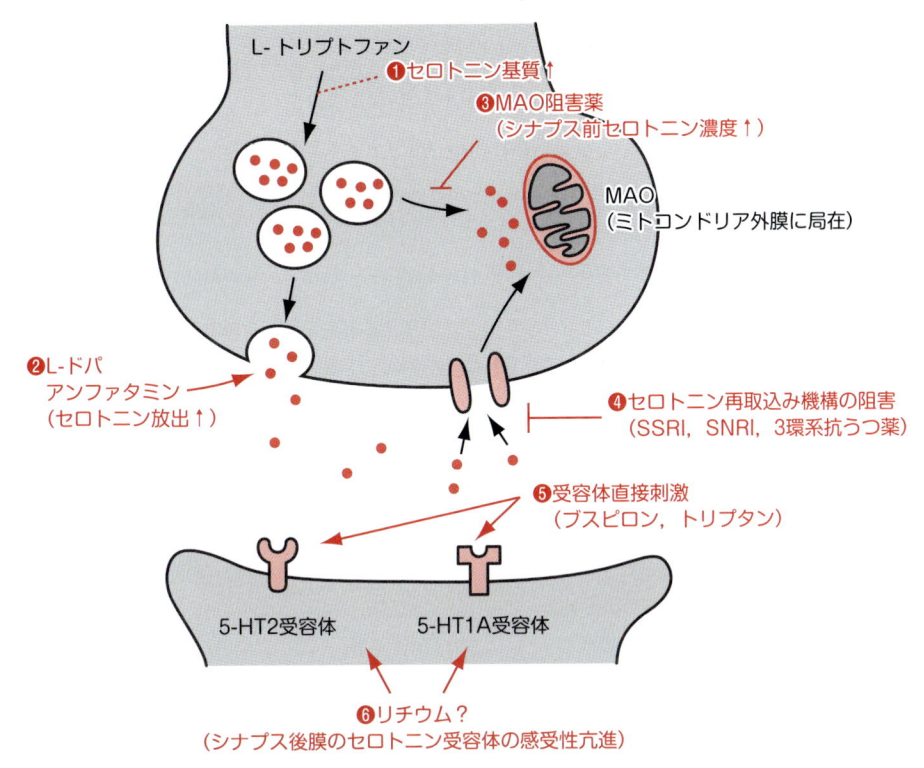

図2 セロトニン症候群を引き起こしやすい薬剤
文献8を参考に作成

文献

1) Birmes P, et al：Serotonin syndrome: a brief review. CMAJ, 168：1439-42, 2003
2) Mills KC：Serotonin syndrome. Am Fam Physician, 52：1475-82, 1995
3) Gurrera RJ, et al：A comparison of diagnostic criteria for neuroleptic malignant syndrome. J Clin Psychiatry, 53：56-62, 1992
4) Wakatake H, Yorimitsu T & Tokuda Y：Neuroleptic Malignant Syndrome an investigation of clinical epidemiology, ICU & CCU, 33：317-23, 2009
5) Boyer EW, et al：The serotonin syndrome. N Engl J Med, 352：1112-20, 2005
6) Dunkley EJ, et al：The Hunter Serotonin Toxicity Criteria: simple and accurate diagnostic decision rules for serotonin toxicity. QJM, 96：635-42, 2003
7) 「重篤副作用疾患別対応マニュアル：セロトニン症候群」厚生労働省, 2010
8) Mills KC：Serotonin syndrome. A clinical update. Crit Care Clin, 13：763-83, 1997

Case 10 　Advanced編

The Deadly Quintet!
身体所見がない!?
発熱・咳（53歳，男性）

さて時期は2回目の晩秋を迎えます．といっても，ここ沖縄はそれでもまだまだ暑い日々が続きます．ただ，このシーズンばかりは本州の紅葉が懐かしくなります．さて，今回の症例はいろいろとバックグラウンドがありそうですが…，如何に？!

症例のプレゼン

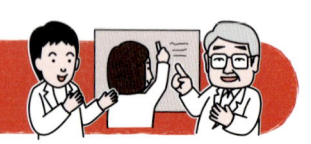

バックグラウンドに要注意

症例

数年以上前に糖尿病（DM），高血圧，高脂血症の指摘ある53歳男性（172 cm，81 kg）

主訴：発熱，咳

現病歴：1カ月前（10月初旬）から増悪寛解繰り返す微熱が続いていた．1カ月持続する発熱（max 38 ℃前半），乾性咳漱が続き，数日前（11月初頭）から労作に関係ない安静時胸痛を認めたため近医を受診したところ，インフルエンザ疑いと言われた．インフルエンザウイルス抗原迅速検査は陰性であった．その後，様子をみても軽快しないため11月上旬当院来院．痛みに呼吸性変動はない．消化器症状なし．

海外渡航歴：なし．離島，県外渡航歴もない．アウトドアもない．

動物曝露歴：ペットなし・鳥類との接触歴もない．

ROS：体重変化あり（DM治療に際し1カ月で8 kg落ちた．それ以外は変化ない）
全身倦怠感なし，夜間尿なし

既往歴：
　高血圧（若い頃から）
　高脂血症（若い頃から）
　高尿酸血症（若い頃から）
　2型糖尿病（若い頃から）
　膵炎（時期不明だが何度か入院歴あり）

薬剤歴：
　グリメピリド・ヒトインスリン（速効型インスリン/中間型インスリン：3/7）
　エナラプリル・アムロジピン・バルサルタン・アテノロール
　アロプリノール
　ベザフィブラート

アレルギー：なし
家族歴：突然死なし
　長兄：急性心筋梗塞
　その他の家族構成員の病歴は不明
　生活習慣病歴があるか否かも不明
　家族の肥満の有無など尋ねていないため情報なし
社会歴：塗装業（鉄骨の塗装．有機溶剤を使用する）→10代から．ここ半年現場に入ってない
　両親の情報は不明．兄と本人の2人兄弟
　結婚し長女（31），長男（28）をもうけたが，妻は他界
　現在は一人暮らし
喫煙：20本×35年
飲酒：泡盛2〜3合×33年（20歳〜今まで）．月に何回か大量飲酒

👨‍🦳 ありがとう．ではここまでの情報を聞いて，他のみんなから追加の質問はありますか？

🧑 周囲に同様の症状の方はいたのでしょうか？

🧑 いえ，いませんでした．

🧑 健診は受けていたのでしょうか？

🧑 受けていなかったようです．

👨‍🦳 いいですね，**健診受診の有無は大事ですね**．受けていた場合でも**最後にいつまで健診を受けていたかまで聞かないといけないよ**．直近のHbA1cはありますか？後，身長と体重からしてこの人はオーバーウェイト気味じゃないですか．BMIはいくつですか？

🧑 え〜，BMIは27.4です．直近のHbA1cは6〜7％です．

👨‍🦳 そうでしょう．このようにBMIとHbA1cがあるだけでもイメージがある程度湧きます．次からはプレゼンテーションの際に一緒に言うともっといいですよ．

🧑 はい．

👨‍🦳 **BMIは25を超えたら，肥満です**（Case 3参照）．覚えておきましょう．だいたいの昔からのイメージとして，東洋人は西洋人より痩せているでしょう．ところが，アジア人の方が白人よりDMになりやすい，と言われているんだ．

🧑 へぇ〜，そうなんですね！

> 2型DMと人種差：Shaiらの女性を対象にして行われたスタディ[1]によると，BMIの条件を修正しても白人に比較すると，アジア人（RR：2.26）＞ヒスパニック（RR：1.86）＞黒人（RR：1.34）のリスクがある，と報告されています．

🧑 ただ，最近は日本でも肥満の人が昔よりだいぶ増えているみたいですね．

Case 10

うん，今や肥満は世界共通の問題です．沖縄でも肥満の人が多くなってきた感じがするね．戦前と比べ大きく食生活が変わったからね．憩室炎も昔は欧米人では左結腸に多く，アジア人では右結腸に多かったんだが，**最近は"欧米型"の左側の憩室炎が増加途上と言われている**．内視鏡所見と病理所見を同時にみることが大切です．

> 沖縄＝長寿の国というイメージがここ10数年危ぶまれています．復帰後の1980・1985年は男女とも全国1位でした．以来，長寿県としてのイメージが定着していましたが，2000年男性が26位に順位を落とし（"26ショック"と言うみたいです），長らく首位を守っていた女性も2013年，他県にその座を渡しました．その一つの要因に，戦後急速に普及したアメリカ式の食事スタイルと，それに伴った肥満の増加が挙げられています[2]．

みんなはBMIを計算できるようになるだけでなく，**一目見たときにその人のBMI値を頭に浮かべられるようにならないといけないよ．後はプレゼンテーションのときにBMIまで言っておくとよりよいです．それが症例にとって重要であると思われる場合は特に**，です．例えば，この人は糖尿病・高血圧・高脂血症・高尿酸血症などの生活習慣病，昔の言い方でいう成人病がある．肥満があるかどうかはとても気になるところですよね．肥満と糖尿病・高血圧・高脂血

Dr. 岡田の知っ得レクチャー

死の四重奏（the deadly quartet）：肥満・糖尿病・高血圧・高脂血症

quartet＝カルテットとは，四重奏のことです．死の四重奏（the deadly quartet）とは，1989年にアメリカで提唱された概念で，上半身肥満・糖代謝異常・高中性脂肪血症・高血圧の4つが重なり，冠動脈疾患が起きやすい状態を言います．今の"メタボ（メタボリックシンドローム）"の概念のいわば前身です．1989年にアメリカの研究者カプラン（Kaplan NM）によって提唱され[3]，冠動脈疾患による死亡率が高く，まさに死の序曲を奏でるということから「死の四重奏（the deadly quartet）」と名付けられました．

メタボリックシンドロームでは糖代謝異常・脂質代謝異常・高血圧の源流に，それらの原因として内臓脂肪蓄積を置いている点が大きく異なります．マクロレベルでは内臓脂肪，ミクロレベルで言えばアディポネクチンなどのサイトカインによって，糖尿病・高血圧・脂質代謝異常症，などが引き起こされ，また互いに影響し合っているというものです（そうした点ではかつての"重奏"という表現もなかなか言い得て妙だと思うのですが）．メタボリックシンドロームは，この死の四重奏をはじめ，過去の"シンドロームX"，"インスリン抵抗性症候群"，"マルチプルリスクファクター症候群"などの一連の概念らを統合的に整理したものと言えそうです．

ついでにもう一つ高脂血症に関して言うと，現在では脂質代謝異常症という，より大きなワードでまとめられることが多いです．英語ではhyperlipidemiaからdyslipidemiaになりました．

ここまでに出てきた，高血圧・糖尿病・高脂血症の各々や運動については長くなりますので，この症例後の「知っ得レクチャー」をご参照ください．

全くの余談ですが，"黄金のカルテット"という言葉もあります．これは1982年サッカーW杯時のブラジル代表チームの中盤4人：トニーニョ＝セレーゾ・ファルカン・ソクラテス・ジーコの4人組を指します．4人共に世界サッカー史上に残る稀代のMFで，その豪華絢爛さを表わすのに用いられました（ちなみにこの4人を以てしてもW杯を制覇できなかったことも有名です）．このうちソクラテス以外の3人は日本とも所縁があります．なお，ソクラテスはセレソン（サッカー選手のブラジル代表の愛称）でありながら医師免許も所持しており，引退後医師として活動していたことは余談の余談です（サッカー嫌いの方，ごめんなさい）．

症を合わせて，"死の四重奏（the deadly quartet）"と言います．そういえば，この人の耳はどうでしたか？

耳，ですか？

うん，**高脂血症の人では耳垂にしわが入っていることがあるんだ．心筋梗塞のリスクとも言われているよ**（Case 4）．急性心筋梗塞の家族歴があることはよく聞いてくれたね．突然死がいないと加えてくれているのも素晴らしい．この患者さんは心血管イベントのリスクが非常に高い．死の四重奏がすべて揃っているからね．では，大事だから生活習慣病について少し復習してみよう．糖尿病も高血圧も今や国民病と言っていい．**日本国民の約4人に1人は糖尿病，60歳以上で言えば，約2人に1人は糖尿病**と考えてよいです．これもいつも言っているが，**高血圧というのは患者さんが病院や医院に通う病気のうち最も多い病気です**．では，本態性高血圧，よくいう高血圧の人はどのように見つけるんだったかな？

①家族歴あり，②15～50歳までに発症，③降圧薬によく反応する，です．

そうです．しっかり覚えているね．高血圧のステージ分類は覚えているかな？

軽症（stage 1）：140～159/90～99，中等症（stage 2）：160～179/100～109，重症（stage 3）：180/110以上，です！

うん，よろしい．では，治療目標はどうかな？

若年・中年患者は140/90 mmHg未満，75歳以上では150/90 mmHg未満…だったと思います．

> この数値は高血圧治療ガイドライン2014を反映させています．症例後の知っ得レクチャーもご参照ください．

そうだね，そしてこの患者さんのように糖尿病がある人の場合は130/80 mmHg，と別に数値があったね．高血圧と言えば塩分だけど，1日どれくらいにしないといけないんだったか？

1日6 g以下です．

そうです．最近は減塩のものも増えてきたけど，昔ながらの梅干しなら1個につき2 gだから3個食べたら終わりです（笑）．僕が昔見た2000年頃の日本人の平均塩分摂取量は平均1日12 gです．ビックリするでしょ．

うーん…改めて聞くと多いですね．

高血圧の人には「1番高いときは？普段の血圧コントロールは良好か？」を聞きましょう．しっかり血圧を測ってもらうことの重要性をわかってもらわなくちゃいかんよ．病院に来たら誰しも緊張するとは言え，**白衣高血圧であっても治療対象になるからね**．

はい．

糖尿病についてはどうかな．直近のHbA1cは6～7％と言っていたね，どう思う？

まあそんなに悪くない気はします．

年齢のよって理想のHbA1cがあります．**30～49歳なら5.8％以下，50歳以上なら6.2％以下，が理想**とされています（いずれもNGSP値）．HbA1cというのはだいたい1カ月くらい

の平均値を反映するのはみんな知っているでしょ．HbA1cからだいたいの血糖値を出す式というのがあるんだ．「（HbA1c − 2）× 30 ＝だいたいの平均血糖値」です（**表**）．その他には尿糖が参考になります．**尿糖陽性というのは血糖180 mg/dL以上が，ある一定期間以上持続していることを表すんだ．**どちらも便利だから覚えておくとよいよ．

へえ～．

Dr.宮城's パール (HbA1c − 2)× 30 ＝だいたいの平均血糖値

他にはアメリカ糖尿病学会の以下のような式もあります[4]．
推定平均血糖値（mg/dL）＝ 28.7 × HbA1c（％）− 46.7
http://professional.diabetes.org/GlucoseCalculator.aspx （アメリカ糖尿病学会 DiabetesPro）
に入力すると自動的に計算してくれます．

家族歴はいまいちわからなかったんだね．

はい，本人さんがいまいち把握しておられませんでした．

そうですか．でも，聞けるときには**必ず家族歴まで聞かないといけないよ．**生活習慣病と家族歴というのはとても関係が深いからね．**例えば，母親がDMだったらDMになるはず，そういう目でみましょう．**まあ家族歴がないからと言って生活習慣病にならないわけじゃないが．でも**1型も2型DMも家族歴のない2型DMの人は，家族歴のある2型DMの人よりも発症時の年齢が高く，インスリン分泌能も保存されている**，と言われている．ただ，そもそもこの患者さんのように，自身の家族歴についてちゃんと把握していないことはざらにあるけどね．高血圧症と家族歴についてはさっきも少し話したが，**高血圧は誰からも遺伝していいんだ．**ところで，この生活習慣病に対して食事の他には何が大事かわかるかな？

ん～運動ですか？

そうです．運動はとっても大事です（Case 6参照）．いいですか，私たちは目の前の患者さんの病気を治すことは当たり前だけど，**もっと大事なのは病気になる前にそれを未然に防ぐことです．**動けなくなってからリハビリをしても遅いのです．**運動は50歳から始めても，平均寿命を約3.7年延ばす**，と言われているんだよ．一方僕のような年齢だと，筋肉は一度萎縮してしまう

表 HbA1cと平均血糖値の相関

HbA1c (%, NGSP)	血糖値 mg/dL	mmol/L
6	126	7.0
7	154	8.6
8	183	10.2
9	212	11.8
10	240	13.4
11	269	14.9
12	298	16.5

と，筋肉2 kg増やそうとするだけでも大変なんだ，5時間の筋肉トレーニングが毎日，2カ月くらい必要になるんだ．

ん〜！そうなんですね．

君たちは運動していますか？運動がいいのは生活習慣病だけじゃありません．虚血性心疾患や大腸がんなども，運動の有無で有意差があったとする，アメリカのデータがあります（Case 6参照）．

なるほど．運動…します！

2年目の先生達なんかは，もう研修にもだいぶ慣れてきたんじゃないかね．私はね，皆この群星沖縄で初期研修してもらっているけど，君達に2年間1日中ずっと仕事をしてほしい，とは全く思っていません．"**中庸は徳の致すところなり**"という言葉があるでしょう．何でも中庸に，程よくバランスよくというのが大事です．やることをやったら，後はしっかり医学以外のことも学びなさい．そして何より**医療者自身が健康でなければいけないよ．よもや，君たちが患者より先に死んではなりません．**

はい．

背景を踏まえて，主訴（胸痛）へ迫る

では，この患者さんの主訴に戻ろう．胸の痛みについて呼吸性変動がない，ということだが，胸膜痛についてはいつも言っているからいいね．

はい，**大きく呼吸（深呼吸）をすると胸が痛くなります．胸膜炎や心膜炎でみられます．**

よろしい．では，この人の胸の痛みについてまとめてみましょう，痛みの10カ条を書いてください．

痛みの10カ条でまとめると
①発症様式：突然ではない，どちらかというと緩徐
②部位：左胸
③持続経過：1時間持続．数日前より
④性状：しめつけられる
⑤関連：なし
⑥⑦増悪寛解：なし
⑧放散痛：なし
⑨⑩程度：我慢はできる

ありがとう．この胸痛については後から皆でディスカッションしましょう．ところで，この人は今現在独り暮らしなんだね．sexual activityについてはどうですか？

え〜詳しくは聞いていませんが，活動性は高くないようです．

そうですか．**中年以降の独り暮らしは要注意です！** この人のように奥さんを亡くして独身になった男性だと，
・生活の乱れによる生活習慣病
・不特定多数性交渉

などのriskを秘めています．後，この人は高齢者じゃないけどね，**独居老人の死亡率は数倍**とも言われているんだ．伴侶を亡くした人は普通の人に比べ6カ月以内の死亡率が6倍にもなり，原因はAMI（急性心筋梗塞）などが多い．その回復には約1年はかかると言われています．個人差はあるけどね．実際この人には生活習慣病があったね．あと，お酒もかなり飲んでいましたね．これもいつも言っているが肝障害になるアルコール量は覚えているかな？

🧑 泡盛2合，日本酒で4〜5合くらいです．

👨 そうです，**1日80 g×10年で肝障害**，と覚えるんだったね．ちなみに，この人は月に何回か大量飲酒があるみたいだが，**日本酒に換算して1日平均3合以上飲む人のことを常習飲酒家**と

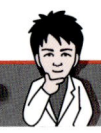

Dr.岡田の知っ得レクチャー

独り暮らしはキケン !?

living alone（独居）とriskに関して，多くのスタディが存在します．独居という社会的要因と心理的要因，食事や生活習慣が不規則になってしまうという要因，などが加わって動脈硬化性疾患や精神神経科的疾患が多くなるとされています．大規模なものとしては，The REduction of Atherothrombosis for Continued Health（REACH）スタディのデータを用いたUdellらによる報告があります[5]．Covinskyらは49歳以上の独居について，**表**のような結果を報告しています[6]．75歳以上ともなると，全体としては独居になることの影響はそれまでの年齢層よりも少ないことが伺えます．何となく，理由が推察できますね．日本からも2013年だけでも，未診断の糖尿病や心筋梗塞，その予後との関連が数多く報告されています[7,8]．

ちなみに，独居老人は確かに死亡率が上がるが，それは男性の話であって，女性の場合は必ずしもそうでない，というスタディもあります[9]（男の方が寂しがり屋，というやつでしょうか？）．

表　独居と死亡リスクの関連

Participants	死亡数（％）	総死亡率 ハザード比（95％ CI） 年齢・性別補正	総死亡率 ハザード比（95％ CI） 多変量補正
Total sample			
非独居（n＝2,453）	448（18.3）	1［比較対象］	1［比較対象］
独居（n＝1,033）	291（28.2）	1.25（1.07-1.47）	1.18（0.98-1.43）
75歳未満			
非独居（n＝2,051）	233（11.4）	1［比較対象］	1［比較対象］
独居（n＝689）	103（15.0）	1.41（1.11-1.79）	1.36（1.04-1.79）
75歳以上			
非独居（n＝412）	215（52.2）	1［比較対象］	1［比較対象］
独居（n＝344）	188（54.7）	1.12（0.90-1.39）	1.08（0.83-1.41）

教育レベル・SF-36®・BMI，喫煙有無・心疾患歴/糖尿病/がんの有無，などの多変量補正（SF-36®：世界で広く使われている自己報告式の健康状態調査票）
文献6より引用

言います．一緒に過ごしてきた人を亡くした寂しさでお酒を飲むようになる人もいれば，お酒に溺れて家族に愛想を尽かされるという逆のパターンもある．

👨‍⚕️ sexual activityが高いmultiple sexual partners（不特定多数性交渉歴あり）の場合は鑑別疾患も大きく変わってくる．かといって，独身の人で今現在sexual activityが高くない人についても，そこで思考を終えるのではなく，もう一歩踏み込んで考えることが大事です．例えば，お酒を飲むようになって肝硬変や生活習慣の乱れから糖尿病などになり勃起不全になったから，かもしれません．**このように君たちは病気だけでなく，その患者さんのバックグラウンドにも興味をもたないといけないよ．**

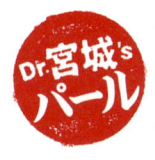

Dr.宮城'sパール　独居老人の死亡率は数倍

👨‍⚕️ では，ここまでで誰か30秒以内にショートサマライズしてください．

🧑 はい．数年以上前に生活習慣病の指摘ある53歳男性が1カ月続く発熱・乾性咳を主訴に来院．発熱は増悪寛解を繰り返す微熱で最高38℃台前半．数日前から突然発症でないが，1時間程度持続する安静時の呼吸性変動のない左胸部のしめつけられるような痛みも伴ってくるようになった．周囲に同様の症状はいませんでした．

👨‍⚕️ いいですね．後は**ショートサマリーの際でも重要なROSの陽性所見や陰性所見についても入れておく必要があります．**フルプレゼンテーションのときも，とても重要な情報の場合はpertinent positive/negative項目として，ROSの前に言うこともあります．あるいは，その重要度が最上級のときは，オープニングステートメントにもってくることもあります．

ここまでのProblem list

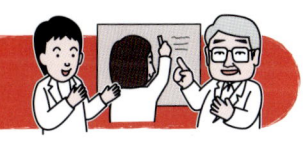

これまでの情報から以下のProblem list①が作られた．

Problem list ①

\#1　発熱
\#2　乾性咳
\#3　胸痛
\#4　既往歴
\#5　生活歴・嗜好歴
\#　　その他

Case10　The Deadly Quintet！　229

発熱・胸痛への診断戦略

🧓 では，発熱から順番に考えていこう．きちんと言ってくれていたが，**発熱をみたときには最高何℃程度なのかは常に聞いておくのでしたね．**それを踏まえると，この人の発熱はどうですか？

👦 ん〜微熱…ですか？ 糖尿病なので0.5℃プラスして考えると高熱にはなるかもしれませんが．

🧓 そうですね．**肝硬変患者も発熱しにくいんでしたね．平熱〜38.4＝微熱，38.5〜41.4＝高熱，41.5〜＝超高熱**です．熱型は，**持続的に高い熱が続く＝稽留熱，間欠的に上がったり下がったり＝弛張熱**というのもありましたね．

> 最近は入院した後に解熱薬が頓用されるので，入院中の患者さんの熱型などは鵜呑みにはできません．患者さんの苦痛を和らげることが最優先なのは言うまでもありませんが，診断不明の際の根拠不明瞭なステロイドなどはできるだけ避けるようにしたいところです．ただ，そもそも熱型自体どこまで診断に寄与するか懐疑的とする見方も出てきています．

🧓 この人は解熱薬を使っていましたか？ 解熱薬を飲んでいると，こういう熱型の情報としての信頼度は落ちてしまうことにも注意が必要です．

👦 いえ，特に解熱薬は自分では使っていないと言っていました．

🧓 そうですか．それともう一つ，発熱の患者さんに聞いておかないといけないことがあったね．

👦 えー，**shaking chill（悪寒戦慄）があるか**，です．

🧓 そうです．この人にはあったのかな？

👦 はい，なかったと思います．

🧓 よろしい，ではこの発熱についてどう考えていきますか？

👦 えーまず，感染症か感染症以外だと考えます．そして，仮に**感染症による発熱だとしたら，「そのfocus（感染源）はどこか？」を考えて，次に「その臓器にどんな微生物（organism）がいるか？」を考えます．**この患者さんだと，やはり咳が気になるので，肺とか気管支とか，少なくとも横隔膜より上だと思います．

🧓 しっかり整理できているね．この患者さんの背景を考えると，起因菌については**通常の市中感染症と同じように考えてはいけません．肺だとクレブシエラや大腸菌，アシネトバクターによる感染症も通常以上に多くなります．**クレブシエラ肺炎は好中球機能低下の人に起こるんだ．糖尿病の他には，尿毒症・アルコール多飲・ステロイド服用中などがあったね．オレンジ色で粘調の痰が特徴で，"orange-jelly" とか "currant-jelly" と言われます．細菌性肺炎を考えているときは，痰の色をチェックすることも大事だよ．ただまあ，この患者さんは痰がない，と言っていたね．

👦 はい．

🧓 肺炎の起因菌については，それぞれの菌の培養での特徴も覚えておくとよいよ．肺炎球菌やインフルエンザ桿菌は喀痰培養で生えなくても，血液培養には生えてきやすい特徴がある．一方でアシネトバクター・モラキセラ・クレブシエラは喀痰培養で生えやすいんだ．

> 糖尿病の患者さんでは，免疫力低下のため，通常の市中感染症に一考を加える必要があります．

糖尿病の人の肺の感染症で，何より忘れてはならないのは結核です．**糖尿病の人は結核に2〜6倍かかりやすい，と言われています．透析患者だとさらに多くて，10〜25倍だ．** 他には，栄養失調・HIV感染症・ステロイド服用中やアルコール多飲者などがあります．微熱で体力を消耗していて，栄養失調がひどいアルコール多飲者は特に結核になりやすいよ．後は熱源としてさらに追加するとしたら膵炎かな．膵炎のリスクファクターは知っているかな？

アルコール・胆石・高脂血症，とかでしょうか．

そうだね，後，薬剤も忘れてはいけないよ．この人はもしかしたらすべてあるかもしれないね．

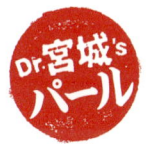

Dr.宮城's パール

結核のリスク
- **透析患者・CKD：10〜25倍**[10]
- **糖尿病の人は結核に2〜6倍かかりやすい**[11)12]

文献10はイギリスのものですが，透析患者の結核に関するガイドラインも同国から発表されています[13]．その他，結核になりやすい状態[14]：体重減少を伴う胃の手術・栄養失調・空腸バイパス・腎臓／心臓移植・HIV感染症・ステロイド服用中・頭頸部がん・肺がん・悪性リンパ腫・白血病，など．また，微熱＋アルコール多飲者は結核になりやすい．

じゃあ次に咳について考えていこう．この人は痰のないdry coughでしたね．**乾性咳嗽の原因としては，①肺胞の病気ではDIP（下記参照），②肺胞より"奥"の病気，が一般的だ．** それより口側では必ず痰が出るからね．間質性肺炎・腫瘍・膿瘍・肺塞栓など，すなわち「肺胞を巻き込まない病態」が多いです．

> 乾性咳嗽の多くは"肺胞より奥"や"肺胞を巻き込まない"病態が多いのですが，肺胞に病変があるものとして，DIP（desquamative interstitial pneumonia：剥離性間質性肺炎）があります．7疾患に分類される特発性間質性肺炎のうちの一つで，DIPという病理組織をもつ原因のわからない間質性肺炎のことです．

もし，この人がもう少し若い女性だったら，LAM（リンパ脈管筋腫症）の可能性もあったかもしれないねえ．100万人に1人くらいの率である，進行性の肺疾患です．リンパ管，血管（脈管）の平滑筋細胞の異常増殖によります．

LAM…国家試験でありました．

ところで，先ほど皆から質問はなかったが，僕はもう一つみんなに聞いてほしい質問があったんだ．ヒントは曝露歴です．

んー…，あ！結核ですか？

そうです！結核です！！**微熱・咳・体重減少，このいずれか一つでもあれば結核は決して忘れてはいけません．** この人のリスクについてはさっきやったね．では次に，胸痛についてはどう思いますか？

Case 10

🧑 ヒストリー（病歴）からは突然発症でもないですし可能性が低いですが，riskはあるので冠動脈疾患は否定しておきたいです．

👨‍⚕️ そうですね．胸痛については循環器系・呼吸器系・消化器系疾患のいずれの可能性もある．ただ冠動脈疾患の除外は大切だが，"発熱を伴う"では可能性がやや低くなるね．1カ月の経過はやや長いが心内膜炎の可能性はある．ただし，だとすればその場合は何かしらの心音が聴こえてもいいはずだねえ．そういえば，この人はメジャートランキライザー（向精神薬）を飲んではいませんでしたか？

🧑 たぶん飲んでなかったと思います．

👨‍⚕️ そうですか．冠動脈疾患以外にもルールアウトしたいものがあるね．いつも言っている**胸痛の4 pain killer**は覚えているかな？

🧑 （大動脈）解離・気胸・心筋梗塞・肺梗塞です（Case 4参照）．

👨‍⚕️ そうです！ **胸痛と聞いたとき，大動脈解離・心筋梗塞・肺塞栓・気胸は，見逃してはならないものとして反射的に浮かんでくるようにならないといけません．** そのなかでも特にメジャートランキライザーと関連があるのは肺塞栓です．肺塞栓はしばしば熱発もあります．また，高齢者だと"突然でない胸痛"の訴えになることもときどきあるんだよ．

👨‍⚕️ 生活習慣病や社会歴の話は最初にかなりディスカッションしたから，ここではもういいでしょう．

🧑 はい．

身体所見を踏まえての評価

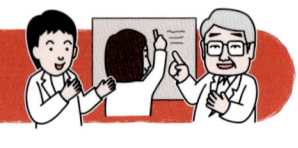

👨‍⚕️ それでは身体所見にいきましょう，まずバイタルサインから．

症例（続き）

身体所見：JCS 0，意識 clear
バイタルサイン：血圧 140/84 mmHg，脈拍 92/分，体温 38.1 ℃，SpO_2 97 %
頭頸部：眼球結膜充血　なし
　　　　眼球結膜黄疸・貧血　なし
　　　　視野異常なし，飛蚊症なし
　　　　咽頭：発赤（－），腫脹（－），白苔（－），口内炎（－）
　　　　頸部リンパ節：腫脹（－），圧痛（－）
　　　　項部硬直（－），頸静脈怒張（－）
　　　　ショートトラキアなし，副呼吸筋の発達なし，Hoover徴候なし
胸部：心音　S1（→）S2（→）S3（－）S4（－），murmur（－）
　　　呼吸音：crackles（－），wheeze（－），rhonchus（－）
腹部：腸蠕動音（→～↑），軟，圧痛（－）
　　　反跳痛（－），筋性防御（－）
　　　Murphy徴候（－），McBurney圧痛点（－）

季肋部叩打痛（－），CVA 叩打痛（－）
四肢・皮膚：ばち指/チアノーゼ/浮腫　なし

身体所見から Problem list に #6 が加わった．

Problem list ②

#6　バイタルサイン異常

バイタルサインをよむ

👨‍⚕️ この人のバイタルサインについてはどう思いますか？

🧑 んー思っているよりは乱れていないバイタルサインでした．

👨‍⚕️ それだけですか，漠然と見ているだけではダメだよ．いつもと同じように考えていきましょう．まず，熱があるけどいつもの熱と脈の関係を計算してみよう（Case 5 参照）．

🧑 え〜，**この人の基準の脈拍数を 80/ 分とした場合，熱から予想される脈拍数：(38.1 － 36.5)/0.55 × 10（＋ 80）＝ 109**，です．

👨‍⚕️ ありがとう．ということは？

🧑 えー…比較的徐脈です……．

👨‍⚕️ そうです，**この人は fever-pulse dissociation，それも比較的徐脈がある**ということです．比較的徐脈の原因は覚えているかな？

🧑 …．すいません．わかりません．

👨‍⚕️ **比較的徐脈をみたら，ブルセラ症・髄膜炎菌・レジオネラ・オウム病・チフス・サルモネラ・結核・嫌気性菌などを考えないといけません．**嫌気性菌のときは肺膿瘍を作ることもあります．この人の口腔衛生環境はどうでしたか？

🧑 口腔内もきれいで歯科治療痕なし，義歯なし，でした．

👨‍⚕️ そうですか．**嫌気性菌感染を疑うときは oral hygiene についても聞きましょう．**これもいつも言っていますね．**あと，嫌気性菌感染のとき 50 ％くらいの割合で口は臭います．**

👨‍⚕️ 呼吸数がないが？

🧑 すいません，最初のときのカルテに記載していませんでした．

👨‍⚕️ ん〜それはよくないね．気を付けましょう．でもまあそんなにハアハアとした息をしてなかった，ということかな．SpO$_2$ 97 ％ということだから，普段から重度の間質性肺炎であった可能性は低いね．重度の間質性肺炎があって，それが急性に増悪したときは，少しの体動ですぐ SpO$_2$ が下がるはずです．それに間質性肺炎の場合は 1 回換気量が少ないので呼吸数が多くなります．そのため，SpO$_2$ が低くても炭酸ガスは末期まで貯まってこない．反対に，炭酸ガスが貯まってきたらそれは終末期ということです．

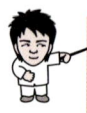

> 研修医時代いくつかの病院で（特に救急室）で研修する機会があったのですが，沖縄で驚いたことの一つは，どこの病院でも多くの場合ナースのファーストコンタクトの時点で呼吸数がしっかりとられていたことでした．県立中部病院を祖とする教育の結果が，市中のごく普通の病院レベルにまで浸透している歴史を感じました．もし今まであまり意識したことがなければ，初期研修の早いうちから呼吸数というバイタルサインを気にする"癖"をつけておくことをお勧めします．

間質性肺炎では肺胞壁での酸素の取り込みが悪いため，心拍数が上がるとチアノーゼが出やすい．ゆえに，間質性肺炎の人は心拍数があまりに多かったら下げてあげないといけません．間質性肺炎は拘束性肺疾患だけど，COPDとかの閉塞性疾患と身体所見でも鑑別することができます．**胸鎖乳突筋の肥厚を見たらCOPDなど，閉塞性疾患を考えます．拘束性疾患を考える場合は，中斜角筋の肥厚を見ればよい．これは胸鎖乳突筋に交叉し吸気で使用される筋です．**

身体所見で気付くことは？

ところで，身体所見は何もなかったのかね？

はい，有意な所見がありませんでした．確認のため，指導医の呼吸器内科の先生にも一緒に聴診してもらったのですが，やはり所見はありませんでした．

なるほど〜そうですか．わかりました．では，#6の下に7番目のProblem listを書いてください．

？はい….

研修医はいぶかしげにホワイトボードに#7と書いた．

はい，ではそこに身体所見陰性と書いてください．いいですか，**所見がないことも立派な所見です．**つまりこの人は"cracklesのない咳"をもっていることになります．"cracklesのない咳"をみたときは，granulomatous lung disease（肉芽種を形成する肺疾患）を考えなさい．具体的には，サルコイドーシス・結核・真菌・腫瘍・肺膿瘍・シリコーシス（珪肺症）などです．いいですか，**病状は生理学的に，病変は病理学的に考えましょう．臨床とはこの2つの演繹なんです．**

"#7：身体所見陰性"

君たちも上の先生もみて何の所見もなかったわけだ．**そういうのは身体所見がないとは言いません．身体所見がない，という立派な所見**なんです．例えば結核とかね．

検査結果も踏まえて最終診断へ

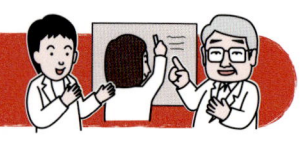

画像所見で確認

はい，ではこの人に必要な検査を考えていきましょう．まず，ルーチンの採血と胸部X線写真（CXR）くらいは見ておきましょうね．

症例（続き）

検査データ

血算・生化学：WBC 10,600 /μL,
　Hb 12 g/dL,
　MCV 91.4 fL, MCH 31.3 pg
CRP 2.55 mg/dL
胸部X線写真：右記

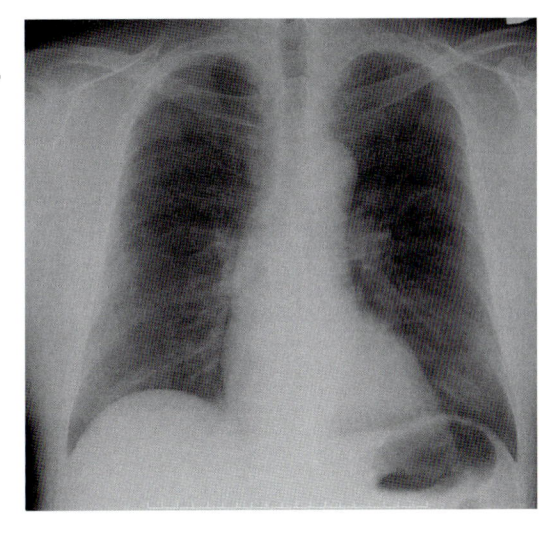

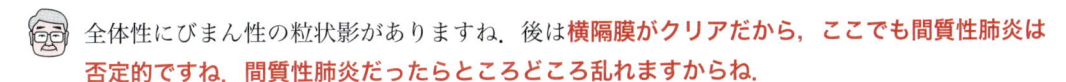

🧓 全体性にびまん性の粒状影がありますね．後は**横隔膜がクリアだから，ここでも間質性肺炎は否定的ですね．間質性肺炎だったらところどころ乱れますからね．**

👨 痰のスメア（塗抹）もしてみたのですが，スメアでは何も見えませんでした．

🧓 そうでしょう．この人はdry cough（乾性咳嗽）と言っていましたから，良質な痰は採れなかったかもしれないねえ．

> ちなみに，一般的に痰が採れないと思ったときでも蒸留水や食塩水をしばらく吸入すると，とても質の高い痰が採取できることがある，というのは覚えておくと便利です．

👨 培養結果も陰性でした．

🧓 一般培養だね．そもそも，この人の検体は普通のスメアや培地ではダメです．ではそろそろoverall diganosis（最終診断）にいこう．他にも検査をしたのかな？

👨 はい，胸部CTを撮りました．

症例（続き）

胸部CT：全スライスにわたる
　微細な粒状影
BAL，TBLB：ラングハンス
　巨細胞（＋）

Case 10

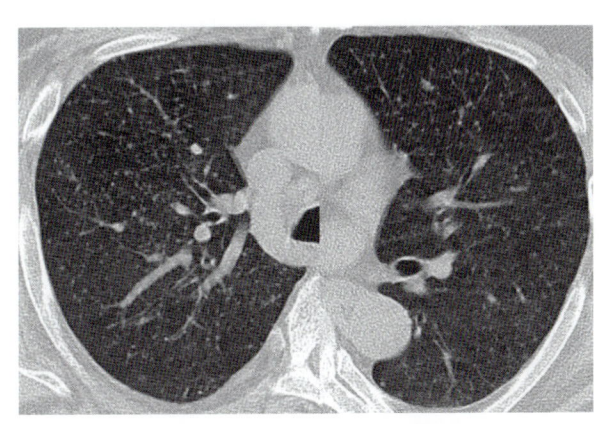

Case10　The Deadly Quintet！

先ほどの#7 身体所見陰性に加え，検査結果から#8 が Problem list に加わった．

Problem list ③

#7　身体所見陰性
#8　画像所見：全体性にびまん性の粒状影，CT 全スライスにわたる微細な粒状影

はい，もういいでしょう．皆もおわかりのとおりこの人は結核です．赤沈（ESR）は調べたのかな？赤沈の値もみておくといいですよ．**結核では血液検査上，白血球数やCRPはあまり上がらなくて，むしろ赤沈上昇が参考になるんだ．胸部X線画像上好発部位はS1・S2・S6です．**ただ，この患者さんの場合は特徴的な**多形性でびまん性の結節性散布巣**があります．つまり，結核は結核でも粟粒結核です！このような場合は髄膜炎にまでなっていないかの検査が必要です．もちろん他にも全身の臓器に気を付けないといけません．
腎結核だったら精巣上体を侵す．その場合，白血球数は多いのですが，細菌がない無菌性膿尿パターンになります．また，精巣上体炎も多い．それに対して，**血管炎**のときに多いのは睾丸炎です．他にも骨髄生検や肝生検が必要になるときもあります．ツベルクリン反応はやってみましたか？

はい，3時間後の時点で発赤が認められました．後，クォンティフェロンも陽性でした．

そうですか，**粟粒結核の場合，ツ反陰性のことも多いんです**，覚えておきなさい．今までのツベルクリン反応に加えて，最近はクォンティフェロンがだいぶ使われるようになってきたね．**活動性結核（active TB）でクォンティフェロンは86〜96％陽性，偽陰性は4〜12％だ．**

はい．

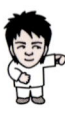

> 日本で2010年以降広く使われるようになったクォンティフェロン（QFT）の正式名称は，クォンティフェロン® TB ゴールド（QFT-3G）で，第3世代とでも言うべきものです．海外の論文では日本の第2世代のQFT-2Gを用いているものもあり注意が必要です．
> QFT-3G の感度は 92.6％（95％信頼区間 86.4％〜96.3％）
> QFT-3G と QFT-2G の特異度は共に 98.8％（95％信頼区間 95.1％〜99.8％）（文献15より）

Ziehl-Neelsen染色で何も見えなかったりGaffky陰性でも，本来は胃液まで採らないといけないよ．胃液まで採って何も見えなければ，この患者さんの入院病棟は大部屋でも問題はない．ちなみに結核と言えば血痰が出ることがあるが，**血痰や喀血というのは，空洞病変の血管が破れると出るものです．喀血は量で大量から少量までに分けます．**大量というのは24時間で600 mL以上，中等量は200〜600 mL，でそれ以下だったら少量だ．

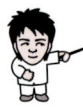

> ご存じのように結核は空気感染です．院外はもとより，その院内感染管理には厳重を要します．痰が無いときでも食塩水を吸入して痰を採ったり（誘発喀痰），朝食前に胃液を採ったりして（胃液検査），結核菌を探します．

最終診断 ➡ ● 粟粒結核

結核菌は英語でMycobacterium Tuberculosisと言うでしょう．Mycoは真菌，bacteriumは細菌だから，この名前は**真菌と細菌の両方の特性をもちあわせている**というのを表わしているんです．一般に，細菌は分裂して増え，真菌は枝分かれして増えますね．治療には4剤併用療法（INH/RFP/PZA/EB）が必要です．結核菌は酸性（空洞）・アルカリ性（通常組織）という両方の土壌に存在する．この両者をたたけるのがINH/RFPというわけです．では，なぜ結核は多剤併用療法なのか？　どんな菌でも耐性菌が生じるように，結核菌にも耐性菌ができる．結核菌は抗菌薬を使うと1,000,000個に1個は耐性菌ができる．4剤でたたけば，$1/10^6 \times 1/10^6 \times 1/10^6 \times 1/10^6 = 1/10^{24}$個しか耐性菌ができないように抑えることが可能，というわけだ．結核は空気感染でどんどんうつるので，未然に防がないといけないんだよ．

はい，ありがとうございました．

> 先に触れたように"結核は過去の病気ではない"というのが少しずつではありますが，認知されつつあります．
> また同じく死の四重奏についても先に触れました．ますますの超高齢化の進む日本に糖尿病のような生活習慣病，CKDや透析を必要とする方はさらなる増大傾向が予想され，これらの群はすべからく結核のリスクです．結核後進国の日本にとっては，死の五重奏"The Deadly Quintet"と言ってもいいのかもしれません．

Dr.宮城の 覚えておきなさい！

- [ ] living alone（独居）に要注意！
- [ ] 結核のリスク群に注意！
- [ ] 結核は忘れずに：微熱・咳・体重減少，このいずれか一つでもあれば結核は決して忘れてはいけない
- [ ] 「所見がない」のではない．「所見がない」という所見なのである
- [ ] 病状は生理学的に，病変は病理学的に考える．臨床とはこの2つの演繹である

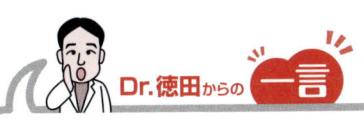

Dr.徳田からの一言

原因不明の発熱で考えるべき疾患リスト．沖縄県立中部病院の伝説的感染症科医の喜舎場朝和先生は，原因不明の発熱で必ず下記を考えろ，という教えを展開されていた．編者（徳田）も教え子の一人である．

- ・粟粒結核
- ・糞線虫症
- ・髄膜炎菌感染症
- ・感染性心内膜炎
- ・リケッチア
- ・腸チフス
- ・レプトスピラ症
- ・深部膿瘍

このうち，粟粒結核はtreatable diseaseという意味で大変重要な鑑別である．粟粒結核は胸部単純写真で，「粟粒」陰影がある，というのが一般的認識であるが，実際は，「入院時」胸部単純写真は「正常」のことが多い．

文 献

1) Shai, et al : Ethnicity, obesity, and risk of type 2 diabetes in women: a 20-year follow-up study. Diabetes Care, 29 : 1585, 2006
2) Miyagi S, et al : Longevity and diet in Okinawa, Japan: the past, present and future. Asia Pac J Public Health, 15 Suppl : S3-9, 2003
3) Kaplan NM : The deadly quartet. Upper-body obesity, glucose intolerance, hypertriglyceridemia, and hypertension. Arch Intern Med, 149 : 1514-20, 1989
4) American Diabetes Association : Standards of medical care in diabetes 2013. Diabetes Care, 36 Suppl 1 : S11-66, 2013
5) Udell JA, et al : Impact of loneliness and living alone—reply. JAMA Intern Med, 173 : 322-3, 2013 ← The REduction of Atherothrombosis for Continued Health (REACH) スタディ
6) Covinsky KE, et al : The differential diagnosis of living alone: comment on "Living alone and risk of mortality in older, community-dwelling adults". JAMA Intern Med, 173 : 321, 2013
7) Inoue N, et al : Living alone, an important risk factor for cardiovascular disease. J Cardiol, 62 : 263-4, 2013
8) Heianza Y, et al : Association of living alone with the presence of undiagnosed diabetes in Japanese men: the role of modifiable risk factors for diabetes: Toranomon Hospital Health Management Center Study 13 (TOPICS 13). Diabet Med, 30 : 1355-9, 2013
9) Kandler U, et al : Living alone is a risk factor for mortality in men but not women from the general population: a prospective cohort study. BMC Public Health, 7 : 335, 2009
10) 「Tuberculosis: Clinical Diagnosis and Management of Tuberculosis, and Measures for Its Prevention and Control」〔National Collaborating Centre for Chronic Conditions (UK) ; Centre for Clinical Practice at NICE (UK)〕, 2011
11) Coker R, et al : Risk factors for pulmonary tuberculosis in Russia: case-control study. BMJ, 332 : 85-7, 2006
12) Jeon CY & Murray MB : Diabetes mellitus increases the risk of active tuberculosis: a systematic review of 13 observational studies. PLoS Med, 5 : e152, 2008
13) Milburn H, et al : British Thoracic Society Standards of Care Committee and Joint Tuberculosis Committee: Guidelines for the prevention and management of Mycobacterium tuberculosis infection and disease in adult patients with chronic kidney disease. Thorax, 65 : 557-70, 2010
14) American Thoracic Society and the Centers for Disease Control and Prevention (endorsed by the Council of the Infectious Disease Society of America) : Diagnostic Standards and Classification of Tuberculosis in Adults and Children. Am J Respir Crit Care Med, 161 (4 Pt 1) : 1376-95, 2000
15) Harada N, et al : Comparison of the sensitivity and specificity of two whole blood interferongamma assays for tuberculosis infection. J Infection, 56 : 348-53, 2008

※本稿は豊見城中央病院研修医 菅野彩先生（当時）による，同院の教育回診の記録が元になっています．この場をもって謝辞と代えさせていただきます．

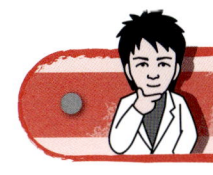

Dr.岡田の知っ得レクチャー

cracklesがない肺疾患

● サルコイドーシス[1]〜[4]

サルコイドーシスの人の症状や所見は人種差が結構あります．そのほとんどが無症状で，X線で所見があっても無症状のことが多いようです．胸部所見としては，X線上かなりの浸潤影があるくらいの重症度の場合でもcracklesは20%以下とされています．聴診で所見があるとすれば，サルコイドーシス＋気管支狭窄の状態になっているときで，この場合wheezeやstridorとして聴取されることになります．

● 結核

アメリカ胸部学会とCDCの文献[5]には，『肺のconsolidationをきたすような状態になれば聴こえるかもしれないが，結核の診断において身体所見は一般的に役立たない』（もう少し慎重に言えば，他の疾患と鑑別するうえでは当然正確な身体所見が必要なわけで，はなから身体所見は不要，という意図ではないと思います）と明記されています．以下，原文です．

"*Physical findings in pulmonary tuberculosis are not generally helpful in defining the disease. Rales may be heard in the area of involvement as well as bronchial breath sounds if there is lung consolidation.*"（文献5より引用）

上に書いたように，サルコイドーシスも結核もcracklesが聴こえない，というわけですが，これらは病理学的には"肉芽腫を形成する肺疾患"というものに分類されます．他にも病理学的に肉芽腫を形成するものとして**表**のようなものがあります．

文献

1) Lynch JP 3rd：Pulmonary sarcoidosis. Clin Chest Med, 18：755-85, 1997
2) Chambellan A, et al：Endoluminal stenosis of proximal bronchi in sarcoidosis: bronchoscopy, function, and evolution. Chest, 127：472-81, 2005
3) Iannuzzi MC & Fontana JR：Sarcoidosis: clinical presentation, immunopathogenesis, and therapeutics. JAMA, 305：391, 2011
4) Dempsey OJ：Sarcoidosis. BMJ, 339：b3206, 2004
5) American Thoracic Society and the Centers for Disease Control and Prevention (endorsed by the Council of the Infectious Disease Society of America)：Diagnostic Standards and Classification of Tuberculosis in Adults and Children. Am J Respir Crit Care Med, 161 (4 Pt 1)：1376-95, 2000
6) Mukhopadhyay S & Gal AA：Granulomatous lung disease: an approach to the differential diagnosis. Arch Pathol Lab Med, 134：667-90, 2010

表　肉芽腫性肺疾患の鑑別診断

感染症	マイコバクテリア	結核菌 非結核性抗酸菌		
	真菌	*Histoplasma* *Cryptococcus*	*Coccidioides* *Blastomyces*	*Pneumocystis* *Aspergillus*
	寄生虫	*Dirofilaria*		
非感染症	サルコイドーシス 慢性ベリリウム症 過敏性肺臓炎	hot tub lung リンパ性間質性肺炎 Wegener肉芽腫症	Churg-Strauss症候群 誤嚥性肺炎 talc肉芽腫症	リウマチ結節 気管支中心性肉芽腫症

文献4より引用

比較的徐脈の比較

比較的徐脈と比較的頻脈のうち，比較的有名なのは比較的徐脈ではないでしょうか．この比較的徐脈に関して，予測式以外にも定義したものがあります．

【比較的徐脈の定義2つ】
- Cunhaによる定義：表参照
- McGeeによる定義[2]：脈拍が，体温（℃）× 10 − 323を下回ること

● 比較的徐脈を呈するもの

比較的徐脈を呈するものに関しては下に示すように教科書や文献で多少異なります．例えば，「Dr宮城の教育回診実況中継」（羊土社）では，

消化管：腸チフス
呼吸器：レジオネラ・嫌気性菌

が登場します．
この他にもいくつかあるので紹介しましょう．

・サパイラ 身体診察のアートとサイエンス[3]

サルモネラ症：腸チフス※	リケッチア痘瘡
野兎病	レジオネラ肺炎
ブルセラ症	ムンプス
脳圧亢進を伴う細菌性髄膜炎	感染性肝炎
マイコプラズマ肺炎	デング熱

※起因菌は *Salmonella Typhi* でしたね

・Clinical Methods: The History, Physical, and Laboratory Examinations[4]

レジオネラ	黄熱病
オウム病	結核性髄膜炎
腸チフス	詐熱
マイコプラズマ肺炎	薬剤熱
ブルセラ症	blackwater fever※
デング熱	

※熱帯熱マラリアに稀に起こる合併症．大量の溶血により放出されたヘモグロビンが血中から尿に排泄され，尿の色が黒く"黒水"なります

・Cunhaによる報告[5]

感染症	感染症以外
レジオネラ	β-ブロッカー
オウム病	中枢神経系病変
Q熱	リンパ腫
腸チフス・チフス	詐熱
バベシア症	薬剤熱
マラリア	
レプトスピラ	
黄熱病	
デング病	
Rocky Mountain spotted fever	
ウイルス性出血性熱	

文 献

1) Cunha BA: Diagnostic significance of relative bradycardia. Infect Dis Practice 21: 38-40, 1997
2) 「Evidence-Based Physical Diagnosis, 3rd ed」 (McGee S), Saunders, 2012
3) 「サパイラ 身体診察のアートとサイエンス，原書第4版」 (Orient JM/著，須藤 博他/監訳)，医学書院，2013
4) 「Clinical Methods: The History, Physical, and Laboratory Examinations, 3rd ed」 (H Kenneth Walker, et al). Chapter 211「Fever, Chills, and Night Sweats」, Butterworth-Heinemann, 1990
5) Cunha BA: The diagnostic significance of relative bradycardia in infectious disease. Clin Microbiol Infect, 6: 633-4, 2000

表　Cunhaによる比較的徐脈の定義

体温	38.3℃	38.9℃	39.4℃	40.1℃	40.7℃	41.1℃
脈拍	110以下	120以下	120以下	130以下	140以下	150以下

※前提：13歳以上であること，体温と脈拍は同時に測定，原則102°Fで適用
※除外：不整脈や2度・3度ブロックがある人，ペースメーカー調律の人，βブロッカー内服中の人
文献1より

粟粒結核で胸痛？

　咳や熱，体重減少は結核を示唆するものとして有名ですが，今回の症例で出てきた"胸痛"はどうでしょうか．

　興味深いものとして，バングラディシュの症例報告では，胸痛で来院した20代の男性がV1〜V4でSTが上昇しており，急性冠症候群！かと思いきや，実は粟粒結核だったというケースが報告されています[1]．

　日本からも報告があります．胸痛と呼吸困難で来院した22歳の輸血歴のあるタイ人を調べてみると，AIDS＋粟粒結核だった，という1996年の症例報告です[2]．

　上の2つはいずれも症例報告であり，胸痛と聞くと少し結核と離れた症状のイメージもあるかもしれませんが，2010年のWHOガイドライン[3]には，

　「最もコモンな症状は2週間より長く続く湿性咳嗽だが，他の呼吸器症状（息切れ・胸痛・血痰）やその他の食欲不振・体重減少・寝汗・倦怠感なども伴うかもしれない」

とはっきり記載があります．

　少なくとも結核の有病率が高い地域（うち一つは日本という国なのですが）では，胸痛を引き起こす感染症の鑑別診断として留意する必要があると言えそうです．

● 経済は先進国，結核は「後進国」日本

　結核という病気がどれほど人々の日常に影響していたかは，宮崎駿監督の映画「風立ちぬ」にもよく表現されています．映画は第二次世界大戦前後を舞台にしたものですが，結核は決して"過去の病気"ではありません．日本は世界的にみて，結核の多い国なのです．感染症を専門にしているある先輩の国際学会での話ですが，「日本から来ました」と挨拶をしたところ，「あー日本ですか〜，食べ物もおいしいし，観光する所もたくさんある楽しい所ですよね」と言われた後，「ところで，日本は麻疹や結核がいるというのは本当なのですか？」と言われたそうです．経済上位で衛生環境もしっかりしている，そんな国で結核や麻疹が存在するなんてことは世界基準の感染症マネジメントからみれば，「本当？」と聞かずにはおれないレベルのことなのでしょう．そのようにみられている現状を把握して，われわれ医療者は診療に取り組まないといけませんね．

文　献
1) Paul GK, et al : Disseminated tuberculosis presenting as acute coronary syndrome. Mymensingh Med J, 20 : 709-11, 2011
2) Sasaki Y, et al : A case of AIDS with miliary tuberculosis. Kekkaku, 71 : 473-6, 1996
3) WHO guidelines for treatment of tuberculosis (4th edition)

Case 10

メタボリック症候群とその周辺

　後半の怒涛の展開でお忘れかもしれませんが，前半のメタボリック症候群とその周辺をおさらいしておきましょう．

● 糖尿病（DM）

　平成24年「国民健康・栄養調査結果の概要（厚生労働省）」によると
　DMが強く疑われる人　950万人
　DMの可能性が否定できない人　1,100万人
　また，糖尿病が「強く疑われる人」は男性の15.2％，女性の8.7％，「可能性を否定できない群」は男性の12.1％，女性の13.1％に上り，合わせて男性の27.3％，女性の21.8％が糖尿病の可能性がある群であることが示されました．

　つまり，今や国民の約3〜4人に1人が糖尿病か"予備軍"ということになります．

● 高血圧

　こちらの統計・遺伝的影響に関しては，Case 4 をご覧ください．

● 脂質代謝異常症

「動脈硬化性疾患予防ガイドライン2007年版」にて高脂血症から病名が変更となりました。またその診断に総コレステロール値は診断に用いないことになりました。従来「高脂血症」と呼んでいた病態を「脂質異常症」と呼ぶように提言しています。「高脂血症」だと、善玉のHDLコレステロールが少な過ぎる状態を指す「低HDLコレステロール血症」を含む病名としては紛らわしいためです。

平成22年「国民健康・栄養調査結果の概要（厚生労働省）」によると脂質異常症が疑われる者の割合は、2010年は男性22.3％、女性17.7％であり、2000年に比べて男性は変わっていませんが、女性は増加しています。

● 急性冠動脈症候群

平成22年「国民健康・栄養調査結果の概要（厚生労働省）」によると、2010年は医師から「心筋梗塞」と言われたことがある者の割合は、男性2.7％・女性0.9％、「狭心症」と言われたことがある者の割合は、男性3.8％・女性2.8％であり、男女とも2000年に比べてその割合は変わっていません。

● 生活習慣病全体と家族歴

Framingham Offspring Study[1]では、**表1**のように生活習慣病に関する各々の遺伝的影響について詳細に調べられています。

● 糖尿病と家族歴

糖尿病と診断された人のうち、約半数強が家族歴を有しています（**表2**）[1]。

2型糖尿病の一親等の人の生涯発症率は家族歴がない人に比べて5〜10倍高い、とされています[2]。

2012年のNeelandらによるBMI 30（kg/m²）以上の人を対象にしたスタディ[3]では、家族歴の糖尿病発症へのオッズ比は2.3と推算されています。

ご存知のように2型糖尿病は複数の遺伝的因子に環境的因子が絡む多因子関連疾患です。Wadaらによる日本人対象のスタディ[4]では、父親よりも母親からの遺伝要素が強いことが記されています。

文献

1) Murabito JM, et al：Accuracy of offspring reports of parental cardiovascular disease history: the Framingham Offspring Study. Ann Intern Med, 140：434-40, 2004
2) Bell GI, et al：Mutations of the human glucokinase gene and diabetes mellitus. Trends Endocrinol Metab, 4：86, 1993
3) Neeland IJ, et al：Dysfunctional adiposity and the risk of prediabetes and type 2 diabetes in obese adults. JAMA, 308：1150-9, 2012
4) Wada K, et al：Association between parental histories of hypertension, diabetes and dyslipidemia and the clustering of these disorders in offspring. Prev Med, 42：358-63, 2006

表1　生活習慣病と家族歴

親にXがあり、本人がXになる	陽性的中率（％）	陰性的中率（％）
高血圧（父・母）	83・91	53・55
糖尿病（父・母）	76・79	92・95
高脂血症（父・母）	78・88	42・33
55歳以前の心臓発作（父）	28	99
65歳以前の脳卒中（父・母）	43・54	96・97

文献1より

表2　糖尿病と家族歴

親にDMあり	感度（％）	特異度（％）	陽性的中率（％）	陰性的中率（％）
本人男性	61	100	98	97
本人女性	51	100	96	97

文献1より

メタボリック症候群の予防と治療

● 血圧

高血圧のガイドラインは，2000年以降，約4～5年毎に更新されています．2014年現在は高血圧治療ガイドライン2014が発行されています．evidenceに基づきながらも，完全なる欧米の踏襲ではない部分も諸所にみられます．

とてもざっくり言うと，全体的にやや"緩め"になったと言えるのではないでしょうか（表1）．

● 理想HbA1c～これからはラッキー"7"!?

私もそうなのですが，ポケ～っとしていると（いや，私だけ？），知らないうちにHbA1cの単位が変わったり，目標値が変わったりしていることがざらにあります．まあここ数年の変更の多さは今後のそういったことがないようにするためのものと思いたいところです．かつては理想HbA1cについて優・良・可などとカテゴライズされた表が糖尿病診療のうえでは欠かせませんでしたが，糖尿病診療ガイドライン2013[2]では，それもなくなりました．キーナンバーは"7"（まさに"ラッキー7"!?）です（表2）．と，この稿を編集しているうちにも，米国糖尿病学会は2014年版 糖尿病臨床ガイドラインを発表しました．今後も目は離せなさそうです．

HbA1cの目標値に関しては，特に高齢者に関してはさまざまな意見があります．例えば，80代や90代の方の場合，やみくもに血糖コントロールを

表1 降圧目標

	診察室血圧	家庭血圧
若年，中年，前期高齢者患者	140/90 mmHg未満	135/85 mmHg未満
後期高齢者患者	150/90 mmHg未満 （忍容性があれば140/90 mmHg未満）	145/85 mmHg未満（目安） （忍容性があれば135/85 mmHg未満）
糖尿病患者	130/80 mmHg未満	125/75 mmHg未満
CKD患者（蛋白尿陽性）	130/80 mmHg未満	125/75 mmHg未満（目安）
脳血管障害患者 冠動脈疾患患者	140/90 mmHg未満	135/85 mmHg未満（目安）

注　目安で示す診察室血圧と家庭血圧の目標値の差は，診察室血圧140/90 mmHg，家庭血圧135/85 mmHgが，高血圧の診断基準であることから，この二者の差をあてはめたものである

文献1より転載

表2 血糖コントロール目標

	コントロール目標値[*4]		
目標	血糖正常化を目指す際の目標[*1]	合併症予防のための目標[*2]	治療強化が困難な際の目標[*3]
HbA1c（%）	6.0未満	7.0未満	8.0未満

治療目標は年齢，罹病期間，臓器障害，低血糖の危険性，サポート体制などを考慮して個別に設定する．

[*1] 適切な食事療法や運動療法だけで達成可能な場合，または薬物療法中でも低血糖などの副作用なく達成可能な場合の目標とする．

[*2] 合併症予防の観点からHbA1cの目標値を7%未満とする．対応する血糖値としては，空腹時血糖値130 mg/dL未満，食後2時間血糖値180 mg/dL未満をおおよその目安とする．

[*3] 低血糖などの副作用，その他の理由で治療の強化が難しい場合の目標とする．

[*4] いずれも成人に対しての目標値であり，また妊娠例は除くものとする．

表内のHbA1cはNGSP値．

「糖尿病治療ガイド2014-2015」（日本糖尿病学会/編・著），p25，文光堂，2014より転載

強固にすることは時に低血糖やそれに伴う重大な事態を招くことになりかねません．私個人の意見としては年齢÷10を目標値にするのが覚えやすくて好きです．

文　献
1) 「高血圧治療ガイドライン2014」（日本高血圧学会），ライフサイエンス出版，2014
2) 「科学的根拠に基づく糖尿病診療ガイドライン2013」（日本糖尿病学会），南江堂，2013
3) 「糖尿病治療ガイド2014-2015」（日本糖尿病学会／編・著），文光堂，2014

食事・運動の目標

● 塩分

1990年代の日本人の塩分摂取量は1日平均13g前後でした．ところが，平成24年「国民健康・栄養調査結果の概要（厚生労働省）」によると，2012年には平均10.4g（男性11.4g，女性9.6g）となっており，減少傾向にあります（**図1**）．とはいえ，「日本人の食事摂取基準（2015年版）」が掲げる食塩摂取の目標量（18歳以上）は，男性8.0g，女性7.0gとなっており，最も食塩摂取量が低い沖縄（2012年：男性9.5g，女性7.8g）でさえクリアできていません．

症例本編中に梅干し1個で2gと出ていましたが，加工食品に含まれる塩分の目安を**表1**に挙げます．

● Exercise（運動）

当たり前に思うかもしれませんが，多くの文献で運動がさまざまな疾患の予防に有効であることが示されています．**表2**にevidenceレベル毎に整理してみました．

生活強度・運動強度

細かいことはさておき，運動強度については大ま

表1　加工食品に含まれる塩分の目安

塩ます1切れ（80g）	約4.6g
焼きちくわ1本（100g）	約2.4g
梅干し1個（10g）	約2g
しらす（半乾燥）大さじ山盛り1（10g）	約0.6g
バター大さじ1（13g）	約0.2g
プロセスチーズ1切れ（20g）	約0.6g
ロースハムうす切り1枚（20g）	約0.6g
焼き豚1切れ（25g）	約0.6g
食パン1枚（60g）	約0.8g

厚生労働省「高血圧ホームページ」より引用

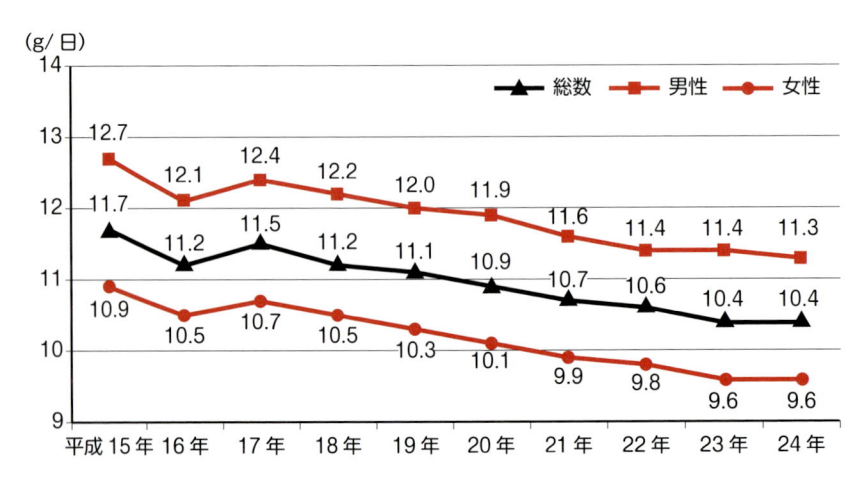

図1　食塩摂取量の平均値の年次推移（20歳以上）（平成15年〜24年）
平成24年のみ全国補正値．平成24年「国民健康・栄養調査結果の概要（厚生労働省）」より引用

表2 運動が予防に有効な疾患とevidence

evidenceレベル	運動がその予防に有効である疾患
strong	早世 心疾患 脳卒中 メタボリック症候群・糖尿病・高血圧・高脂血症 体重増加 大腸がん 乳がん うつ病 転倒 高齢者の認知機能低下
moderate-strong	内臓脂肪蓄積
moderate	体重減少後の体重メンテナンス 骨密度低下・大腿頸部骨折 睡眠の質低下 肺がん 子宮体がん

文献1～3を参考に作成

表3 運動強度

運動強度	中等度（moderate）	激しい（vigorous）
例	結構歩く（3 km以上/時），ペットと散歩 ダンス，水中散歩 20 kg以下の荷物を運ぶ	走る，丘登り，サイクリング エアロビクス，水泳 競技スポーツの試合 20 kg以下の荷物を運ぶ

文献4, 5を参考に作成

表4 身体活動レベル

Inactive	日常生活のみ
Low activity	1週間に2時間半以上，中等度以上の運動をしていない
Medium activity	1週間に中等度以上の運動をしている時間が2時間半以上5時間未満
High activity	1週間に中等度以上の運動をしている時間が5時間以上

文献5より

かには**表3**のようなものがあります．各々の詳細は参考文献[4,5]をご参照ください．なお，余談ですが，家事はmoderateに分類されていましたが，個人的には同意できなかった（家事を日本人的に本気でした後は1日何もする気がしなくなる…のは私だけではないハズ？）ので入れませんでした．f(^^;)

日頃の身体活動レベルについて，2008年のアメリカHHS（米国保健福祉省）のガイドライン[5]では**表4**のように分類されています．このガイドライン，UpToDateの引用文献にもなっています！

運動の目標

上記の"Medium activity"以上を目指したいところですが，具体的には以下のような記載があります[5,6]．

・ひとまずの目標：中等度以上の好気性運動を週に150分（1日30分×週5日），もしくは激しい好気性運動を週に75分
＋ 全身の主要な筋肉の筋力トレーニングを週2日以上
・理想的目標：中等度以上の好気性運動を週に300分，もしくは激しい好気性運動を週に150分
＋全身の主要な筋肉の筋力トレーニングを週2日以上

一方で，運動の"上限"については現在のところ明確なevidenceはなく，"過剰な運動"は寿命を縮めるという説もあるくらいです．

適度な運動を測る方法

意外かもしれませんが，その人にとって最適な運動レベルというのを客観的に測るというのは非常に難しいようです．AHA（American Heart Association）の2013年の資料[7]には自覚的なもの，他覚的なものを含めさまざまな指標が載っていますが，これは裏を返せば，現段階で絶対的なものはない，ということでしょう．

なお，比較的シンプルな一例として，以下の4つの方法があります．
① 心拍数：max心拍数（= 220 − 年齢）の75%を目指しましょう（例：50歳なら128/分）．
② 運動スケール：(Borg Rating of Perceived Exertion) のレベル13を目指しましょう（レベル13 = moderately hard：いくらかしんどい

けど，続けられないことはない，というレベル）
③カロリー：女性4〜6 kcal/分（200分/週 = 1,000 kcal），男性9〜11 kcal/分（200分/週 = 2,000 kcal）
④呼吸：会話すると息切れ

文献

1) Demark-Wahnefried W, et al：Lifestyle interventions to reduce cancer risk and improve outcomes. Am Fam Physician, 77：1573-8, 2008
2) Gregg EW, et al：Study of Osteoporotic Fractures Research Group: Relationship of changes in physical activity and mortality among older women. JAMA, 289：2379-86, 2003
3) Bijnen FC, et al：Physical activity and 10-year mortality from cardiovascular diseases and all causes: The Zutphen Elderly Study. Arch Intern Med, 158：1499-505, 1998
4) 「What is Moderate-intensity and Vigorous-intensity Physical Activity?」（WHO）：http://www.who.int/dietphysicalactivity/physical_activity_intensity/en/
5) 「2008 Physical Activity Guidelines for Americans」U.S. Department of Health and Human Services
6) 「How much physical activity do adults need?」（Centers for Disease Control and Prevention）：http://www.cdc.gov/physicalactivity/everyone/guidelines/adults.html
7) AHA：Guide to the assessment of physical activity: Clinical and research applications: a scientific statement from the American Heart Association. Circulation, 128：2259-79, 2013

Case 11 Advanced編

Stanfordからの挑戦状
臨床医の第六感，ゲシュタルトを修得せよ

発熱（89歳，女性）

　初期研修もあっという間に2年が経ち，2年目の2月がきました．2年間，いろいろなことがありました．いよいよ来年度からは3年目．その2月に経験した，著者のなかでは，一つのまとめとなったような症例です．そして今回の症例カンファレンスは，群星沖縄では恒例のStanford大学からのゲスト（Dr. Schoolnik）も交えての特別版です．進み方もいつもと少し雰囲気が違うかもしれません．

症例のプレゼン

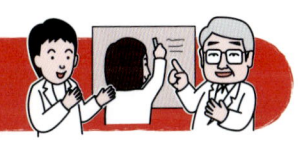

現場で使える知識を身に付けよう

症例
半年前より認知症を指摘されているが，それ以外はADLほぼ自立の89歳女性（140 cm, 29 kg）
主訴：9日前からの発熱

🧑‍⚕️ 29 kg？　かなり小柄な女性じゃないかね？

🧑‍⚕️ はい，BMIは約15です．

🧑‍⚕️ う〜んやっぱりとても痩せているねえ．これだけ痩せていると元々のクレアチニンはかなり低いと思うよ．むしろ正常の値とかちょっとそれより大きいくらいだったら，脱水とか出血の合併の可能性を考えないといけません．数字というのは何となく見ているだけではダメだよ．**正常範囲の数値をみたら，常に2つのことを考えましょう．真に正常か，見かけの正常範囲内なのか，ということまで考えないといけません**．では，現病歴教えてください．

症例（続き）
現病歴：普段は自宅からデイサービスに通っている．独歩可能で野外も押し車で歩行していた．来院9日前に38.3℃の発熱があった．翌朝，元気がなく，横になりたがっており，その翌日デイサービスでバイタルサインを測定したところ，血圧は正常であったがSpO₂ 82％であったため，近医を受診．肺炎の診断で入院加療となり，レボフロキサシン 500 mg/日が投与開始された．胸部X線では明らかな浸潤影は認められなかった．また，その入院時検査にて新規に心房細動を認め，ワルファリン・ジゴキシンの投薬が開始された．発熱は改善傾向を示したものの低酸素血症の遷延のため，その精査加療目的に当院に転院となった．

発症から経過中に呼吸困難，胸痛，起坐呼吸などの明らかな訴えはみられなかった．

ROS：9日前の発熱時より現在まで咳，痰はなし，咽頭痛なし

呼吸困難なし，胸痛なし，食欲低下なし

既往歴：高血圧（30年前から）

神経因性膀胱（20年前から）

アルツハイマー型認知症（半年前より）

アレルギー：なし

薬剤歴：

朝食後：ワルファリン 1 mg
　　　　エナラプリル 2.5 mg
　　　　カルベジロール 2.5 mg
　　　　スピロノラクトン 25 mg
　　　　タムスロシン 0.2 mg
　　　　ジゴキシン 0.125 mg

夕食後：ドネペジル 6 mg

睡眠前：トラゾドン 25 mg

不穏頓服：クエチアピン 25 mg

家族歴：父親　40代で死去，高血圧あり．兄弟姉妹　3男（東京在住）と3女に高血圧あり

社会歴：9人兄弟（男4人，女5人）の長女として鹿児島で出生．既婚．子供は4人（長男・長女に高血圧）．夫は82歳で死去（喘息，パーキンソン病あり）．長男（高血圧・C型肝炎あり）夫婦と同居．九州地方で週2回デイサービスに通いながら一人暮らしをしていたが，1年半前の6月頃より認知症がやや進行し独居が難しくなったため，約1年半前に沖縄に移り，現在は長男夫婦と同居している．歩行には杖や押し車が必要であるが，ADLはほぼ自立している．近時記憶障害はあるものの会話疎通はほぼ良好．月に22回デイサービスに通っている．

職歴：農業

嗜好歴：飲酒歴なし・喫煙歴なし

🧑‍⚕️ ふむ，この場合，認知症や高血圧は**"既往歴"という表現ではなく，"併存症"という表現の方がいいかな**．過去に指摘があったけれども，現在も服薬を続けているわけだろう．

🧑 確かにそうですね．

🧑‍⚕️ しかしSpO₂ 82％，というのは低いねえ～．チアノーゼがあったかもしれないなあ．

🧑 あ，すいません．そこまでは聞いていませんでした．

🧑‍⚕️ チアノーゼはSpO₂がどれくらいで出てくるか知っていますか？

🧑 えー…何々型ヘモグロビンが何g以下で～，とかいうのがあったのは覚えているんですが….

🧑‍⚕️ 知識としてはそうだけどね．それだけじゃ，現場で使えません．だいたいね，SpO₂が75％以下になってくると，チアノーゼが出てきます．チアノーゼには3種類あるのはわかるかな？

表1　チアノーゼの種類

	特　徴		よくみられる原因
中枢性	末梢（手指）温かい	酸素を投与したら改善	呼吸不全：低酸素血症（SpO_2 75％以下）多血症で出やすい
末梢性	末梢（手指）冷たい	酸素を投与しても改善せず	循環不全（循環動態への治療が必要）
混合性		中枢性と末梢性の2つの機序をもっている	心原性

🧑 えー…すいません，覚えてません．

👨‍⚕️ **基本的に中枢性と末梢性，混合型に分かれるんだ．** まとめると**表1**のようになります．

🧑 う〜ん，復習しておきます．

👨‍⚕️ はい．では，いつも通り，Problem listを作るところから始めよう．

ここまでのProblem list

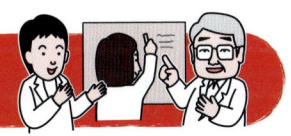

これまでの情報から以下のProblem list①が作られた．

Problem list ①

- #1　発熱
- #2　低酸素血症
- #3　心房細動
- #4　併存症：高血圧
- #5　併存症：認知症
- #6　薬剤歴
- #　　その他

認知症，心房細動で思考停止しない！

👨‍⚕️ Umm．ところで，どうして認知症になったんだろう〜？

🧑 ！え〜と…．アルツハイマー？

👨‍⚕️ 本当にただのアルツハイマー型認知症としていいのだろうか．もう一度，よくある認知症の原因とこの症例の情報を合わせて考えてみましょう．よくある認知症（dementia）の原因としては何があるだろうか？

🧑 えー，脳梗塞とか，アルツハイマー型認知症とかでしょうか．

Case11　Stanfordからの挑戦状　249

そうです．**dementiaの原因としては，ラクナ梗塞・アルツハイマー型認知症などがある．**この症例では，高血圧の指摘もされていますよね．高血圧の人がラクナ梗塞または脳血管障害を起こしたことによる認知症はストーリーとして考えられますね．この人の認知症は最近進行してきていると言っていましたから，どのように進行してきているかまで知りたいところではありますね．

確かに…．

> まず，本当に"認知症"なのかどうかから考える必要があります．特に，うつ病や甲状腺機能低下症では，あたかも認知症のようにみえることがあります．また，一見認知症にみえて，実は"せん妄"であることも少なくありません．
>
> なお，スピロヘータ，ウイルス，プリオンなどの感染性因子により，神経細胞が傷害されて起こる認知症があります．例えば脳梅毒とも言われる進行麻痺，エイズ脳症，クロイツフェルト・ヤコブ病などです．

脳卒中（stroke）というのは1回起きればそれで終わり，というものじゃないよ．**脳梗塞を1回起こした人は再発のriskがある**ことに注意しないといけません．ただ，**脳内出血を起こした人はその脳卒中を引き起こした原疾患の制御ができていれば再発はunusual（多くない）**と言われています．

へえ〜．

> ここで出てきた認知症と脳卒中については，長くなるのでこの症例後の「知っ得レクチャー」にまとめますね．

さて，その他にも認知症をきたすものは考えられます．例えば，正常圧水頭症はどうだろうか？もともと歩行も可能レベルだったようだが，今回のエピソードの始まり以来は横になりがち，となっていた．歩行の調子はどうだったのだろうか？

…．

付け加えると，**認知症をみたら"その認知症の原因は治療可能（treatable）か？"を考える必要があります．**

同感です．

80歳以上のうち約1/4は正常，約1/4は「完全なdementia」，残り約1/2は「まだらdementia」なんだ．覚えておきましょう．

> 「まだら認知症」＝「軽度認知障害（mild cognitive impairment：MCI）」＝正常でも認知症でもない．

Dr.宮城's パール

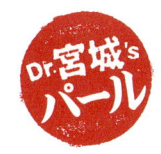

認知症にあったら，その原因を考えよう！
そして，"treatable" かどうか，を考えよう．

2014年厚生労働省の統計によると，「わが国の認知症の原因疾患は1980年代まで脳血管性が最多であったが，近年はアルツハイマー病が最多となる傾向にある．アルツハイマー病は女性に，脳血管性は男性に多い」となっています．
treatableな認知症としては，正常圧水頭症・慢性硬膜下血腫など頭蓋内病変や，神経梅毒・亜急性or慢性髄膜炎（真菌・結核など）などの神経系への感染症，アルコールや鉛などの中毒や肝不全・腎不全のほか，副腎不全・電解質異常・ポルフィリン症などの代謝内分泌疾患などがあります[1]．
その頻度はuncommonではありますが，見逃さないように心がけることが重要です．

この人には心房細動が見つかったんですね．ワルファリン1mgを服用していますね．**心房細動のときはirregularly irregularでずっとリズムも脈も不整になります**（Case 8参照）．**モニターの音が遠くから聞こえてきただけでもわかるし，最初に患者さんが入ってきて触っただけでわかります．**心房細動じゃなくても触診で心房性か心室性かある程度わかります．心房性不整脈には不応期はないけど，心室性不整脈の場合は不応期があるから脈が出るのが遅くなって，ためてからポンと出す感じになるんだ．

へえ〜．

心房細動があるだけで，この人の心拍出量は約20％低いと考えましょう．ただ，この人の心房細動が見つかったことは事実としても，**もともとあったものが今見つかったのか，それとも本当に今新たに発症したのかは気になるところだ．**昔，沖縄県立中部病院にウィリス先生という教育チューターのスタッフの先生がいたんだが，ウィリス先生はよく回診中に**「心房細動に出合ったら，その原因を考えろ．原因を10個以上挙げなさい」**と若手に言っていたよ．

…10個！

> ちなみにその回診の経験者によると，回診中に10個挙げられないとDr.ウィリスは不機嫌になったとか，なっていないとか…．

具体的には，**心原性と心原性以外に分けて考えるんだ．**心原性なら，僧帽弁狭窄症（MS）の80％，僧帽弁閉鎖不全（MR）の70％，急性心筋梗塞（AMI）・心筋症の70％に心房細動がみられるとも言われている．心臓以外では甲状腺機能亢進症などがあるね（**表2**）．各疾患でコ

表2　Dr.ウィリス対策ならぬ，心房細動の原因10個

心臓	肺	それ以外
・（僧帽弁）弁膜症	・COPD	・甲状腺機能亢進症
・動脈硬化性心疾患	・肺線維症	・偶発性低体温症
・急性冠動脈症候群，他の虚血性心疾患	・肺塞栓，肺梗塞	
・感染性心内膜炎	・原発性肺高血圧	
・心筋炎		
・心外膜炎		
・特発性心筋症		
・成人の心房中隔欠損症		

ントロール方法が異なることにも注意しないといけないよ．

なるほど．

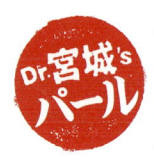

> **Dr.宮城'sパール**　心房細動に出合ったら，その原因を考えろ．
> 原因を10個以上挙げなさい

それにしても89歳にしては薬が多すぎるなあ．こういうのをpoly-pharmacyと言うんだったね（Case 3参照）．

アメリカでは5種類以上内服していたら，poly-pharmacyと言います．

よくおまじないのように不整脈の薬をいっぱい出されて，薬が山のようになっているのを長い間飲んでいる人を見かけるけどね．それで30年も飲んでいる人がいるって言うんだよ．僕は30年も生きられるものは大した不整脈じゃないと思うよ．それだけ長いこと生きていたんだから，放ったらかしにしてもすぐに死なないはずです．**心房細動以外の上室性の不整脈なんかはいろいろとたくさん薬を飲む必要はないんじゃないかなあ．**

さっき言った心房細動にワルファリンや血圧の薬はわかるとしても，肺炎の診断がついていた人にスピロノラクトンは変だなあ．むくみでもあったんだろうか．まあ，それは身体所見で教えてくれますね．後は，向精神薬も種類が多いのも気になるなあ．よくこれだけ薬が飲めていたねえ．まあそれだけ元気だったということだけどね．僕だったら，全部一気になくしてしまうかもしれないなあ．君たちは意外に思うかもしれないが，実際人間の体なんてのはそんなことでよくなることも多いんだよ．まあ，これくらいにしておきましょう．それでは身体所見教えてください．

身体所見を踏まえての評価

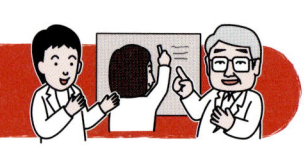

症例（続き）

身体所見

意識：普段よりやや受け答えが鈍い程度・E4 V4 M6

バイタルサイン：

来院時（半坐位）：血圧 121/57 mmHg，脈拍 66/分，呼吸数 20/分，血圧 37.3℃
　　　　　　　SpO₂ 94％（Nasal 3 L）←酸素offにすると82〜95％に変動

来院30分後（仰臥位）：血圧 163/68 mmHg，脈拍 64/分，呼吸数 18/分
　　　　　　　SpO₂ 98％（Nasal 3 L）

GA：not so sick

頭頸部：

眼球結膜：黄疸なし．眼瞼結膜：貧血なし．咽頭：発赤，疼痛なし

頸部リンパ節腫脹・圧痛なし．頸静脈：v波↑

呼吸困難感なし．呼吸の深さの増減はなく，Cheyne-Stokes呼吸やBiot呼吸などの呼

　　　　吸リズムの異常もない．呼吸補助筋の使用もなし．
　　胸部：
　　　　呼吸音：左下肺野で late inspiratory fine crackles
　　　　　　　　右下肺野で middle to late inspiratory fine crackles
　　　　心音：distant S1 & S2・S3/4 なし・左第2肋間胸骨正中で Levine Ⅲ / Ⅵ の汎収縮期
　　　　　　　雑音あり
　　腹部：平坦，軟，圧痛なし．筋性防御，反跳痛なし．超雑音 亢進 / 減弱なし．
　　四肢・皮膚：チアノーゼなし．ばち指なし．左下腿浮腫（slow edema）あり．

ここまで言ったところでパッと顔を上げたとき，宮城先生の眼光が一段と鋭くなったのは今でも覚えています．

身体所見から Problem list に＃7～10 が加わった．

Problem list ②

＃7　バイタルサイン異常・v波↑
＃8　crackles
＃9　distant S1 & S2・左第2肋間胸骨正中で Levine Ⅲ / Ⅵ の汎収縮期雑音
＃10　下腿浮腫

バイタルサインをよむ

待ちなさい！「体位によって SpO₂・血圧が上下する」だって？！ ははぁ～僕は中部病院時代の症例を思い出したよ～．あのときも丁度，米国からのゲストドクターが来ていてね～，そう！ それがさっきのウィリス先生だったんだよ！ 彼はその当時のレジデントの「体位によって SpO₂・血圧が上下する」というプレゼンテーションを聞いて，「肺塞栓（PE）だ，それも massive PE に違いない」と言ったんだよ．すると，後に剖検で，大きな肺塞栓が証明されたんだよ～．あれはね～忘れられないねえ．

へぇ～～．

さて，浮腫があったと言いましたね．この人は僕はね～この浮腫が怪しいと思うよ～．

？？？

まあ，順番にやっていこう．まず，2年目ともなると，浮腫もしっかり fast と slow に分けることができているね，素晴らしい．

> この浮腫に関しては Case 6 で詳しく扱いましたね．

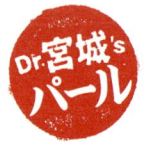

Dr.宮城's パール 「体位によって SpO₂・血圧が上下する」→肺塞栓を疑え

これについて，著者が探した範囲では文献は見つかりませんでした．宮城先生に尋ねたところ，「ウィリス先生から脈々と受け継がれるクリニカルパールの一つである」と仰っていました．
これは耳学問での話ですが，この現象は肺動脈の根幹に近い方が起こりやすいそうです．その機序の一つは血栓がflap状態になり，このflapが開いたり閉じたりすることでSpO₂や血圧の変動が生じるというものです．

後は低酸素血症もあると言っていたね．この人には低O_2血症がある程度の時間続いていた可能性も考えられます．**低O_2血症の代償としては，①多血症，②心拍出量↑，③Hb-O_2結合能↑，のような事柄があるね．** さらにその他の呼吸不全での代償機構についても言っておきましょう．**慢性低O_2** の状態が続くと，肺の血管が収縮する．するとその結果として，肺高血圧の状態になり，浮腫も出てくる．**慢性高CO_2血症** の場合は低K血症や低Cl血症，つまり電解質異常に注意しないといけません．

> CO_2は酸なので，増えたH^+を中和するべく腎臓は尿細管からHCO_3^-の再吸収を増やしてH^+を中和しようとします．体内の酸・塩基平衡を考えるうえの一つの式に "$HCO_3^- + Cl^-$ は一定" というルールがあります．したがって，代償性に吸収されて増えたHCO_3^-のあおりを受けて，結果低Cl血症に至ります．
>
> CO_2血症は急性期の呼吸性アシドーシス下ではH^+とK^+の細胞内への交換移動により高K血症を呈しますが，この状態が長期間続くような事態になると先に触れた腎臓を始めとする種々の代償機構が働き，最終的には腎臓からH^+・K^+を排出する動きになります．つまり尿中にK^+が排出されることになり，慢性CO_2血症の状態では，急性呼吸性アシドーシスのときとは反対に低K血症になる，というわけです．

また，この人は薬歴に向精神薬も含まれていましたね．前にも言ったことがあると思うが，**抗精神病薬を不動状態，長期臥床，肥満，脱水状態，などの危険因子を有する患者に投与する場合には，肺塞栓症・静脈血栓症などの血栓塞栓症に注意しないといかんよ．** クロルプロマジンなどのメジャートランキライザーを内服している人には肺塞栓が起こることがあるからね．

> 上記は，各薬剤添付文書の「使用上の注意」に，2010年改訂情報として記載されています．日本の剖検となったmassive PE 1,125人を解析したスタディ[2]によると，女性・抗精神病薬服用のオッズ比は各々4.22，10.49（！）であったそうです．つまり，女性＋抗精神病薬がいかにriskを高めるかが容易に想像できます．

そうすると心房細動はもともとあったものではなく，新たに表われてきたものかもしれないですね．

そうなんです！ 私もそう思います．すなわち，『肺塞栓を起しやすい背景（向精神薬）で仮にPEが起こったとして→肺高血圧（PH）→右房に負荷→心房細動』という病態も十分に考えられる．

…!?

もう一度バイタルサインに戻ってみよう．これまでずっと言ってきているからもうみんなわかっていると思うが，この人は脈圧も高いね．カテコラミンリリースがあるということです．それともう一つ，気になる所見があったね．**頸静脈波だ．v波，CV waveがあったんだね．** つま

りこれは平均肺動脈圧が30 mmHgになって三尖弁閉鎖不全症（TR）をきたしているということだ．収縮期に頸静脈が浮き上がってきていたわけですね．

> このCV waveについては「Dr宮城の教育回診実況中継」（羊土社）にも書かれています．ちなみに頸部を見ながら収縮期がわかりにくいときは，聴診器を心臓に当てて耳に収縮期を感じながら，目でCV waveを感じると診察しやすいです．

ではこれらを踏まえて，Problem listを更新してみましょう．

Problem list ③

- #1 　9日前の発熱
- #2 　8日前からの変動する低酸素血症（SpO_2 82〜95％）
- #3 　心房細動
- #4 　併存症：高血圧
- #5 　併存症：認知症
- #6 　薬剤歴
- #7 　バイタルサイン異常：脈圧上昇（64〜95 mmHg）・v波↑・SpO_2と同調する収縮期血圧の上下動
- #8 　両側肺底部 late inspiratory fine crackles
- #9 　distant S1 & S2・左第2肋間胸骨正中でLevine Ⅲ / Ⅵの汎収縮期雑音
- #10　左下腿浮腫（slow edema）
- # 　その他

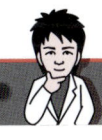

Case 11

Dr. 岡田の知っ得レクチャー

日本人の血は固まりにくい？

　凝固能については，しばしば人種差・民族差，が指摘されることがあります．一説として，狩猟民族であったヨーロッパ系の人は狩りの最中に出血することが多くなったため，出血を止める能力が上がりました．つまり凝固能力のupです．ヨーロッパ系に肺塞栓がcommonであることの一因です．一方，農耕民族であった日本人は，狩りで出血よりかは，留まっているときに血が固まらないようにする能力が上がりました．ヨーロッパ系の人と比べたとき，日本人は梗塞よりも出血が起きやすいということの一因です．

　さて，この肺塞栓と抗精神病薬の関連については，多くの国で証明されています[3)〜5)]．日本からも2005年の沖縄からの報告があります[6)]．約12年間131,060人を対象にしたスタディで静脈血栓塞栓症は米国と比べ有意に低かった，と結んでいます．

　一方でそのなりにくいと言っていた日本人でも最近は肺塞栓の数は以前に比べ増しているのではないか，という意見もあります．その理由の一つには高齢者の増加と，その高齢者によく施行されることのある，静脈血栓塞栓症の発生リスクが高くなる股関節・膝関節置換術や大腿骨骨折などの整形外科手術，などが増えたことが考えられています．

　つまりは，以前より日本全体の人口に対する肺塞栓のリスクをもつ人の占める割合が増えている，と言えそうです．

では，鑑別診断はどのようなものが挙がるだろう？

・心不全
・肺炎
・肺塞栓

辺りでしょうか．心不全だとしたら，浮腫は対称性であってほしいですが，可能性は残るでしょうか．長引く肺炎からの心負荷も考えられるかもしれません．後は，less likely but danger として肺塞栓も挙げました．しかし，だとしたら，突然発症の呼吸困難・単純X線に明らかな異常なし，という流れにはやや合わない印象もありますが…．

なるほど．ところで，突然発症とはどういうものを言うのだった？

はい，"それが起こった時刻・状況をはっきりと述べられる程の超急性な発症の仕方"です．

> この，病歴のchronologyについても，既に何回も出てきましたね．

しっかり覚えているね．ただ，**肺塞栓は必ずしも突然発症の訴えとは限らないんだ**．それに，この89歳の認知症のある女性が"突然発症"を典型例と同じように訴えることはできただろうか？

…う〜ん，難しいかもしれません．

そうでしょう．じゃあ，血算とX線と心電図くらいまずみておこうか．検査データ教えてください．

検査結果も踏まえて最終診断へ

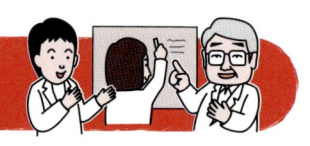

症例（続き）

検査データ

動脈血ガス（来院時，room air 下）

pH 7.429，PCO$_2$ 40.3 Torr，PO$_2$ 43.0 Torr，HCO$_3^-$ 26.7 mEq/L，BE 2.9 mEq/L
SaO$_2$ 79.7 %，TCO$_2$ 27.9 mmol/L
Na$^+$ 133 mEq/L，K$^+$ 4.2 mEq/L，Cl$^-$ 104 mEq/L

血算・生化学

WBC 4,900/μL（Neu 80.3 %，Lym 10.8 %，Mono 6.1 %，Eos 2.6 %，Baso 0.2 %）
RBC 328万/μL，Hb 10.5 g/dL，Hct 33.0 %，MCV 101 fL，MCH 32.0 pg，MCHC 31.8 %，Plt 13.4万/μL
Na 136 mEq/L，K 4.4 mEq/L，Cl 104 mEq/L，Ca 8.8 mg/dL
Alb 2.6 g/dL，T-Bil 0.4 mg/dL，AST 18 IU/L，ALT 8 IU/L，CK 17 IU/L
LDH 219 IU/L，γ-GTP 17 IU/L，Amy-s 52 IU/L，BUN 24.7 mg/dL

Cre 0.97 mg/dL，UA 3.6 mg/dL，eGFR 40.87 mL/分/1.73 m²
PT（秒）13.0秒，PT（％）60.8％，INR 1.44，APTT 39.0秒
D-dimmer＞4.00μg/mL（基準値＜0.5μg/mL）

胸部X線写真：右記

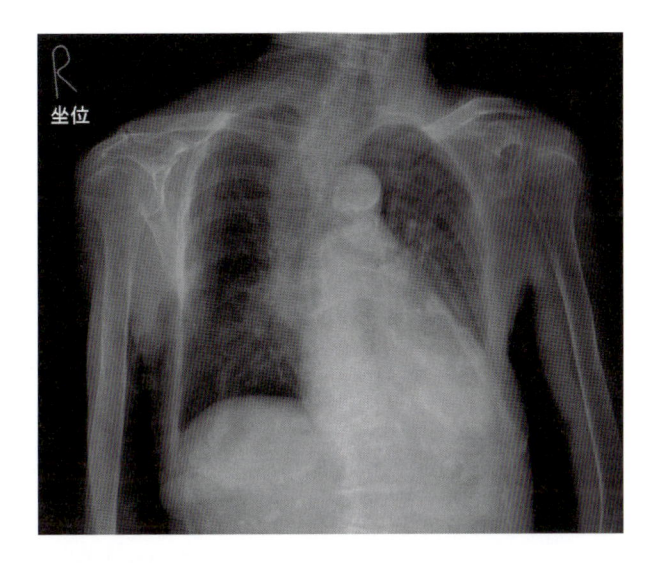

心電図：

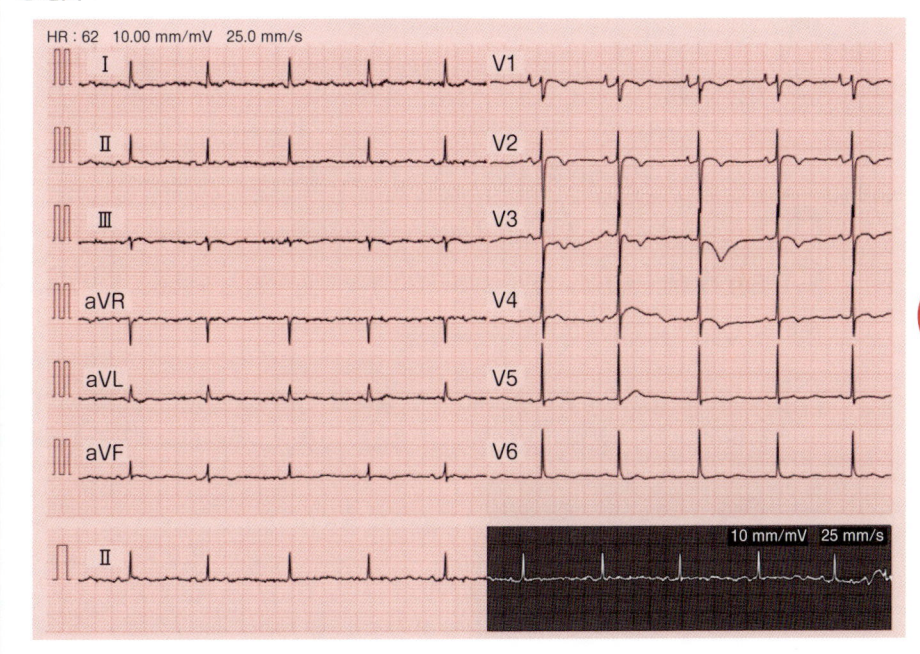

心エコー：LVH（−），asynergy（−），EF71
・MR（Ⅱ度）
・AR（Ⅰ度）
・TR（Ⅱ〜Ⅲ度）
・推定肺動脈収縮期圧 58.5 mmHg（※40 mmHg以上で肺高血圧）
・IVC 19 mm，呼吸性変動あり

検査結果から#2にPCO₂, PO₂の値が加わり，#11が新たに加わった．また#3心房細動に発作性の可能性が加えられた．

Problem list ④

#2 　8日前からの変動する低酸素血症（SpO₂ 82〜95％），PCO₂ 40.3 mmHg, PO₂ 43.0 mmHg
#3 　発作性？ 心房細動
#11 　胸部X線画像・心電図所見

確定診断に必要な検査は？

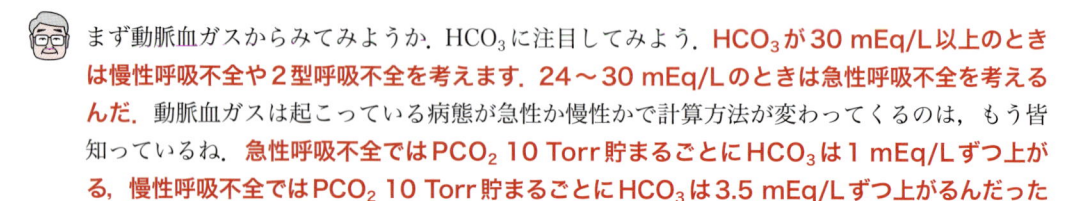

まず動脈血ガスからみてみようか．HCO₃に注目してみよう．**HCO₃が30 mEq/L以上のときは慢性呼吸不全や2型呼吸不全を考えます．24〜30 mEq/Lのときは急性呼吸不全を考えるんだ．**動脈血ガスは起こっている病態が急性か慢性かで計算方法が変わってくるのは，もう皆知っているね．**急性呼吸不全ではPCO₂ 10 Torr貯まるごとにHCO₃は1 mEq/Lずつ上がる，慢性呼吸不全ではPCO₂ 10 Torr貯まるごとにHCO₃は3.5 mEq/Lずつ上がるんだったね．**さっきも言ったけど，慢性呼吸不全では電解質異常に注意しないといけません．

はい．

次にX線を見てみましょう．ふむ，**左房から左室にかけてのラインがストレートになっているね，これはM弁付近に負荷がかかっている**ことを示しています．そして，少し心臓が大きいね．相対的な僧帽弁逆流症（MR）を示唆しますね．

肺うっ血像ははっきりしません．

脊柱側弯症（scoliosis）があるね，これに関してはどうアセスメントしましたか？

！え〜…何も考えていませんでした．

scoliosisも非常に重要な情報だよ．高齢者だからといって，scoliosisを看過してはいけない．結核を示唆する証拠の1つかもしれないよ．また，それ自身が呼吸不全を招くこともあるんだ．

> 脊柱側弯症では片方の肺が押し潰され，ほとんど機能しなくなってしまい上記のように呼吸不全に至る例もあります．このscoliosisの他に，亀背というのもあります．亀背は脊柱後弯症とも言い，背中が亀の甲羅のように丸くなって胸郭を圧迫します．共に"肺を圧迫する胸郭変形"で，特に高齢者では注意が必要です．

ところで，今見せてくれた心電図は心房細動ではないねえ．

あ，はい．そうでした．

そうすると，過去のものは発作性心房細動（Paf）だったかもしれないねえ．それにしても，この心電図は面白いですね．

え〜軸は正常で，移行帯はV2-3間で，V1-4のT波はすべて陰性です．

Ⅲ誘導で陰性T・V1〜4でSTが上がった後，陰性Tがある．これは右室負荷を思わせるね．まあこの心電図所見だけで肺塞栓とは言えないけどね．有名なのは「S1Q3T3型」です．よく復習しておいてくださいね．

さて，ここまできたら，確定診断に必要な検査はわかりますね？

はい，造影CTです！

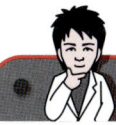

Dr.岡田の 知っ得レクチャー

肺塞栓の心電図所見

　McGinn-White patternとはⅠ誘導に深いS波があり，Ⅲ誘導にQ波と陰性T波を示す所見を言い，「S1Q3T3型」とも表現されます．著明な右軸偏位の出現，不完全右脚ブロックの出現（右室拡張期性負荷），著明なTベクトルの後方偏位の出現（右室負荷），著明な心臓長軸周りの時針式回転の出現（右室負荷）などの所見を認め，右室負荷を示します．肺塞栓でみられることが多いのですが，実は有名な割にはその感度は約20％前後しかありません．つまり，あればWAO！ という感じですが，現場に来る肺塞栓のほとんどには典型的な「S1Q3T3型」はみられないわけです．

● "Beyond S1Q3T3"

　"S1Q3T3"が有名な割には大して使えないのかも?! ということを感じていただいたところで，肺塞栓には他にも**表1**のような心電図所見があることを紹介しましょう．
　この陰性T波にさらに細かく注目したものとして**表2**のようなデータもあります[8]．このデータによれば，下記のようになっています．

・Ⅲ・V1の陰性（1 mm）T波が最も感度が高い（洞性頻脈，を除いたとき）．
・Ⅲ・aVf・V1・V2での陰性（2 mm）T波が最も特異度が高い（100％ですが，サンプル数が小さいことに注意）．

　この症例では，2 mmの陰性T波には至っていませんが，Ⅲ・aVf・V1・V2での陰性（1 mm）T波はあると言えそうです．

表1　肺塞栓の心電図所見

	感度	特異度
陰性T波（V1〜3）	75％	88％
RBBB	30％	83％
S1Q3T3型	35％	90％
洞性頻脈	60％	68％

文献7より

表2　肺塞栓の各心電図所見の感度・特異度・尤度比

心電図所見	感度（％）	特異度（％）	LR［＋］	LR［－］
Ⅲ・V1の陰性（1 mm）T波	11/97（11％）	185/194（95％）	2.4（1.0-5.7）	0.9（0.9-1.0）
Ⅲ・V1の陰性（2 mm）T波	5/97（5％）	192/194（99％）	5（1-25）	1.0（0.9-1.0）
Ⅲ・aVF・V1・V2の陰性（1 mm）T波	5/97（5％）	189/194（97％）	2.0（0.6-6.7）	1.0（0.9-1.0）
Ⅲ・aVF・V1・V2の陰性（2 mm）T波	4/97（4％）	194/194（100％）	16（0.9-300）[※1]	1.0（0.9-1.0）[※1]
S1Q3T3	7/97（7％）	190/194（98％）	3.5（1.0-12）	0.9（0.9-1.0）
洞性頻脈	29/97（30％）	177/194（91％）	3.4（2.0-5.9）	0.7（0.6-0.9）

LRのカッコ内は95％信頼区間を示す
※1　Confidence intervals calculated by substituting a 0.5 for 0 in contingency table.
文献8より引用

症例（続き） 造影CT

肺動脈レベル

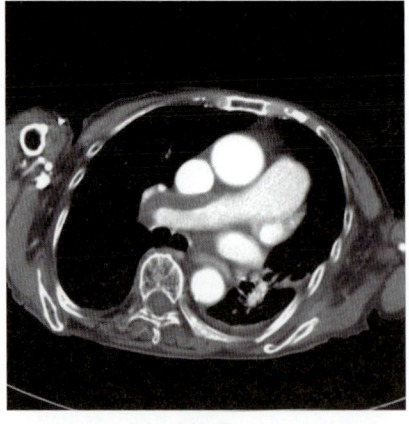

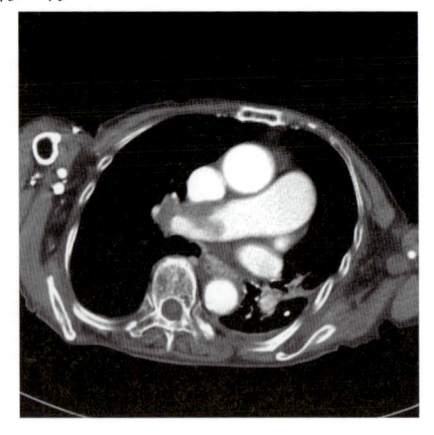

冠状断

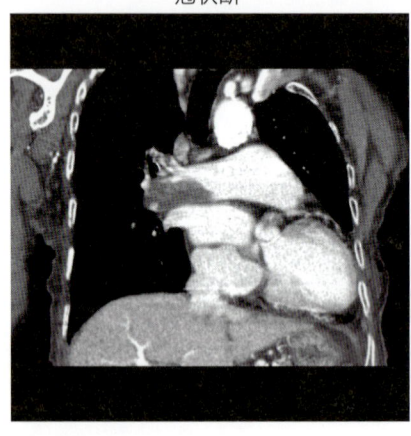

最終診断 → ● 肺塞栓

🧑‍🦳 ん～やっぱり大きな血栓だねえ（**図1**）．**肺塞栓は教科書的な身体所見や検査所見が実際に揃ってくることはほとんどないんだ．これだけは！ と言える所見を挙げるとすれば，洞性頻脈になっていることが多いです．**

> 👨‍⚕️ 頻脈は約1/4にみられるそうです．後は，洞性頻脈に付け加えるとしたら，呼吸数上昇（約1/2にみられる）があります．

🧑‍🦳 **また肺塞栓は発熱の原因にもなります．**血小板がセロトニンなどを放出し発熱・喘鳴をきたす，と言われているんだ．

🧑 うーん，肺塞栓でも熱発でくるんですねえ～．

🧑‍🦳 それと，エコーで見ることは大事だけどね．肺塞栓といっても，いつも深部静脈血栓（DVT）からくるわけじゃないよ．**骨折後では脂肪塞栓が起こります．下腿・上肢とか，たまに肋骨骨**

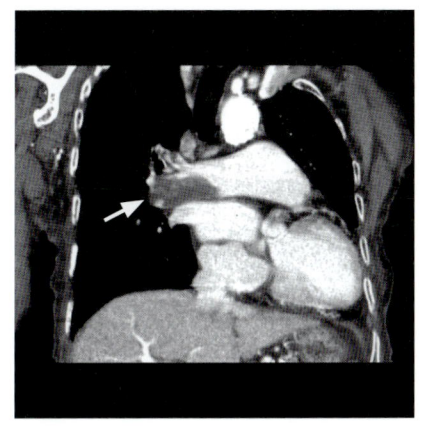

図1　造影CT（冠状断）　再掲

折のときにもあります．だいたいは受傷後24時間以内が多い．他にも，septic embolism というのもあります．このときは痛みが出てから3日後に発熱をきたすこともあります．

へぇ～．

Dr.宮城's パール　DVT 以外にも塞栓子あり！

上記以外にも塞栓子としては静脈のairや羊水，腫瘍など，何種類かあるようです[9]．

肺塞栓の診断というのは時にとても challenging なものと言われます．

私もそう思います．でも，皆は今日，この患者さんのように**熱・低酸素・下腿浮腫をみたら，肺塞栓を考えられるようにしないといけない**ことも勉強になったね．

はい，ありがとうございました．

Dr.宮城's パール　熱・SpO₂ 低・下腿浮腫 ⇒ 肺塞栓を鑑別に！

肺塞栓は「非典型例こそが典型」と言えそうです．Steinらの報告[10]によると，どんな病歴・身体所見や検査所見でも，それ単体では感度は高くて50％くらいしかありません．70歳以上に限っていえば，胸痛を訴えたのは13％だったそうです．これらを踏まえても肺塞栓の診断というのは，あらゆる背景・病歴・身体所見・検査所見と医師の五感に加え，第六感（clinical gestalt）まで総動員する必要があるものの一つのように思います[11]．

その後

入院後，超音波検査にて左大腿静脈に大きな血栓を認めました．入院加療後，低酸素血症の改善を認め，また，画像上も改善が確認されました（**図2**）．

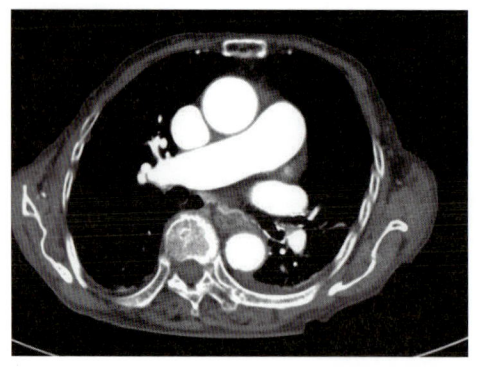

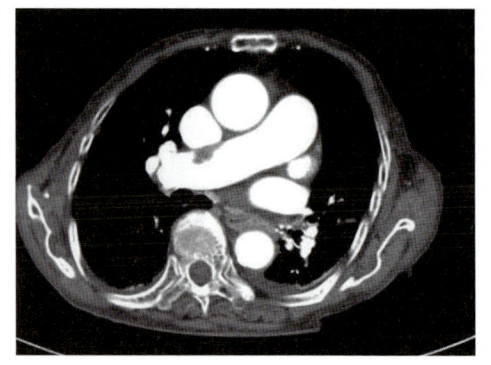

図2　入院15日目の造影CT

Dr.宮城の 覚えておきなさい！

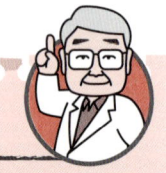

- 正常範囲の数値をみたら，常に2つのことを考える：真に正常か，見かけの正常範囲内か
- 心房細動に出合ったら，その原因を考えろ．原因を10個以上挙げなさい
- 肺塞栓の診断はchallenging！ 非典型例こそ典型例
- 熱・SpO₂低・下腿浮腫⇒肺塞栓を鑑別に！
- beyond S1Q3T3："S1Q3T3"は有名な割には大して使えない?! その他の心電図所見もマスターしよう
- 「体位によってSpO₂・BPが上下する」→肺塞栓を疑え

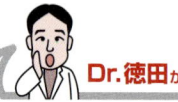

Dr.徳田からの一言

呼吸困難は重篤な疾患が原因のことが多い．呼吸困難を主訴に救急搬送された患者の入院率も高い．呼吸困難で入院となる患者の原因疾患の頻度をもとに作られた呼吸困難三角（dyspnea triangle）というのがあり，右記に示す．肺塞栓は心血管疾患または肺疾患に含めて考えるとよい．

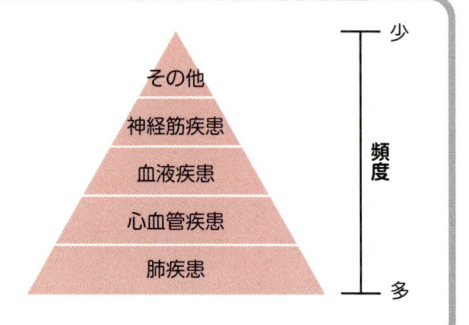

ピラミッド（上から下へ，頻度 少→多）:
- その他
- 神経筋疾患
- 血液疾患
- 心血管疾患
- 肺疾患

文 献

1) Clarfield AM：The decreasing prevalence of reversible dementias: an updated meta-analysis. Arch Intern Med, 163：2219-29, 2003
2) Hamanaka S, et al：Massive pulmonary thromboembolism demonstrated at necropsy in Japanese psychiatric patients treated with neuroleptics including atypical antipsychotics. Circ J, 68：850-2, 2004
3) Wu CS, et al：Antipsychotic treatment and the occurrence of venous thromboembolism: a 10-year nationwide registry study. J Clin Psychiatry, 74：918-24, 2013
 →台湾人対象のスタディです
4) Allenet B, et al：Antipsychotic drugs and risk of pulmonary embolism. Pharmacoepidemiol Drug Saf, 21：42-8, 2012
 →フランス人対象のスタディです
5) Parker C, et al：Antipsychotic drugs and risk of venous thromboembolism: nested case-control study. BMJ, 341：c4245, 2010
 →イギリス人対象のスタディです
6) Kishimoto M, et al：Prevalence of venous thromboembolism at a teaching hospital in Okinawa, Japan. Thromb Haemost, 93：876-9, 2005
7) Punukollu G, et al：Role of electrocardiography in identifying right ventricular dysfunction in acute pulmonary embolism. Am J Cardiol, 96：450-2, 2005
8) Witting MD, et al：Simultaneous T-wave inversions in anterior and inferior leads: an uncommon sign of pulmonary embolism. J Emerg Med, 43：228-35, 2012
9) Torbicki A, et al：Guidelines on the diagnosis and management of acute pulmonary embolism: the Task Force for the Diagnosis and Management of Acute Pulmonary Embolism of the European Society of Cardiology (ESC). Eur Heart J, 29：2276-315, 2008
10) Stein PD, et al：Clinical characteristics of patients with acute pulmonary embolism: data from PIOPED II. Am J Med, 120：871-9, 2007
11) 岡田優基，林 寛之：I章3 救急初期診断．「救急・集中治療医学レビュー2014-15」（島崎修次，前川剛志/監，岡本和文，横田裕行/編），pp14-21，総合医学社，2014

※本稿は当時大浜第一病院研修医であった著者による，同院の教育回診の記録が元になっています．

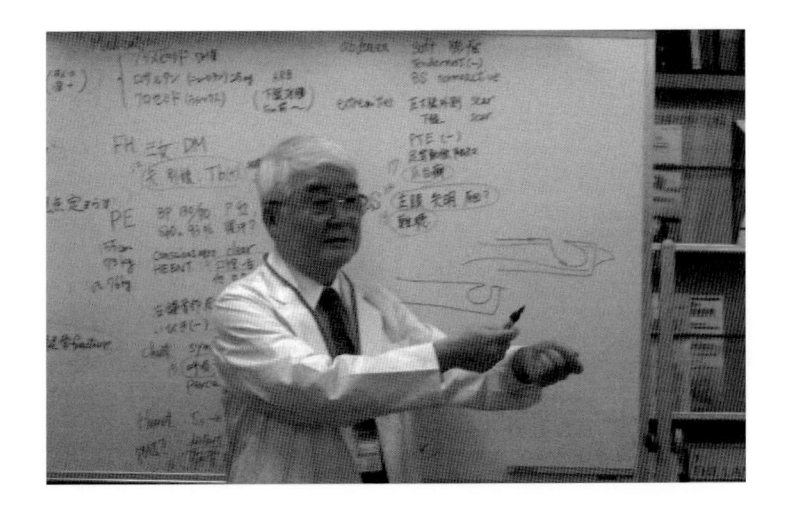

Dr.岡田の知っ得レクチャー

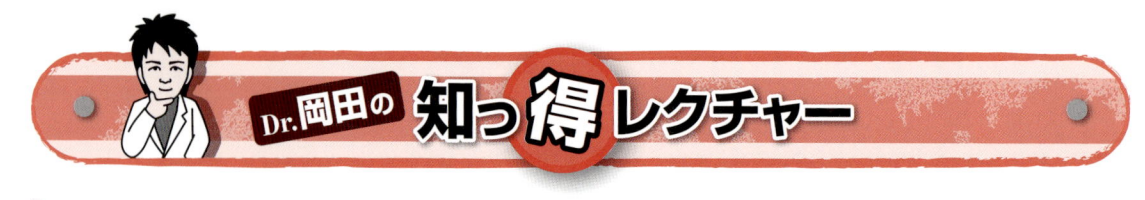

認知症の数字アレコレ

では，最後に現代の高齢社会で必須ともいえる認知症について簡単にまとめてみましょう．

厚生労働省研究班（2013）によると，高齢者の認知症の患者さんは約460万人と推計されています．85歳以上では，同年代の3人に1人以上の割合になります（**図1**）．原疾患の内訳は**図2**のようになっています（同研究班による）．アルツハイマー型・血管性に，レビー小体型，前頭側頭葉変性症を合わせて，認知症の4大疾患と言います．一方で，65歳以下の若年性の場合は血管性が最多で，他にも頭部外傷によるものが多くなります（**図3**）．

また，これらの認知症に加えて，正常と認知症の中間の状態であるMCI（mild cognitive impairment）の患者さんも忘れてはいけません．2010年の厚生労働省の統計ではMCIは約380万人で，同年の数字の認知症の439万人に迫る勢いとなっていました（**図4**）．2014年現在は，認知症と同じくさらに増えていると予想されます．

ただ，本文中にもあったように，認知症には，その原因のうちにtreatableなものがあることを忘れないようにしておきたいものです．

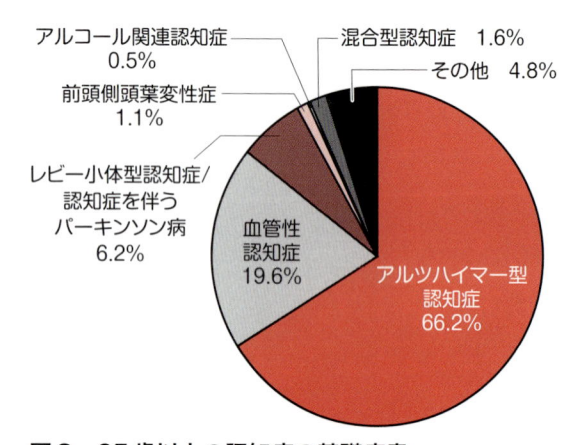

図2　65歳以上の認知症の基礎疾患

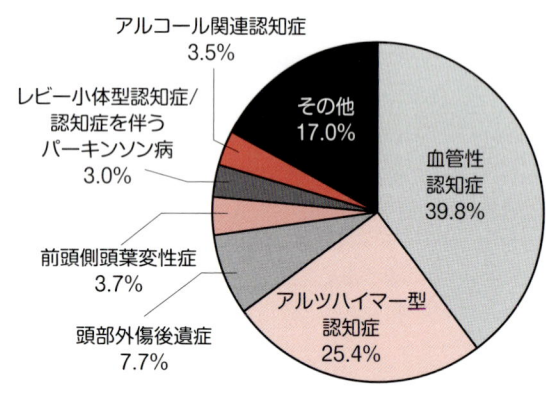

- アルコール関連認知症 0.5%
- 前頭側頭葉変性症 1.1%
- レビー小体型認知症/認知症を伴うパーキンソン病 6.2%
- 血管性認知症 19.6%
- アルツハイマー型認知症 66.2%
- 混合型認知症 1.6%
- その他 4.8%

図3　65歳以下の若年性認知症の基礎疾患

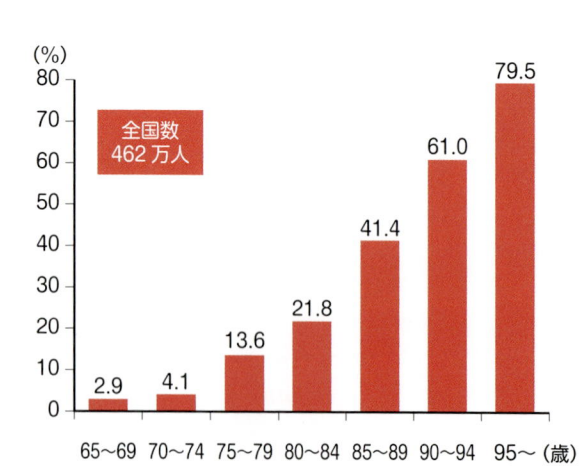

- アルコール関連認知症 3.5%
- レビー小体型認知症/認知症を伴うパーキンソン病 3.0%
- 前頭側頭葉変性症 3.7%
- 頭部外傷後遺症 7.7%
- アルツハイマー型認知症 25.4%
- 血管性認知症 39.8%
- その他 17.0%

図1　認知症高齢者の割合
厚生労働省研究班推計（2013）より引用

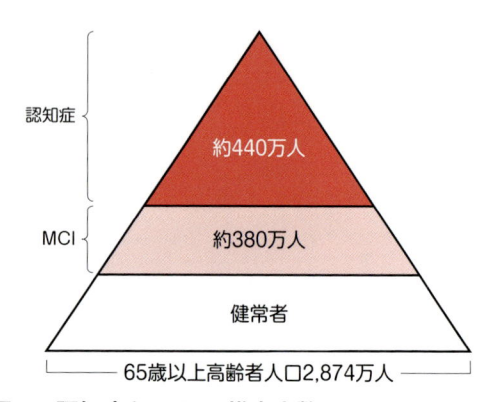

全国数 462万人

年齢	割合(%)
65〜69	2.9
70〜74	4.1
75〜79	13.6
80〜84	21.8
85〜89	41.4
90〜94	61.0
95〜	79.5

図4　認知症とMCIの推定人数
「認知症高齢者の現状（平成22年）」（厚生労働省）より

- 認知症 約440万人
- MCI 約380万人
- 健常者
- 65歳以上高齢者人口 2,874万人

脳卒中

では，次にその認知症とは切っても切り離せない関係にある脳卒中をみてみましょう．ちなみに，脳卒中（stroke）は時に，CVA（cerebral vascular attack/accident）とも呼ばれます．

平成22年国民健康・栄養調査結果の概要（厚生労働省）のよると，『医師から「脳卒中」と言われたことがある者の割合は，男性5.7％，女性3.3％であり，平成12年に比べて男女ともその割合は増加．』と報告されています．

脳卒中は初診と同じく，再発のリスクにもしっかりと心を配りたいものです．脳卒中の再発のリスクについて，Ziaらは3年間で12％，5.1/100 person-years（脳内出血2.3/100 person-years・脳梗塞2.8/100 person-years）であったと報告しており[1]．さらに，65歳より上の場合，リスクはさらに大きくなるとされています．

脳梗塞を1回起こした人は再発のriskを抱えていることを，脳内出血を起こした人はそのstrokeを引き起こした原疾患などの制御を念頭に置く必要がある，と言えそうです．

脳卒中の治療法についてはここ十数年の進歩はめざましいものがあり，ガイドライン[2]~[4]のみならず，脳卒中の定義[5]自体までもがどんどんとアップデートされています．

文 献

1) Zia E, et al：Three-year survival and stroke recurrence rates in patients with primary intracerebral hemorrhage. Stroke, 40：3567-73, 2009
2) American Heart Association/American Stroke Association：Guidelines for the early management of patients with acute ischemic stroke: a guideline for healthcare professionals. Stroke, 44：870-947, 2013
3) American Heart Association/American Stroke Association: Guidelines for the primary prevention of stroke: a guideline for healthcare professionals from the American Heart Association/American Stroke Association. Stroke, 42：517-84, 2011
4) 「脳卒中治療ガイドライン2009」（日本脳卒中学会）
5) Sacco RL, et al：An updated definition of stroke for the 21st century: a statement for healthcare professionals from the American Heart Association/American Stroke Association. Stroke, 44：2064-89, 2013

おまけ 沖縄研修医必読 沖縄Tips

- うちなーんちゅ：沖縄の人のこと
- ないちゃー：北海道・本州・九州・四国地方の人のこと（類似語に，やまとんちゅー）
  ※なお，本土という言葉はあまり使われず，代わりに"内地"という言葉が使われる
- 「はいさい」＝「Hi」
- 「ちばりよー」＝「頑張れ〜」
- 「あが」＝「痛い」
  （応用例：「あががががが」＝「痛てててててて」）
- 「あげっ」＝「げげっ」（沖縄中部以北に多い）
- 「でーじ」＝「とても」
- 「あちこーこー」＝「熱い・ホカホカ」
- 「てーげー」＝「テキトーに」
- 「そうね！」＝「ほんと！」
- 「だからよ」＝関西弁で言う「ほんまやで」
- 「なんくるないさ」＝県外の人が思っている程は使われない言葉．ただ，「なんくるないさ」自体が全国区になってしまったため，観光客にサービス精神で言ってあげていることがある．
- 「〜しましょうね〜」＝「Shall we〜？」
- 「ちゅーばー」＝「強い・丈夫」
- 「ちむドンドン」＝チム（胸）がドキドキする（類似語に，チムワサワサー＝気分がソワソワする）
- 「ウフイーチ」＝「深呼吸」（「ウフイーチしみそーれ」＝「深呼吸してください」）
  ※うふぃーち会：全国で展開されている宮城征四郎先生顧問の勉強会
- 余興：沖縄で最も重要視される自己プレゼンテーション．他府県とは力の入れ具合がケタ違い．詳しくは，動画サイトで『沖縄・余興』と検索！
- 日々是血培：特に沖縄中部でよく見かけるTシャツのロゴ．着ている人に話しかけると，"Narrow is beautiful！"と返してくれる．

- 沖縄の物価：安いのかと思いきや，実は輸送費がプラスされて高くなるというのは沖縄トラップの一つ．
- 沖縄の文化的背景：沖縄本島は歴史的に南部の南山，中部の中山，北部の北山の3つに分かれていたものが後に統一された，という経緯がある．大阪が今でもキタとミナミの文化圏に分かれているように，沖縄本島も北部・中部・南部の区切りが残っており，文化圏がやや異なる．
- 名字トラップ：お客さん，患者さんの名前を呼ぶ際，県外からの新入社員を悩ませるものの一つ．"金城"が"きんじょう"or"かねしろ"，"玉城"が"たましろ"or"たまき"，"新垣"が"あらかき"or"しんがき"，なのか呼ぶまでわからない．
- 名字トラップその2：相手の名前がわからないとき，"比嘉さん"or"大城さん"と呼ぶとまあまあ当たる．がしかし，同時に数人が振り向く恐れもある．なので，沖縄では親しい仲の間では下の名前で呼び合うのが普通．
- "北谷"の読み方：県外から在沖縄米国海軍病院に初めて見学に来る人が経験する沖縄初心者トラップの一つ．読み方は"ちゃたん"．「やかん」のように発音すると，うちなーんちゅっぽいイントネーションになる．観光ブックではアメリカンヴィレッジとして有名．
- Yナンバー：Yから始まる車のナンバープレート．米軍関係者の使用車であることを示す．
- 天ぷら?!：主に中部地区に往診に行くと，コーヒーと一緒に天ぷら（しかも山盛り）が出てきて県外出身者が仰天させられる．高校生が学校の帰りに天ぷら屋さんで買い食いしている光景もよく見られ，いわゆるお茶菓子的な存在と思われる．なお，南部では"ぜんざい"トラップが有名．体験したい人は京都のぜんざいを食べてから，南部のぜんざい屋へどうぞ．
- 沖縄そば：いわずとしれた沖縄料理の一つ．初心者がおいしい店にたどりつくのが，大阪のたこ

焼き屋並みに難しいものの一つでもある．なお，ブログ「燃えるフィジカルアセスメント」http://blog.goo.ne.jp/yasuharutokuda/ にはソウルフードを始めとした沖縄の魅力情報が身体所見の情報に負けず劣らず連載されている．

- **スパム（SPAM）**：アメリカの会社が販売する，ソーセージの材料を型に詰めたものの缶詰．元来，沖縄では豚肉中心の食生活が営まれており，このスパムは今や沖縄家庭料理の材料の一部となっている．ラフテーと同じく濃厚な味わいが楽しめるが，調子に乗って食べ続けるとアメリカン体型に近づき，果ては自身の体でMurphy徴候を経験することになる．なお，関西では肉と言えば牛肉のことを言い，ポークカレーやチキンカレーを単にカレーと言って関西人に出すと怒られる．

- **沖縄のバスルーム**：住居を探す際，油断してよく確認しないと，バスタブがない場合もある部屋のこと．

- **琉美豚**：2000年代，とある研修医の食卓に週1～2で上っていた豚肉の地元ブランド．たぶん読み方は"りゅうびとん"．食しながら「いつか，より高価な"あぐー豚"を買えるくらいまで頑張ろう」という思いに至るときも．

- **ヤンバルクイナの交通事故**：TVのニュースで現場の映像と共に克明な報道がなされる．

- **夏の高校野球**：沖縄の高校野球のレベルは非常に高く，地元の人の応援も超熱烈．沖縄県代表校が甲子園球場で試合をしている間は沖縄県民のしている作業が止まる．

- **鬼餅（ムーチー）の日**：鬼餅（ムーチー）とは，月桃やクバの葉に餅を包んで蒸した餅菓子のことで，ムーチーの日には火の神（ヒヌカン）や仏壇に供え，ムーチーを食べることが厄払いになると言われている．ムーチーは沖縄本島とその周辺で行われ，宮古・八重山諸島（石垣島は八重山諸島の一つ）にはない．ちなみに，宮古・八重山の方々が沖縄本島に行くときは「沖縄に行く」と言う．

- **違和感**：県外から研修医として赴任した者がしばしば遭遇する．ハブ外傷の地元の人に「ヘビを見つけても戦ってはいけませんよ」と諭すときに覚える感覚のこと．

- **那覇マラソン**：毎年12月に行われる沖縄最大のマラソン大会で，沖縄の一大イベントの一つ．職場の上司に那覇マラソンに勝手にエントリーされて走らざるを得なくなる，というのは沖縄の"若手（研修医）によくある話"の一つ．

- **日焼け止めトラップ**：紫外線の強い時期にテキトーに日焼け止めを塗ってシュノーケリングを長時間すると，日焼け止めを塗り忘れがちな背中やふくらはぎに熱傷ができ，夜間に時間外外来を受診するハメになる．

- **琉神マブヤー**：沖縄のご当地ヒーロー．子供達に絶大な人気を誇り，マブヤーグッズはアンパンマンやドラえもんグッズと並ぶ小児科必須アイテム．その人気ぶりからここ数年，沖縄県外でもその名を聞くことも．武器の一つにゴーヤーヌンチャクがある．ちなみに本物のゴーヤに当たるとそれなりに痛い．

- **A&W**：ファーストフードチェーンの一つ．"AアンドW"と言っている人は観光客．うちなーんちゅっぽい発音は"エンダー"．ルートビアはさんぴん茶に次いで有名な沖縄ドリンク．

- **ブルーシール**：沖縄のアイスクリームブランドの名前．アメリカに行けば本場の味があるのかと思いきや，現在アメリカ本土にはブルーシール本店のようなものはない．一方，ハーゲンダッツについてはそのロゴから北欧のアイスクリームブランドと勘違いされがちだが実はアメリカの会社，というアイスクリームトラップもある．

- **森永ヨーゴ**：沖縄森永乳業の乳酸菌飲料の商品名．徳田先生リコメンドの一品．基本，沖縄限定．

INDEX

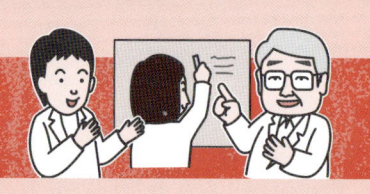

数字

Ⅲ音	196
Ⅳ音	196
26ショック	224

欧文

A～C

ABCD	55
AIUEO TIPS	19
AKI	46
APACHE	52
ASO	91
AST/ALT比	78
ATL	27
Behçet病	143
BMI	57
bounding pulse	188
butterfly rash	144, 146
CAGE	72
CDAI	139
Centor	156
Centorクライテリア	166, 173
CO_2 retention	26
CO_2 貯留	26
COPDの所見	191
COPDの頭頸部所見	97
cracklesがない肺疾患	239
cracklesのない咳	234
CVA	59

D～H

dementia	250
DKA	69
DOE	179
dysphagia	42
ear lobe crease	98
early crackles	142
early-to-mid crackles	142
fast edema	147
fever-pulse dissociation	137, 233
flapping tremor	25
Fusobacterium necrophorum	174
GAS	172
HAM	28, 33
Hamman's crunch	64, 66
HbA1c	243
high fever	133
holo (pan) crackles	142
hot hand	26
HTLV-1	27, 34
HTLV-1感染	27
hyperpyrexia	134, 207
hyperthermia	207
hypovolemic shock	47

I～M

ICUスコア	51
IM	172
irregularly irregular	190, 251
JVD	96
killer sore throat	157, 158
Kussmaul呼吸	180, 189
late crackles	142
Lemierre症候群	174
less likely but danger	49
living alone	228
low-yield symptom	43, 176
L/W ratio	172
macroangiopathy	59
MCI	250
McIsaac	156
microangiopathy	59
MIISIA	185
mild cognitive impairment	250
MOD	52
modified tilt test	192
Mycobacterium Tuberculosis	237

N～R

neutropenia	135
non-convulsive seizure	20
oriented laboratory medicine	121
OTC薬	72
over the counter drug	72
pack-year	92
paroxysmal nocturnal dyspnea	182
PCP	27, 28
PEF	64
pertinent negative	157, 229
pertinent positive	156, 229
pit recovery time	147
pleocytosis	213, 217
PMI	196, 201
PN	157
PND	182, 183
poly-pharmacy	70, 252
PP	156
PSA	115
resonance	96
ROS	17, 32
ROSこれだけは	40

S

SABA	63
SAS	66
Schellong test	192
scoliosis	258

SDAI		139
sepsis signs		126
septic shock		46
sexual activity		138
shaking chill		110
sick contact		89
sinusリズムの上限		118, 211
SIRS		161
SLE		151
slow edema		147
SOBOE		179
SOFA		52
Source and Reliablity		19
spinal shock		55
SpO_2とPaO_2の関係		118
stroke		250
sudden onset		86, 87
surgical abdomen		38
SVNCOPE		31
syncopal seizure		20

T～W

thyroid crisis	209
UpToDate	58
uremic frost	145, 146
VAP	51
ventilator-associated pneumonia	51
VINDICATE-P	81
wheezeの分類	63
windowテスト	107

和文

あ

悪性症候群	213
アステレキシス	26
アスベスト	112
アトピー素因	63
アナフィラキシー	145
アルコール	84
アルコール依存症	72, 73
アルコール性肝障害	78
息切れ	179
意識障害	19
異常高熱	134, 207
痛みの10カ条	36, 37
胃腸炎	69
イレウスの"HAT"	38
刺青	60
咽頭痛	157
院内感染症	99
インフルエンザ	159
インフルエンザでの肺炎	103
うつ病	204
うつ病のスクリーニング	205
梅干し	225
運動	244
運動習慣	131
嚥下困難	42, 43
黄疸	59, 60
悪寒	110
悪寒戦慄	110
オッカムのかみそり	197

か

隠れ胆嚢炎	195
過呼吸	180
脚気	73
喀血	236
カリニ肺炎	28
眼瞼下垂	25
肝硬変	79
肝障害	74
乾性咳嗽	231
関節痛	137
関節リウマチの重症度評価	139
癌の3徴	43
感冒	158
亀背	258
急性胃腸炎	69
急性腹症	38
凝固能	255
胸水貯留	105
胸痛	86
胸痛の"4 pain killer"	86
胸膜痛	86
クォンティフェロン	236
経過様式	38
軽度認知障害	250
痙攣	15
血圧	44, 243
血液培養	126
結核	231
結核のリスク	231
血管雑音	75
血小板減少症	51
下痢	178
下痢の重症度	179
健診	40
倦怠感	199
高Ca血症	27
口渇	90
高血圧	93, 241
高血圧のステージ	94
甲状腺クリーゼ	209
甲状腺中毒症	209
高体温	208, 216
高体温症	207
好中球減少症	135
高熱	134
絞扼性イレウス	38
呼吸苦	179
呼吸困難	179, 262
呼吸数	98
こむらがえり	73

さ

酒	84
寒気	110
死因	150
ジギタリス中毒	191
自殺者	151
失神	15, 31
死の医学	30
死の四重奏	225

し・め・じ 91	直腸診 48	ヒッカムの格言 197
重症敗血症 162	鎮静 53	ヒト T 細胞白血病ウイルス 1 型 27
集中治療 51	鎮痛 53	独り暮らし 228
手掌紅斑 76	低 Na 195	微熱 134
消化管出血 47	低血糖 20	皮膚線条 67
ショック 45, 46	低体温 46	肥満 57, 83
ショック＋徐脈 55	低容量性ショック 47	病態生理的機序の分類 81
ショックの鑑別診断 54	伝染性単核球症 159, 170, 172	ビリルビン 59, 60
ショックバイタル 45	透析アミロイドーシス 150	貧血の身体所見 139
人工呼吸器関連肺炎 51	糖尿病 241	頻尿 116
振戦 25	糖尿病の合併症 59, 91	複雑性尿路感染症 115
心拍・脈拍の所見 190	独居老人 228	腹水 119
心不全 200	突然発症 86, 87	プレゼンテーション 16
心房細動 251		糞線虫 27, 34
睡眠時無呼吸症候群 66	**な**	平均塩分摂取量 225
性活動性 138	肉芽腫性肺疾患 239	閉経時期 94
成人 T 細胞白血病 27	ニューモシスチス肺炎 27, 28	閉塞性ショック 48
咳喘息 63	尿検査 148	閉塞性動脈硬化症 91
脊柱側弯症 258	尿失禁 27	平熱 134
説明力 40	尿量 46	便培養 178
セロトニン症候群 214, 218	認知症 249, 264	便秘 27, 28
全身倦怠感 38	脳卒中 250, 265	膀胱炎 115
全身性エリテマトーデス 151		乏尿 46
全身浮腫 147, 153	**は**	歩行障害 21, 22
喘息 63, 64, 66	敗血症 162	ポリファーマシー 70
喘息の合併症 64, 65	敗血症性ショック 46, 162	本態性高血圧 93
総リンパ球数 135	肺塞栓 259	
粟粒結核 237, 241	バイタルサイン 36	**ま・や・ら**
	排尿障害 27, 28	慢性咳嗽 88, 89
た	白内障 61	慢性キャリア 163
体温 134	ばち指 100, 107	脈圧 44, 187
大血管障害 59	バックアップ培養 167	無尿 46
代謝性アシドーシス 50	発熱 120, 208, 237	メタボリック症候群 241
体重減少 23, 39, 89	"発熱の鑑別疾患" の例 135	めまい 177
脱水 201	発熱＋腰痛 128	夜間尿 89, 181, 182
多尿 116	羽ばたき振戦 25, 26	夜間発作性呼吸困難 182, 183
タバコ 88, 108	パルボウイルス感染症 138	薬剤熱 137
単純性 UTI 115	ピークフロー 64	溶連菌（GAS）性咽頭炎 172
痰の量 141	比較的徐脈 137, 233, 240	リハビリ 29, 41
中年以上の独身 41	非痙攣性てんかん重積状態 20	リンパ節腫脹 49
超高熱 134, 207	微小血管障害 59	レプトスピラ 140
腸の音 75	脾臓破裂 51, 56	

● プロフィール

岡田優基（おかだ ゆうき）
福井県立病院救命救急センター副医長

2008年大阪市立大学医学部卒．2010年群星沖縄初期臨床研修修了後，筑波大学附属病院水戸地域医療教育センター水戸協同病院総合診療科シニアレジデント，などを経て2013年より福井大学医学部附属病院救急総合診療部所属，2014年より現職．

徳田安春（とくだ やすはる）
JCHO総合診療教育チーム・研修センター長

JCHOでは地域医療の要となる病院総合内科医の養成を国家的プロジェクトとして行っています．日本型ホスピタリストとしての総合内科医が中心となって，Department of Medicineをプラットフォームにして研修医教育を行うことが臨床医学教育でも重要であると考えます．

宮城征四郎（みやぎ せいしろう）
群星沖縄臨床研修センター長

1964年新潟大学医学部卒．京都大学大学院（単位取得後中退．その後，同大学より医学博士号取得）を経てWHO Fellowとしてコペンハーゲン大学Rigs Hospitalにて研修し，人工呼吸管理学を学ぶ．1972年より沖縄県立中部病院に勤務．1974年，Visiting Fellowとして米国Colorado General HospitalのT.L.Petty教授の下で呼吸管理学を学ぶ．1996年沖縄県立中部病院院長．2004年より現職．

【臨床医学に対する考え方】
医学は世界共通のものであり，日本国内だけで通用する医学を学ぶのではなく国際的な視野で学ぶことが大事である．今の研修医は20～30年後には日本の医療の中枢にある人達であり，彼らが良き医療者になるのでなければ明日の日本の医療はない．したがってわれわれ指導医は常に「What to teach and how」を追求し，また研修医たちは「What to learn and how」を求める姿勢が大切である．

本書は，群星沖縄5期生（2008～2010年）によりまとめられた当時の各病院（※）教育回診の記録をもとに，著者らによって再構成されたものです．
※中頭病院・中部徳洲会病院・浦添総合病院・大浜第一病院・沖縄協同病院・豊見城中央病院・南部徳洲会病院

Dr. 宮城の白熱カンファレンス
診断のセンスと臨床の哲学

2014年11月10日　第1刷発行	著	岡田優基
	編　集	徳田安春
	監　修	宮城征四郎
	発行人	一戸裕子
	発行所	株式会社　羊　土　社
		〒101-0052
		東京都千代田区神田小川町 2-5-1
		TEL　03（5282）1211
		FAX　03（5282）1212
		E-mail　eigyo@yodosha.co.jp
ⓒ YODOSHA CO., LTD. 2014		URL　http://www.yodosha.co.jp/
Printed in Japan	題　字	桑名龍希
ISBN978-4-7581-1757-9	印刷所	株式会社　加藤文明社

本書に掲載する著作物の複製権，上映権，譲渡権，公衆送信権（送信可能化権を含む）は（株）羊土社が保有します．
本書を無断で複製する行為（コピー，スキャン，デジタルデータ化など）は，著作権法上での限られた例外（「私的使用のための複製」など）を除き禁じられています．研究活動，診療を含み業務上使用する目的で上記の行為を行うことは大学，病院，企業などにおける内部的な利用であっても，私的使用には該当せず，違法です．また私的使用のためであっても，代行業者等の第三者に依頼して上記の行為を行うことは違法となります．

JCOPY ＜（社）出版者著作権管理機構　委託出版物＞
本書の無断複写は著作権法上での例外を除き禁じられています．複写される場合は，そのつど事前に，（社）出版者著作権管理機構（TEL 03-3513-6969，FAX 03-3513-6979，e-mail：info@jcopy.or.jp）の許諾を得てください．

レジデントノート 別冊
ズバリ！日常診療の基本講座
編集／奈良信雄

① 本当に知りたかった 日常診療のコツ
医療面接・診察・検査のあれこれを教えます
- 定価（本体 3,000円＋税） □ B5判
- 183頁　ISBN978-4-7581-1600-8

② こんな時どうする？ 患者の診かた が本当にわかる
症候への対応や接遇スキルのあれこれ
- 定価（本体 3,200円＋税） □ B5判
- 223頁　ISBN978-4-7581-1601-5

③ 救急や病棟で必ず役立つ 基本手技
- 定価（本体 3,200円＋税） □ B5判
- 222頁　ISBN978-4-7581-1602-2

研修医の悩みに答えてきたレジデントノートの人気連載を単行本化！
今すぐ役立つコツ，知識を，豪華執筆陣が教えます．

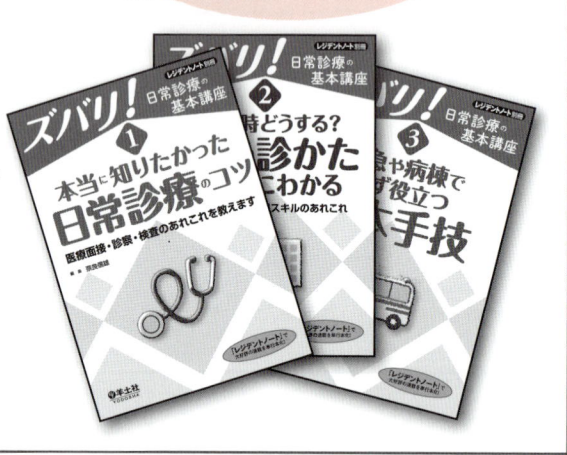

Step Beyond Resident
ステップ ビヨンド レジデント

研修医は読まないで下さい!?

レジデントノートの好評連載を単行本化した大人気シリーズ

⑦ 救急診療のキホン編 Part2
電解質異常，エコー，CT，乳児診療などにメキメキ強くなる！

著／林 寛之　□ 定価（本体 4,300円＋税）　□ B5判　□ 248頁　□ ISBN978-4-7581-1750-0

● 救急でよく出会う疾患や困りがちな場面を，豊富なエビデンスとおなじみの"ハヤシ節"で解説します！

シリーズ既刊❶〜❻も好評発売中！

発行　羊土社 YODOSHA
〒101-0052　東京都千代田区神田小川町2-5-1　TEL 03(5282)1211　FAX 03(5282)1212
E-mail：eigyo@yodosha.co.jp
URL：http://www.yodosha.co.jp/

ご注文は最寄りの書店，または小社営業部まで